EMBARAZO DE ALTO RIESGO

Paulino Vigil-De Gracia

EMBARAZO DE ALTO RIESGO

Paulino Vigil-De Gracia

Capítulos del 15 al 30

CAPÍTULO 15

EMBARAZO MÚLTIPLE

Mónica García Santacruz
Pablo Alberto Martínez Rodríguez

CONTENIDO

INTRODUCCIÓN

La incidencia del embarazo múltiple ha aumentado en los últimos 30 años, y esto se debe en gran parte al retraso observado en buscar el embarazo, la edad materna avanzada al momento de concebir, y la búsqueda con más frecuencia de técnicas de reproducción asistida.[1] Otros factores que influyen son la raza negra, la predisposición familiar, el uso de anticonceptivos orales combinados y la multiparidad.

El embarazo múltiple actualmente representa el 3% de los nacidos vivos y está asociado a un mayor riesgo de mortalidad y morbilidad perinatal.

Las pacientes con embarazo múltiple tienen mayor probabilidad de presentar de forma más pronunciada los síntomas iniciales del embarazo (nausea, vómitos y cefalea).

En términos generales el embarazo múltiple se asocia a mayores riesgos para la madre y los bebés.

Los riesgos maternos frecuentemente descritos son: aborto, anemia, trastornos hipertensivos, pre-eclampsia, hemorragia, nacimiento por cesárea, prematurez y óbitos. El riesgo de pre-clampsia es casi 3 veces mayor en mujeres con embarazos gemelares y hasta 9 veces en embarazos triples. El riesgo de parto pretérmino es considerablemente mayor, se presenta en el 50% de los embarazos gemelares.

Los riesgos fetales dependen de la corionicidad y amniocidad del embarazo. Los que comparten placenta tienen riesgo de desarrollar el síndrome de transfusión feto-feto y los que comparten saco amniótico pueden presentar entrelazamiento del cordón. Otros riesgos adicionales incluyen la restricción del crecimiento intrauterino y las anomalías congénitas.

Por este riesgo de complicaciones asociadas, las pacientes con embarazo múltiple necesitan una mayor vigilancia prenatal que los embarazos únicos.

En este capítulo intentaremos describir los métodos óptimos que debemos implementar en este tipo de embarazo para determinar la edad gestacional, corionicidad, amniocidad, tamizar anomalías estructurales, cromosomopatías, complicaciones asociadas como lo puede ser: síndrome de transfusión feto-feto, restricción del crecimiento intrauterino, prematurez y trastornos hipertensivos.

Abordaremos el manejo y evaluaremos las intervenciones necesarias para prevenir complicaciones asociadas con el fin de ayudar a prevenir la morbilidad perinatal descrita en los embarazos múltiples.

DEFINICIÓN

El embarazo múltiple se define como el embarazo con presencia de 2 o más fetos dentro del útero. Cuando hay presencia de 3, 4 o más fetos son considerados embarazos múltiples de alto orden.[2]

La gran mayoría de los embarazos múltiples son gemelares, pero existen de varios tipos, por lo que es importante tener claro los siguientes conceptos:

Embarazo gemelar bicoriónico: cada bebé tiene su saco amniótico y placenta.

Embarazo gemelar monocoriónico biamniótico: los dos bebés comparten placenta, pero tienen distintos sacos amnióticos.

Embarazo gemelar monocoriónico monoamniótico: ambos fetos comparten placenta y saco amniótico.

Embarazo de trillizos tricoriónicos: tres fetos, cada uno tiene su placenta, y saco amniótico. *Figura 1*

Embarazo de trillizos dicoriónico triamniótico: un feto tiene una placenta y dos fetos comparten placenta, los tres tienen ~~tienen~~ sacos amnióticos separados.

Embarazo de trillizos dicoriónico diamniótico: un feto tiene una placenta y un saco amniótico y dos fetos comparten placenta y saco amniótico.

Embarazo de trillizos monocoriónico triamniótico: los tres fetos comparten placenta, pero cada uno tiene su saco amniótico.

Embarazo de trillizos monocoriónico monoamniótico: los tres fetos comparten placenta y saco amniótico.

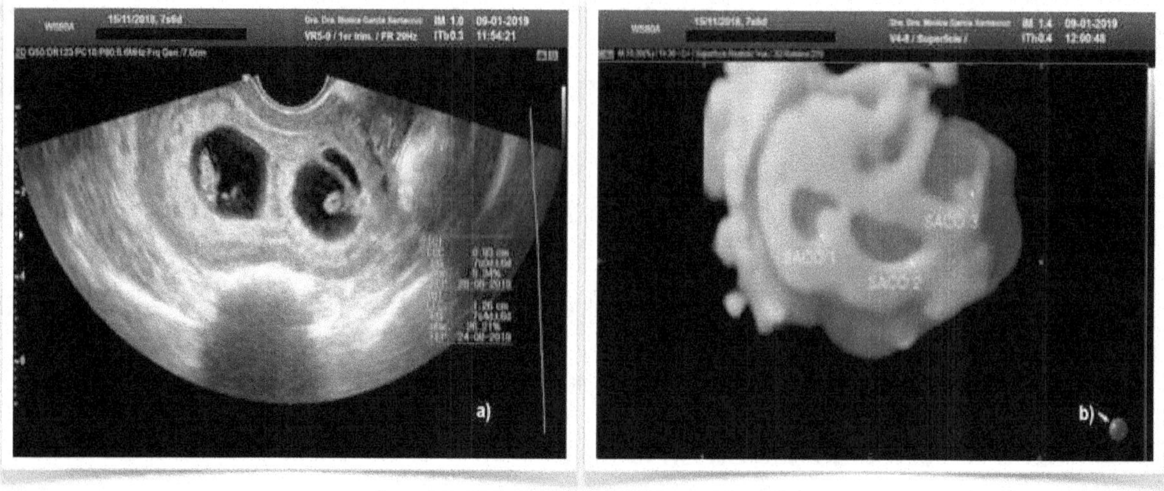

Embarazo Múltiple de Trillizos Tricoriónicos: a) 2-D y b) 4-D

DETERMINANDO LA EDAD GESTACIONAL

El momento idóneo para determinar la edad gestacional, la corionicidad y hacer tamizaje para síndrome de Down es entre las 11 a 13+6 semanas de gestación, fetos con longitud cráneo caudal (LCC) entre 45mm a 84 mm, por lo que a toda paciente con embarazo múltiple se le debe ofrecer idealmente un ultrasonido en este periodo gestacional.

La edad gestacional se estima en base al feto con mayor LCC.[3] Ahora bien, si la paciente se capta después de la semana 14, se debe utilizar la circunferencia cefálica más grande para determinar la edad gestacional.[3-4]

DETERMINANDO LA CORIONICIDAD Y AMNIOCIDAD

Existen dos tipos de embarazos gemelares:

Embarazos gemelares monocigóticos: los cuales se forman de la división de un cigoto en dos individuos, los cuales serán genéticamente idénticos.

Embarazos gemelares bicigóticos: los que se forman cuando dos óvulos son fertilizados por dos diferentes espermatozoides, dando como resultado dos individuos genéticamente distintos.

Debemos tener claro que los gemelos bicigóticos solo pueden ser bicoriónicos biamnióticos. En contraste, los gemelos monocigóticos pueden ser bicoriónicos biamnióticos, monocoriónicos biamnióticos, y monocoriónicos monamnióticos, dependiendo del tiempo en que se dé la división del cigoto.[5] Figura 2

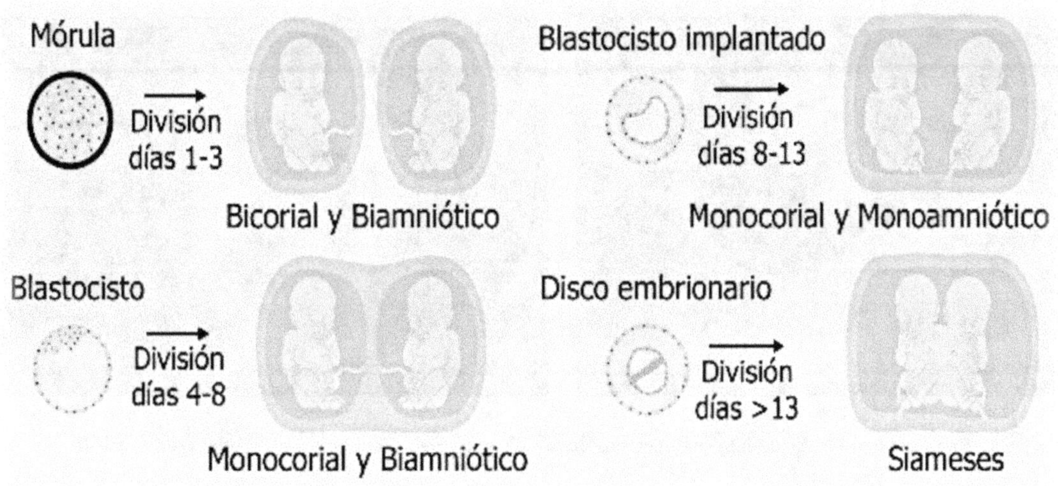

***Figura 2.* Tipo de gemelos y momento de la división del Cigoto**

La corionicidad debe ser determinada de rutina en todo embarazo múltiple y éste es uno de los parámetros más importantes en el abordaje de este tipo de embarazo ya que nos permite aconsejar sobre los riesgos de mortalidad y morbilidad asociada, riesgos de alteraciones genéticas y/o cromosomopatías, nos permite decidir la necesidad de realizar pruebas de diagnóstico prenatal invasivo, detección temprana y manejo de las complicaciones de los embarazos monocoriales.[5]

Tanto la corionicidad y amniocidad deben ser determinadas en el momento que se detecta un embarazo múltiple, los parámetros que debemos tomar en cuenta son:

- El número de masas placentarias

- La presencia de membranas amnióticas y su grosor
- El signo de Lambda o el Signo en T

En los embarazos gemelares bicoriónicos biamnióticos, los gemelos están separados por una membrana gruesa con dos capas amnióticas, una en cada lado, dando la impresión de una lambda completa. **(Signo de Lambda)** Figura 3

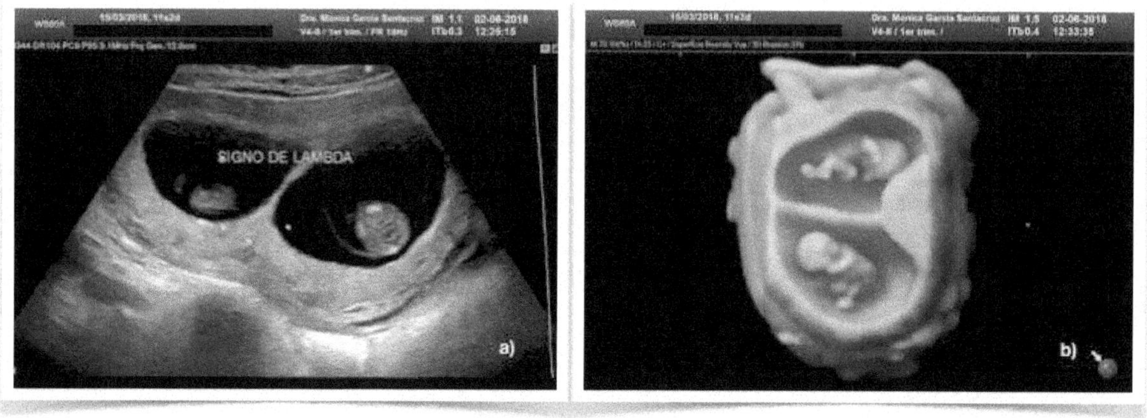

Figura 3. Embarazo Gemelar Bicorial Biamniótico en donde se puede apreciar el Signo de Lambda; a) 2-D y b) 4-D

En los embarazos gemelares monocoriónicos biamnióticos, están separados por una delgada membrana amniótica que al insertarse en la placenta da una imagen de T **(Signo de T)** Figura 4

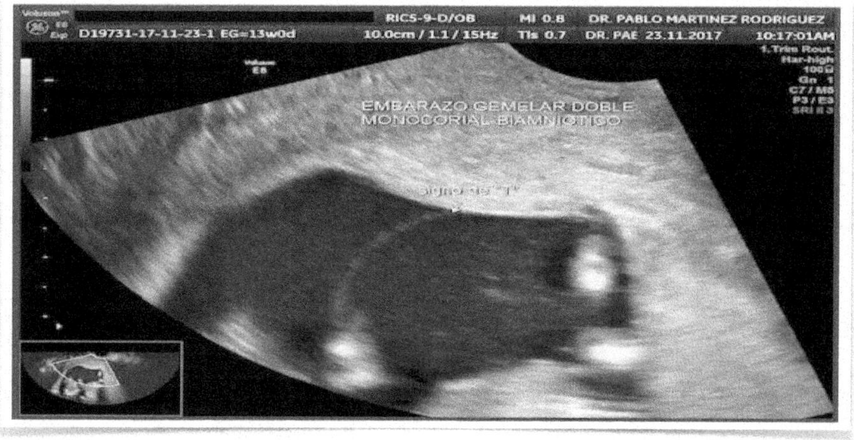

Figura 4. Signo de T, delgada membrana amniótica insertándose en forma de T en la placenta.

Es útil y recomendable rotular a los fetos, gemelo 1 arriba, gemelo 2 abajo, gemelo 1 a la izquierda, gemelo 2 a la derecha.[6]

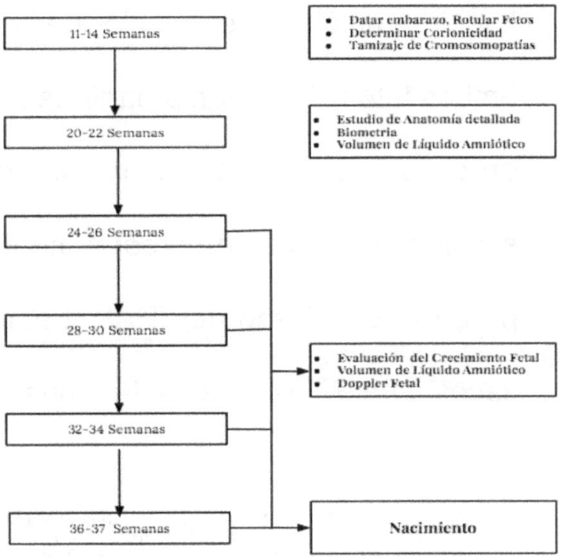

En aquellos casos que se capte un embarazo múltiple con edad gestacional avanzada y no se logre determinar la corionicidad debe manejarse como monocoriónico hasta que no se demuestre lo contrario.[7]

VIGILANCIA PRENATAL DEL EMBARAZO MÚLTIPLE

Para mejorar los resultados perinatales en el embrazo múltiple es necesario ofrecer una mayor vigilancia prenatal, es por esto, que se recomienda monitorearlos con ultrasonido de la siguiente manera:

A los embarazos gemelares bicoriónicos no complicados se les debe realizar un ultrasonido en el primer trimestre y luego un ultrasonido cada 4 semanas.

A los embarazos gemelares bicoriónicos complicados se les debe evaluar de forma más frecuente dependiendo de la condición encontrada y su severidad [3]. Flujograma 1

A los embarazos gemelares monocoriónicos no complicados se les debe realizar un ultrasonido en el primer trimestre y luego un ultrasonido cada dos semanas después de la semana 16 para detectar de forma temprana complicaciones como el síndrome de transfusión feto-feto (STFF) o la secuencia de perfusión arterial reversa (TRAP).[8]

A los embarazos gemelares monocoriónicos complicados se les debe evaluar de forma más frecuente dependiendo de la condición encontrada y su severidad.

En cada evaluación ecográfica se debe evaluar la biometría fetal, el volumen de líquido amniótico y el doppler de la arteria umbilical (a partir de la semana 20) en ambos fetos. También a partir de la semana 20 debe de estimarse la discrepancia en peso fetal. En los embarazos gemelares monocoriónicos la máxima velocidad sistólica de la arteria cerebral media (ACM) debe evaluarse desde la semana 20 para evaluar riesgo de TRAP y el bolsillo vertical mayor debe medirse en ambos sacos amnióticos para evaluar riesgo de STFF [3]. *Flujograma 2*

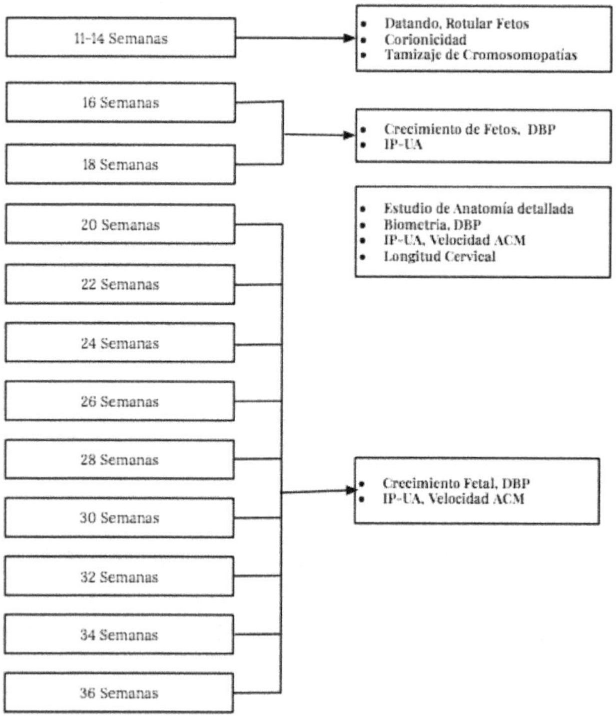

Flujograma 2. **Algoritmo de Vigilancia Prenatal de Embarazo Gemelar Monocoriónico No Complicado**

La longitud cervical debe evaluarse idealmente en el segundo trimestre entre las 20 y 24 semanas de embarazo, para detectar las pacientes con alto riesgo de parto prematuro.

TAMIZAJE DE CROMOSOMOPATÍAS EN EMBARAZO MÚLTIPLE

El tamizaje de cromosomopatías como el síndrome de Down en embarazos múltiples debe realizarse en el primer trimestre entre las 11+4 a 13+6 semanas de gestación utilizando el estudio combinado de primer trimestre que incluye edad materna, translucencia nucal, y niveles de β hCG libre y PAPP-A. [7] Una alternativa puede ser la combinación de edad materna con translucencia nucal, opción que se utiliza con mayor frecuencia en países donde los marcadores bioquímicos no están disponibles.

En embarazos gemelares monocoriales el riesgo de trisomía 21 se calcula por embarazo basado en un promedio de riesgo para ambos fetos pues ambos comparten el mismo cariotipo, por el contrario, en embarazo gemelares dicoriónicos el riesgo se calcula por feto ya que alrededor del 90% son dicigóticos y tienen por lo tanto distinto cariotipo.

El tamizaje de cromosomopatías en embarazos múltiples es más complejo que en embarazos únicos, por lo que personal experto en esa área debe ofrecer la consejería necesaria a estas pacientes. Los riesgos de perdida después de una prueba invasiva de diagnóstico prenatal en embarazos múltiples parece ser similar al riesgo en embarazos únicos.[9] En estudios recientes las tasas de perdida fetal reportadas en embarazo gemelar han sido de 3.85% para biopsia de vellosidad corial y del 4% para amniocentesis.[10]

Antes de realizar una prueba invasiva en embarazo gemelar es de suma importancia que la corionicidad y la localización placentaria estén bien definidas y los gemelos adecuadamente rotulados. [11, 12]

En la amniocentesis de los embarazos gemelares bicoriónicos se recomienda tomar muestra de ambos sacos con la técnica de doble punción. La punción única con traspaso de la membrana amniótica es una opción.

En la amniocentesis de embarazos gemelares monocoriónicos biamnióticos con la punción de un solo saco basta, siempre y cuando la corionicidad haya sido bien determinada antes de las 14 semanas. Si este no es el caso se debe considerar la doble punción. [12]

La biopsia de vellosidades coriales en embarazos gemelares bicoriónicos vía transabdominal puede realizarse por dos punciones separadas a cada área trofoblástica o con punción única tomando muestras de ambas placentas de forma secuencial.[12] Vía transvaginal debe realizarse biopsia de cada una de las placentas. La contaminación cruzada de tejido coriónico con coexistencia de células de placentas distintas en la misma muestra se describe en un 1% de los casos.[13]

La biopsia de vellosidades coriales en gemelos monocoriónicos se realiza con una sola punción alrededor del ecuador amniótico.[13,14]

Ahora bien, hablemos de las pruebas de diagnóstico ~~diagnostico~~ prenatal no invasivo en embarazo múltiple, en embarazos únicos la prueba de DNA fetal libre en sangre materna es un método de tamizaje efectivo para la detección de T21, 18 y 13, un meta análisis recientes realizado por la fundación de medicina fetal sugiere que la prueba de DNA fetal libre en embarazos gemelares puede ser tan efectiva como lo es en embarazos únicos y superior al estudio combinado de primer trimestre y la serología bioquímica de segundo trimestre. [15,16,17]

COMPLICACIONES ASOCIADAS AL EMBARAZO MÚLTIPLE

El embarazo múltiple conlleva mayor número de complicaciones al exponer a mayor carga hormonal a las pacientes, además de presentar epigastralgias, hemorroides, fatiga, ansiedad, hiperémesis gravídica, anemia, hemorragia postparto y depresión postparto; las complicaciones observadas con mayor frecuencia son: Trastornos hipertensivos del embarazo, parto prematuro, restricción del crecimiento intrauterino, diabetes gestacional, anomalías congénitas, deceso de uno de los fetos.

Pre-eclampsia y Embarazo Múltiple:

La incidencia de pre-eclampsia aumenta en los embarazos múltiples, y se ha reportado una incidencia general del 6-31 %.[18] Su incidencia es inversamente proporcional al número numero de fetos y así vemos incidencias reportadas de 8% en gemelares, 10% en trillizos y 12% en cuatrillizos. [19]

La incidencia de pre-eclampsia es similar en embarazos monocoriales y bicoriales, y este riesgo de desarrollar pre-eclampsia se cree es consecuencia de la alta carga inmunológica y el aumento de masa placentaria observada en embarazos múltiples.[18]

Parto Prematuro y Embarazo Múltiple:

Tanto el parto prematuro espontaneo como el iatrogénico son más frecuentes en embarazos múltiples que en los embarazos únicos. Más de la mitad de los embarazos gemelares nacen antes de las 37 semanas.

El nacimiento prematuro es el factor determinante más importante en la morbilidad y mortalidad observada en embarazo múltiples.

Un sin número de intervenciones se han propuesto para reducir el riesgo de parto prematuro en embarazos múltiples desde reposo en cama, uso de tocolíticos, consejería nutricional, administración de 17αhidroxiprogesterona caproato, progesterona vaginal, cerclaje y pesario vaginal. [20-25.]

El cuello corto, que tradicionalmente se describe como una longitud cervical (LC) $\leq$ 25 mm entre las 20 y 24 semanas de gestación, es un factor de riesgo importante y ha emergido como el factor predictor más fuerte y constante en mujeres asintomáticas con embarazos único y múltiples. Actualmente hay pruebas de que la administración de progesterona micronizada vía vaginal a mujeres asintomáticas con embarazos únicos, y cuello corto disminuye el riesgo de parto prematuro y la morbimortalidad neonatal asociada en esta condición. Si bien es cierto, el uso de progesterona vaginal en embarazos múltiples ha sido menos estudiada, en un metaanálisis publicado en el 2017 de datos individuales de pacientes realizado por el grupo del Dr. Romero, se concluyó que la administración de progesterona vaginal a pacientes asintomáticas con embarazos gemelares y un cuello corto en el segundo trimestre reduce el riesgo de parto prematuro antes de las 30 semanas a antes de las 35 semanas y también reduce la morbilidad y mortalidad asociada, sin efectos nocivos demostrables en el neurodesarrollo infantil. [26]

Restricción del Crecimiento Intrauterino y Embarazo Múltiple:

Tradicionalmente definimos con restricción del crecimiento intrauterino a todo aquel feto cuyo peso se encuentra por debajo del percentil 10 para la edad gestacional, en embarazos múltiples si ambos fetos se encuentran por debajo del percentil 10 para la edad gestacional deberían de clasificarse como pequeños para la edad gestacional. [3]

Ahora bien, existe otro termino al evaluar el crecimiento y desarrollo de los embarazos múltiples, que se conoce como restricción del crecimiento intrauterino selectivo (RCIUs) en donde uno de los fetos se encuentra por debajo del percentil 10 para la edad gestacional y existe una discrepancia de peso fetal entre ambos fetos >25%.[27,28]

La discrepancia de peso fetal se calcula utilizando la siguiente fórmula: ((Peso del Feto Mayor – Peso del Feto Menor) x100)/ Peso del Feto Mayor.

Una vez se ha establecido el diagnóstico de restricción del crecimiento intrauterino se debe definir la causa subyacente,[28] realizar un estudio detallado de la anatomía fetal para descartar anomalías congénitas asociadas, tamizar por infecciones como puede ser toxoplasma, citomegalovirus, rubeola. En embarazos monocoriales usualmente la RCIUs se produce por la distribución desigual de la masa placentaria y vasculatura.[29]

La discrepancia de peso fetal en los embarazos múltiples esta significativamente asociada con el riesgo de pérdida fetal. El índice de riesgo de pérdida perdida prenatal asociada con discrepancia de peso fetal ≥ 25% se encontró que es del 7.3, es por esto que las guías clínicas NICE recomiendan que el cálculo de discrepancia fetal se debe monitorizar desde las 20 semanas en embarazo múltiples, y si esta se encuentra por arriba del 25% la paciente debe ser referida a un centro de medicina fetal de 3er; nivel para asesoría y seguimiento.

Existe una clasificación de la RCIUs en embarazo monocorial, la cual depende del patrón de flujo de fin de diástole de la arteria umbilical.

Tipo 1: Patrón de flujo de la arteria umbilical muestra flujo de fin de diástole positivo, con tasas de sobrevida de más del 90% de los casos.

Tipo 2: Patrón de flujo de la arteria umbilical con ausencia o flujo reverso en fin de diástole, este tipo de RCIUs está asociado a un 29% de muerte fetal Intrauterina de uno de los fetos, y riesgo de secuelas neurológicas en el 15% de los casos que nacen antes de las 30 semanas.

Tipo 3: Patrón de flujo de la arteria umbilical con flujo de fin de diástole cíclico/ intermitente, está asociado a un 10-20% de muerte súbita en el feto restringido, de forma impredecible. También existe una alta tasa de hasta un 20% de riesgo de morbilidad neurológica en el feto sobreviviente.[30] *Figura 5.*

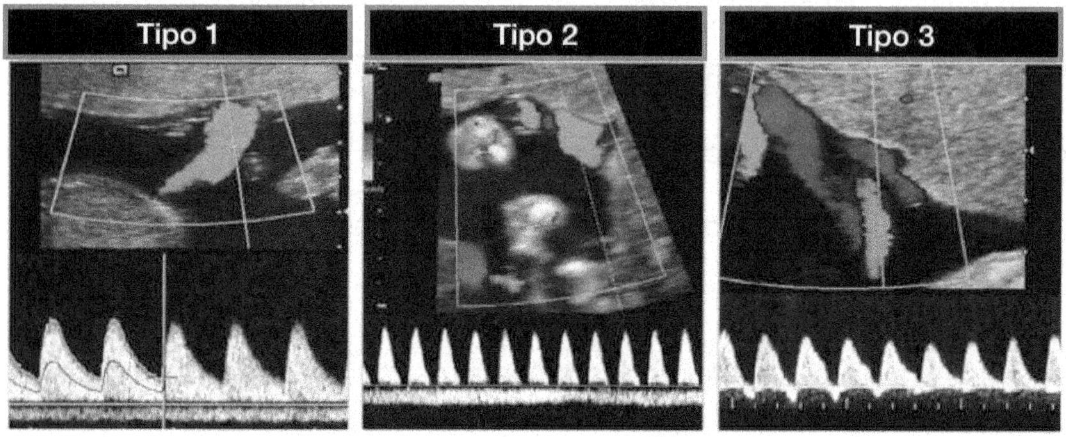

Figura 5. Patrón de Flujo de fin de diastole de Arteria Umbilical

Los embarazos gemelares bicoriónicos complicados con RCIUs los estudios de doppler fetal deben evaluarse cada 2 semanas, y en los gemelares monocoriales cada semana, el propósito en el manejo de estos embarazos es prolongar el embarazo hasta el momento que este sea viable y así mismo evitar el deceso intrauterino de uno de los fetos, por las serias consecuencias que esto produciría en el feto sobreviviente.

Las complicaciones observadas tras la muerte intrauterina de uno de los fetos en embarazos gemelares monocoriónicos y bicoriónicos son las siguientes respectivamente [31]:

- Muerte del sobreviviente: 15% y 3%

- Parto Prematuro: 68% y 54%
- Imagen craneal postnatal anormal del gemelo sobreviviente: 34% y 16%
- Retraso en el neurodesarrollo del gemelo sobreviviente: 26% y 2%

Diabetes Gestacional y Embarazo Múltiple:

Las pacientes con embarazo múltiple tienen un mayor riesgo de desarrollar diabetes gestacional. Esta condición puede a su vez incrementar el riesgo de que desarrollen preeclampsia y diabetes mellitus en edad avanzada. Los recién nacidos pueden presentar problemas respiratorios y desarrollar hipoglicemia y/o trastornos metabólicos. Un plan nutricional, ejercicio y en algunas ocasiones el uso de medicamentos son necesarios para reducir el riesgo de complicación.

COMPLICACIONES EXCLUSIVAS DE LOS EMBARAZOS GEMELARES MONOCORIALES

Las complicaciones que ocurren exclusivamente en embarazos gemelares monocoriales son: Síndrome de transfusión feto-feto (STFF), secuencia de perfusión arterial reversa (TRAP), secuencia anemia policitemia (TAPS), embarazo monoamniótico y siameses.

Síndrome de transfusión feto-feto (STFF)

Es la complicación más frecuente y más severa de los embarazos gemelares monocoriales, afecta aproximadamente el 10% de los casos. El diagnóstico se basa en el hallazgo de un bolsillo vertical mayor (BVM) >8 en el saco amniótico del gemelo receptor y un BVM < 2 en el saco amniótico del gemelo donante. Esta complicación se detecta alrededor de las 20 semanas, y si no se trata, la mortalidad perinatal es aproximadamente del 90% [32,33].

En un metaanálisis y revisión sistemática realizada por el grupo de Stagnati et.al, en el 2017, se concluyó que los embarazos gemelares monocoriales que muestran en la evaluación ecográfica del primer trimestre discrepancia de translucencia nucal. Translucencia Nucal por encima del percentil 95, discrepancia de longitud cráneo caudal (LCC) >10%, o flujo reverso en el ductus venoso presentan un riesgo mayor de desarrollar síndrome de transfusión feto-feto[34]. Por lo que estos hallazgos en primer trimestre pueden considerarse como marcadores ecográficos útiles para detección temprana del riesgo de STFF. El diagnóstico temprano de esta complicación permite ofrecer terapia fetal con ablación laser fetoscópica de las anastomosis, lo que mejora significativamente el pronóstico. El tratamiento con láser da como resultado 60-70% de sobrevida de ambos fetos y 80-90% de sobrevida de al menos uno de los gemelos [35].

La clasificación de Quintero del síndrome de transfusión feto-feto, a pesar de ser muy criticada, sigue siendo el sistema de clasificación más utilizado de esta complicación. Tabla 1.

Tabla 1. Clasificación de Quintero de STFF

Estadio	Clasificación
I	Secuencia Polihidramnios- Oligoamnios: BVM >8 en el receptor y BVM <2 en el donante.
II	Vejiga del donador no visible por ultrasonido
III	Flujo de fin de diástole ausente o reverso en AU, Flujo reverso en DV, Flujo pulsátil en Vena Umbilical en uno de los gemelos.
IV	Hidrops en 1 o ambos gemelos
V	Muerte de uno o ambos gemelos

BVM, bolsillo vertical mayor; AU, Arteria Umbilical; DV, ductus venoso;

La ablación con láser es el tratamiento de elección para los casos en estadio II o más, en los casos estadio I se puede ofrecer manejo conservador con vigilancia prenatal estricta, y en países donde no hay posibilidad de ofrecer ablación con láser las amniocentesis descompresivas seriadas después de la semana 26 son una opción de tratamiento [35].

Secuencia de perfusión arterial reversa (TRAP)

Complicación de los embarazos gemelares monocoriales que se caracteriza por la presencia de un gemelo acárdico que es un verdadero parásito que recibe sangre del gemelo bomba a través de una anastomosis arterioarterial[36]. Figura 6

Con una prevalencia estimada aproximada de 1 en 35,000 embarazos.

La condición se asocia a un alto riesgo de muerte perinatal del gemelo bomba por una combinación de alto gasto cardiaco que lo llevan a desarrollar una insuficiencia cardiaca y polihidramnios relacionado con prematurez.

Los resultados pueden mejorar con la implementación de intervención intrauterina bloqueando la circulación del gemelo acárdico ya sea con coagulación intrafetal ecoguiada o con coagulación láser fetoscópica del cordón umbilical y/o las anastomosis[37].

La secuencia TRAP puede tratarse de 3 maneras:

1. De forma expectante, esperando por evidencia de compromiso del gemelo bomba para intervenir.
2. Intervención profiláctica entre las 16 y 18 semanas después de la fusión de la cavidad celómica y de esta manera reducir el riesgo de pérdida.
3. Intervención profiláctica a las 12 semanas para evitar el riesgo de pérdida del gemelo bomba entre las 12 y 16 semanas.

Si se realiza intervención intrauterina se les debe dar seguimiento una semana después para confirmar que el gemelo bomba continua vivo y que el flujo al gemelo acárdico ha cesado.

Si no se realiza ninguna intervención, el manejo conservador debe realizarse con evaluaciones ecográficas seriadas cada 2 semanas para monitorizar el crecimiento del gemelo acárdico y la función cardíaca del gemelo bomba.

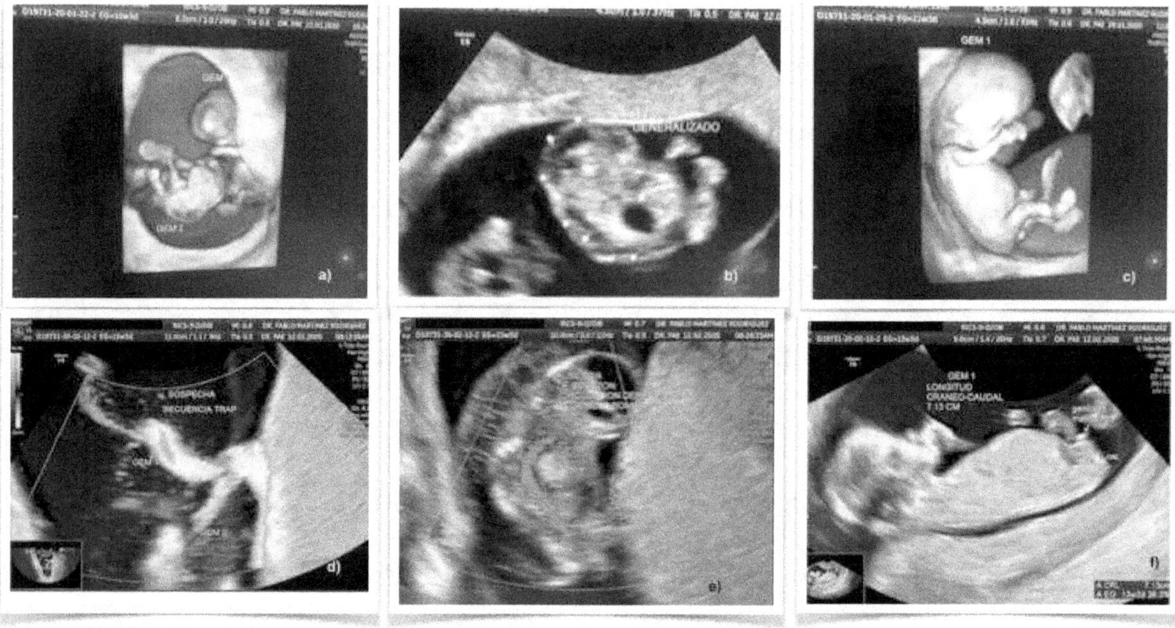

Figura 6. Ejemplo Secuencia TRAP: Paciente 29 años, G:2 C:1 HV:1, Tipo y Rh O Negativo (Esposo O Negativo), No Aloinmunizada, captada a las 10 semanas con Embarazo Gemelar Monocorial Monoamniótico *(a)*, Feto 1 con LCC acorde con edad gestacional *(c)*, Feto 2 hidrópico con bradicardia y desarrollo rudimentario de cabeza y extremidades *(b)*; Se le realiza tamizaje ecográfico de 1er Trimestre 2 semanas después y se confirma Secuencia TRAP, se observa sitio de inserción común de ambos cordones umbilicales *(d)* y ausencia de corazón en Feto 2 *(e)* con circulación dependiente de gemelo Bomba *(f)*.

Secuencia anemia policitemia (TAPS)

La incidencia de TAPS espontáneo en embarazos gemelares monocoriales es de un 5%. Puede llegar a complicar un 13% de los casos con STFF después de ser intervenidos con coagulación láser.

Esta complicación ocurre por una mínima transfusión de sangre del donador al receptor a través de pequeñas anastomosis vasculares arteriovenososas lo que conlleva a niveles de hemoglobina altamente discrepantes entre ambos gemelos.

No se observa discrepancia en peso fetal, ni en el volumen de líquido amniótico. La placenta del feto anémico luce hiperecogénica además de gruesa y la placenta del feto policitémico luce delgada y translucida [38].

El hallazgo diagnóstico de esta condición va a estar dado por la velocidad de la arteria cerebral media (ACM PSV), en el gemelo anémico esta incrementada en >1.5 múltiplos de la media y en el gemelo policitémico esta disminuida en <1 múltiplos de la media.

El criterio diagnóstico es una diferencia en la concentración de hemoglobina entre ambos gemelos de más de 8 gr/ dL [39].

El manejo de esta complicación debe individualizarse, las opciones más comunes incluyen: manejo conservador, ablación láser, transfusión intrauterina al feto anémico, transfusión intrauterina combinada para el feto anémico y transfusión parcial de intercambio para diluir la sangre del gemelo policitémico.

Embarazo Monocorial Monoamniótico:

Los embarazos gemelares monocoriales monoamniótico constituyen el 5% de los embarazos monocoriales. La tasa de muerte perinatal asociada antes de las 16 semanas es tan alta como el 50%, la mayoría de estas muertes se deben a anomalías fetales, y abortos espontáneos [40].

El entrecruzamiento de cordón umbilical casi siempre se presenta en el embarazo gemelar monocorial monoamniótico y no parece contribuir a su morbilidad y mortalidad. Se recomienda el nacimiento por cesárea entre las 32 -34 semanas [41,42].

Figura 7.

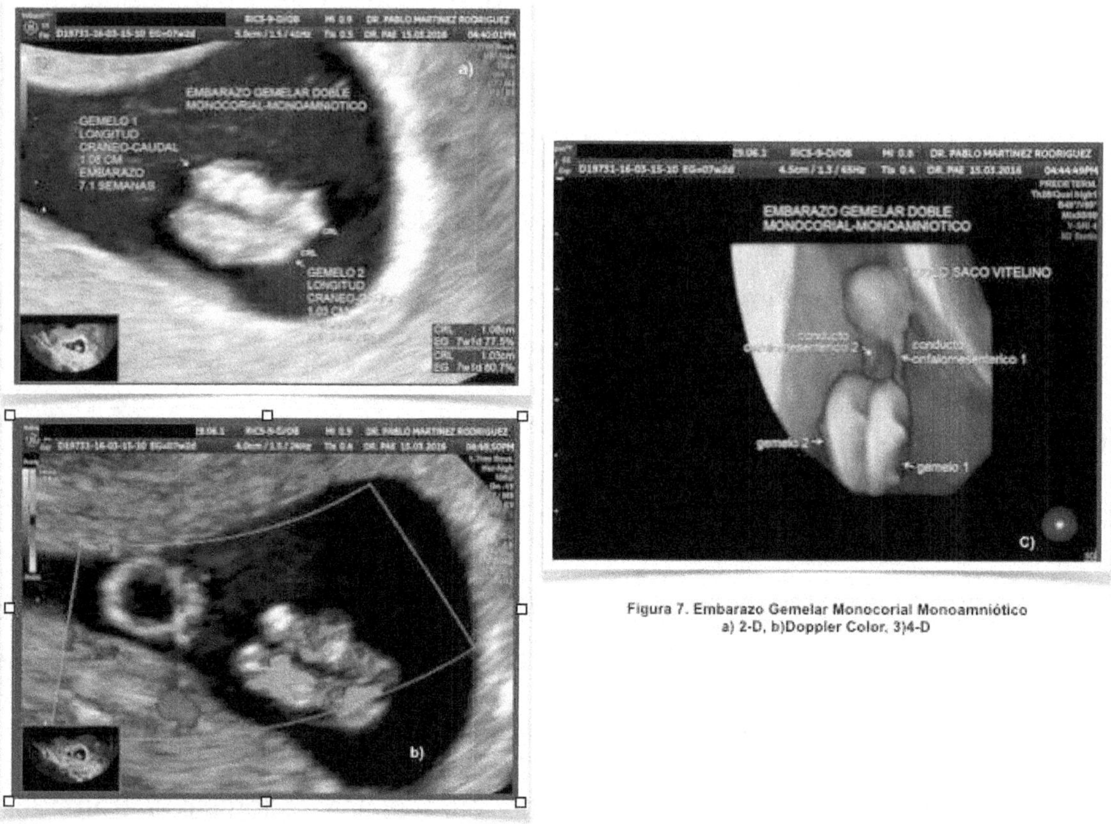

Figura 7. Embarazo Gemelar Monocorial Monoamniótico
a) 2-D, b)Doppler Color, 3)4-D

Siameses (gemelos unidos)

Los embarazos gemelares de siameses son muy raros, ocurren en aproximadamente 1 por cada 100,000 embarazos, (1% de los gemelares monocoriónicos). El diagnostico debe realizarse en el ultrasonido de primer trimestre en donde se va a observar la posición cercana y fija de los cuerpos fetales con fusión de la piel en ciertos puntos.

Su clasificación depende del sitio de unión, la forma más común son los toracópagos. Este sitio de unión puede ser ventral (87%) o dorsal (13%).

La distribución de unión ventral es: Cefalópagos 11%, toracópagos 19%, onfalópagos 18% e isquiópagos 11%.

La distribución de unión dorsal es: Craneópagos 5%, raquípagos 2% y piopagos 6%.

La interrupción de este tipo de embarazo debe ser vía cesárea como regla general.

RESUMEN

El embarazo múltiple siempre ha sido visto con fascinación y emoción por parte de los padres, pero conlleva un alto riesgo para las pacientes, se define como aquella gestación portadora de 2 o más fetos y se emplea el término de embarazo múltiple de alto orden en el embarazo en donde se tiene 3 fetos o más.

En los últimos años ha persistido un incremento significativo en la tasa de embarazo múltiples a nivel mundial esto en gran parte atribuido al aumento en las técnicas de reproducción asistida, por lo que es importante el estudio sobre el manejo y tratamiento de estos embarazos para mejorar los resultados perinatales de estas pacientes.

Existen diferentes tipos de embarazos múltiples y los más frecuentes son los gemelares, a su vez estos se subdividen en dos grandes grupos los que son independientes uno del otro pues cada uno tiene su saco amniótico y su placenta, bicoriónico, y los que comparten placenta conocidos como monocorionicos, como lo hemos descrito a lo largo de este capítulo este último tipo de embarazos múltiples conllevan mayor riesgo de complicación y mayor riesgo de morbimortalidad asociada, es por esto que es necesario y de suma importancia desde temprana edad establecer la corionicidad y la amniocidad en los embarazos múltiples.

Debemos dejar atrás el diagnóstico de embarazo gemelar o múltiple, además de ponerle apellido al diagnóstico y catalogarlos como corresponde, embarazo gemelar monocorial biamniótico, bicorial, monocorial monamnióticos y otros.

De esta manera podemos diseñar un plan de seguimiento y vigilancia prenatal adecuado para detectar de forma oportuna las complicaciones que puedan presentarse tanto para la madre como para los fetos.

REFERENCIAS BIBLIOGRÁFICAS

1. NICE Clinical Guidelines, No. 129. National Collaborating Centre for Women's and Children's Health (UK). London: RCOG Press; 2011 Sep.
2. Elliott JP. High-order multiple gestations. Seminars in Perinatology 2005; 29:(5)305-11.
3. Khalil A, Rodgers M, Baschat A, Bhide A, Gratacos E, Hecher K, Kilby MD, Lewi L, Nicolaides KH, Oepkes D, Raine-Fenning N, Reed K, Salomon LJ, Sotiriadis A, Thilaganathan B, Ville Y. ISUOG Practice Guidelines: role of ultrasound in twin pregnancy. Ultrasound Obstet Gynecol 2016; **47**: 247 – 263.'
4. Chaudhuri K, Su LL, Wong PC, Chan YH, Choolani MA, Chia D, Biswas A. Determination of gestational age in twin pregnancy: Which fetal crown – rump length should be used? J Obstet Gynaecol Res 2013; **39**: 761 – 765
5. Fisk NM, Bryan E. Routine prenatal determination of chorionicity in multiple gestation: a plea to the ohstetrician. BrJ Ohstct Gviznecol 1995;10
6. Dias T, Ladd S, Mahsud-Dornan S, Bhide A, Papageorghiou A, Thilaganathan B. Systematic labelling of twin pregnancies on ultrasound. Ultrasound Obstet Gynecol 2011; 38: 130–133.
7. National Collaborating Center for Women's and Children's Health (UK). Multiple Pregnancy. The Management of Twin and Triplet Pregnancies in the Antenatal Period. Commissioned by the National Institute for Clinical Excellence. RCOG Press: London, September 2011.
8. Sueters M, Middeldorp JM, Lopriore E, Oepkes D, Kanhai HH, Vandenbussche FP. Timely diagnosis of twin-to-twin transfusion syndrome in monochorionic twin pregnancies by biweekly sonography combined with patient instruction to report onset of symptoms. Ultrasound Obstet Gynecol 2006; 28: 659–664.
9. American College of Obstetricians and Gynecologists. ACOG Practice Bulletin No. 88, December 2007. Invasive prenatal testing for aneuploidy. Obstet Gynecol 2007; **110**: 1459–1467.
10. Simonazzi G, Curti A, Farina A, Pilu G, Bovicelli L, Rizzo N. Amniocentesis and chorionic villus sampling in twin gestations: which is the best sampling technique? Am J Obstet Gynecol 2010; **202**: 365.e1 – 5.
11. Pergament E, Schulman JD, Copeland K, Fine B, Black SH, Ginsberg NA, Frederik- sen MC, Carpenter RJ. The risk and efficacy of chorionic villus sampling in multiple gestations. Prenat Diagn 1992; **12**: 377–384.
12. Audibert F, Gagnon A; Genetics Committee of the Society of Obstetricians and Gynaecologists of Canada; Prenatal Diagnosis Committee of the Canadian College of Medical Geneticists. Prenatal screening for and diagnosis of aneuploidy in twin pregnancies. J Obstet Gynaecol Can 2011; **33**: 754–767.

13. Weisz B, Rodeck C. Invasive diagnostic procedures in twin pregnancies. Prenat Diagn 2005; **25**: 751–758.
14. 'Ghi T, Sotiriadis A, Calda P, Da Silva Costa F, Raine-Fenning N, Alfirevic Z, McGillivray G, on behalf of the International Society of Ultrasound in Obstetrics and Gynecology. ISUOG Practice Guidelines: invasive procedures for prenatal diagnosis in obstetrics. Ultrasound Obstet Gynecol 2016; **48**: 256 – 268.'
15. Gil MM, Accurti V, Santacruz B, Plana MN, Nicolaides KH. Analysis of cell-free DNA in maternal blood in screening for aneuploidies: updated meta-analysis. Ultrasound Obstet Gynecol 2017; **50**: 302 – 314.
16. del Mar Gil M, Quezada MS, Bregant B, Syngelaki A, Nicolaides KH. Cell-free DNA analysis for trisomy risk assessment in first-trimester twin pregnancies. Fetal Diagn Ther 2014; **35**: 204 – 211.
17. Bevilacqua E, Gil MM, Nicolaides KH, Ordoñez E, Virgiliano V, Dierickx H, Willems, PJ, Jani JC. Performance of screening for aneuploidies by cell-free DNA analysis of maternal blood in twin pregnancies. Ultrasound Obstet Gynecol 2015; **45**: 61–66.
18. Savvidou, e. Karanastasi, c. Skentou, I. Geerts and K. H. nicolaides. Twin chorionicity and pre-eclampsia. Ultrasound Obstet Gynecol 2001; **18**: 228–231
19. Sibai BM, Hauth J, Caritis S et al. Hypertensive disorders in twin versus singleton gestations. National Institute of Child Health and Human Development Network of Maternal- Fetal Medicine Units. Am J Obstet Gynecol 2000; 182:938-42.
20. Crowther CA, Han S. Hospitalisation and bed rest for multiple pregnancy. Cochrane Database Syst Rev2010; 7: CD000110.
21. Yamasmit W, Chaithongwongwatthana S, Tolosa JE, Limpongsanurak S, Pereira L, Lumbiganon P. Prophylactic oral betamimetics for reducing preterm birth in women with a twin pregnancy. Cochrane Database Syst Rev 2015; 12: CD004733.
22. Goodnight W, Newman R; Society of Maternal-Fetal Medicine . Optimal nutrition for improved twin pregnancy outcome. Obstet Gynecol 2009; 114: 1121–1134.
23. Schuit E, Stock S, Rode L, Rouse DJ, Lim AC, Norman JE, Nassar AH, Serra V, Combs CA, Vayssiere C, Aboulghar MM, Wood S, Çetingöz E, Briery CM, Fonseca EB, Worda K, Tabor A, Thom EA, Caritis SN, Awwad J, Usta IM, Perales A, Meseguer J, Maurel K, Garite T, Aboulghar MA, Amin YM, Ross S, Cam C, Karateke A, Morrison JC, Magann EF, Nicolaides KH, Zuithoff NP, Groenwold RH, Moons KG, Kwee A, Mol BW; Global Obstetrics Network (GONet) collaboration . Effectiveness of progestogens to improve perinatal outcome in twin pregnancies: an individual participant data meta-analysis. BJOG 2015; 122: 27–37.
24. Rafael TJ, Berghella V, Alfirevic Z. Cervical stitch (cerclage) for preventing preterm birth in multiple pregnancy. Cochrane Database Syst Rev 2014; 9: CD009166.
25. Liem S, Schuit E, Hegeman M, Bais J, de Boer K, Bloemenkamp K, Brons J, Duvekot H, Bijvank BN, Franssen M, Gaugler I, de Graaf I, Oudijk M, Papatsonis D, Pernet P, Porath M, Scheepers L, Sikkema M, Sporken J, Visser H, van Wijngaarden W, Woiski M, van Pampus M, Mol BW, Bekedam D. Cervical pessaries for prevention of preterm birth in women with a multiple pregnancy

(ProTWIN): a multicentre, open-label randomised controlled trial. Lancet 2013; 382: 1341–1349.

26. Romero R, Conde-Agudelo A, El-Refaie W, et al. Vaginal progesterone decreases preterm birth and neonatal morbidity and mortality in women with a twin gestation and a short cervix: an updated meta-analysis of individual patient data. Ultrasound Obstet Gynecol. 2017;49(3):303–314. doi:10.1002/uog.17397
27. Valsky DV, Eixarch E, Martinez JM, Crispi F, Gratacos E. Selective intrauterinegrowth restriction in monochorionic twins: pathophysiology, diagnostic approachand management dilemmas. Semin Fetal Neonatal Med2010;15: 342 – 348.62.
28. Sueters M, Oepkes D. Diagnosis of twin-to-twin transfusion syndrome, selective fetal growth restriction, twin anemia-polycythaemia sequence, and twin reversed arterial perfusion sequence. Best practice and research. Best Pract Res Clin ObstetGynaecol2014;28: 215 – 226.
29. Lewi L, Gucciardo L, Huber A, Jani J, Van Mieghem T, Doné E,Cannie M,Gratacós E, Diemert A, Hecher K, Lewi P, Deprest J. Clinical outcome and placen-tal characteristics of monochorionic diamniotic twin pairs with early- and late-onset discordant growth.Am J Obstet Gynecol2008;199: 511.e1 – 7.
30. Gratacós E, Lewi L, Muñoz B, Acosta-Rojas R, Hernandez-Andrade E, MartinezJM, Carreras E, Deprest J. A classification system for selective intrauterine growth restriction in monochorionic pregnancies according to umbilical artery Doppler flow in the smaller twin. Ultrasound Obstet Gynecol2007;30: 28 – 34.
31. Shek NW, Hillman SC, Kilby MD. Single-twin demise: Pregnancy outcome. Best Pract Res Clin Obstet Gynaecol 2014; 28: 249–263.
32. Quintero RA, Morales WJ, Allen MH, Bornick PW, Johnson PK, Kruger M. Stagingof twin-twin transfusion syndrome.JPerinatol1999;19: 550 – 555.3.
33. WAPM Consensus Group on Twin-to-Twin Transfusion, Baschat A, Chmait RH,Deprest J, Gratacos E, Hecher K, Kontopoulos E, Quintero R, Skupski DW, ValskyDV, Ville Y. Twin-to-twin transfusion syndrome (TTTS).JPerinatMed2011;39:107 – 112.
34. Stagnati, V., Zanardini, C., Fichera, A., Pagani, G., Quintero, R.A., Bellocco, R. and Prefumo, F. (2017), Early prediction of twin-to-twin transfusion syndrome: systematic review and meta-analysis. Ultrasound Obstet Gynecol, 49: 573-582. doi:10.1002/uog.15989
35. Roberts D, Neilson JP, Kilby MD, Gates S. Interventions for the treatment of twin–twin transfusion syndrome. Cochrane Database Syst Rev 2014; 1: CD002073.
36. Moore TR, Gale S, Benirschke K. Perinatal outcome of forty-nine pregnancies complicated by acardiac twinning. Am J Obstet Gynecol 1990;163:907-12.
37. Lewi, L., Valencia, C., Gonzalez, E., Deprest, J., & Nicolaides, K. H. (2010). The outcome of twin reversed arterial perfusion sequence diagnosed in the first trimester. American Journal of Obstetrics and Gynecology, 203(3), 213.e1–213.e4.doi:10.1016/j.ajog.2010.04.018
38. Lopriore E, Slaghekke F, Oepkes D, Middeldorp JM, Vandenbussche FP, Walther FJ. Clinical outcome in neonates with twin anemia-polycythemia sequence. Am J Obstet Gynecol 2010; 203: 54.e1–5.

39. Genova L, Slaghekke F, Klumper FJ, Middeldorp JM, Steggerda SJ, Oepkes D, Lopriore E. Management of twin anemia–polycythemia sequence using intrauterine blood transfusion for the donor and partial exchange transfusion for the recipient. Fetal Diagn Ther 2013; 34: 121–126.
40. Benirschke K, Kim CK. Multiple pregnancy. 1.NEnglJMed1973;288:1276 – 1284.123. Prefumo F, Fichera A, Pagani G, Marella D, Valcamonico A, Frusca T. The natural history of monoamniotic twin pregnancies: a case series and systematic review of the literature. Prenat Diagn2015;35: 274 – 280.124.
41. Rossi AC, Prefumo F. Impact of cord entanglement on perinatal outcome of monoamniotic twins: a systematic review of the literature. Ultrasound ObstetGynecol2013;41: 131 – 135.128.
42. Van Mieghem T, De Heus R, Lewi L, Klaritsch P, Kollmann M, Baud D, VialY, Shah PS, Ranzini AC, Mason L, Raio L, Lachat R, Barrett J, Khorsand V,Windrim R, Ryan G. Prenatal management of monoamniotic twin pregnancies.Obstet Gynecol 2014;124: 498 – 506.130.
43. Baken L, Rousian M, Kompanje EJ, Koning AH, van der Spek PJ, Steegers EA,Exalto N. Diagnostic techniques and criteria for first-trimester conjoined twindocumentation: a review of the literature illustrated by three recent cases. Obstet Gynecol Surv2013;68: 743 – 752.137.

CAPÍTULO 16

OBESIDAD Y EMBARAZO

Carlos J. Echeverry-Ciro

CONTENIDO

INTRODUCCIÓN

En este artículo tratamos de revisar la evidencia actual con respecto a la epidemiología de la obesidad en el embarazo, con especial atención a sus vínculos con la hiperglicemia en el embarazo y los impactos relativos a nivel individual y poblacional de estas dos condiciones. Consideramos también algunos de los mecanismos fisiopatológicos subyacentes por los cuales la obesidad está relacionada con los resultados adversos del embarazo. Revisamos la evidencia sobre diferentes intervenciones y su eficacia en mejorar estos resultados adversos. Describimos finalmente las recomendaciones basadas en evidencia del Colegio Americano de Obstetras y Ginecólogos, ACOG por sus siglas en ingles[1].

Resaltamos los lineamientos de las recomendaciones de la Federación Internacional de Ginecología y Obstetricia (FIGO) que se fundamentan en el concepto de que el desarrollo temprano de cada individuo establece el escenario para su salud futura. FIGO recomienda que la nutrición materna sea parte de un enfoque del "ciclo de vida" en el que se considere la salud perinatal en el contexto de la salud general de la mujer antes, durante y después del embarazo[2] (Figura 1). Este enfoque enfatiza la importancia de realizar intervenciones en las adolescentes y mujeres adultas jóvenes para lograr una vida más saludable, y los beneficios potenciales, para la salud y el capital humano en las próximas generaciones.

Actualmente la epidemia mundial de obesidad es reconocida como un desafío enorme para alcanzar los objetivos de desarrollo sostenible. Las mujeres en edad reproductiva se ven particularmente afectadas, a nivel mundial, por la alta prevalencia de obesidad. En los países de medianos y bajos ingresos, las mujeres están sujetas a la "doble carga nutricional", con diversos grados de desnutrición y retraso del crecimiento (baja estatura) adicional a la creciente prevalencia de obesidad y sobrenutrición que coexisten con frecuencia dentro de la misma comunidad o incluso en el mismo hogar.

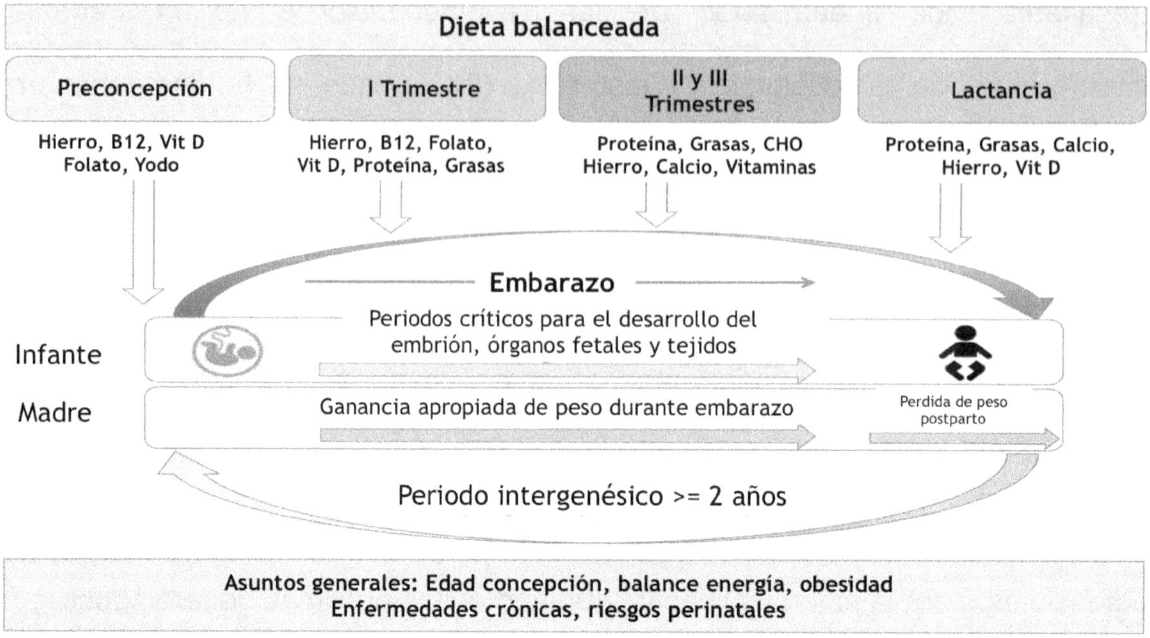

Figura 1. Se muestran los nutrientes más importantes en cada periodo del ciclo vida. Los objetivos generales son lograr un peso fetal adecuado y ganancia óptima de peso en la mujer según su estado nutricional previo al embarazo. Y debe darse importancia especial a la recuperación peso ideal en postparto.

Traducido y adaptado con permiso de Hanson MA, et al. The International Federation of Gynecology and Obstetrics (FIGO) recommendations on adolescent, preconception, and maternal nutrition: "Think Nutrition First". Int J Gynaecol Obstet. 2015; 131 Suppl 4:S213-53., World Health Organization (WHO). Commission on ending childhood obesity. June 2017. Disponible en: http://www.who.int/end-childhood-obesity/en/

DEFINICION

La obesidad se clasifica según el índice de masa corporal (IMC), definido como el peso en kilogramos dividido por la altura en metros cuadrados (kg/m2). La Organización Mundial de la Salud (OMS) organiza los rangos de IMC en seis categorías para definir bajo peso, peso normal, sobrepeso y obesidad en sus tres subtipos (Tabla 1).

Las mujeres embarazadas obesas tienen un mayor riesgo de sufrir una serie de complicaciones maternas y perinatales, y esos riesgos se incrementan con el aumento de los grados de obesidad materna[3].

Se ha estimado que una cuarta parte de las complicaciones del embarazo (p. ej., hipertensión gestacional, pre-eclampsia, diabetes gestacional, parto prematuro) son atribuibles al sobrepeso/obesidad materna, y casi un tercio de los bebés grandes para la edad gestacional son atribuibles al exceso de ganancia peso gestacional[4].

Los profesionales de la salud que atendemos esta población obstétrica, debemos ser conscientes de estos riesgos y modificar la atención a la paciente antes del embarazo, durante el embarazo y después del parto si queremos reducir el riesgo de estos resultados adversos[1].

CATEGORÍA	**IMC**
Bajo peso	< 18.5
Normal	18,5 – 24,9
Sobrepeso	25,0 – 29,9
Obesidad I	30,0 – 34,9
Obesidad II	35,0 – 39,9
Obesidad III	> 40

TABLA 1. Estado nutricional según IMC

IMC: Índice masa Corporal definido como peso en kilogramos dividido por la altura en metros cuadrados (kg/m^2).

World Health Organization. Obesity: preventing and managing the global epidemic. Report of a WHO consultation. Geneva: WHO; 2000.

Available at: http://www.who.int/nutrition/publications/obesity/WHO_TRS_894/en

Revisado enero 23 2020.

La recomendación de apuntar a los primeros mil días de vida, en el enfoque del curso de la vida para la prevención de la obesidad, se basa en evidencia científica y en la opinión de expertos, como lo demostró recientemente la iniciativa FIGO sobre la nutrición en adolescentes, preconcepción y embarazo y la Comisión de la Organización Mundial de la Salud (OMS) sobre el fin de la obesidad infantil[2].

Se ha acumulado una considerable cantidad de evidencia científica fuerte, especialmente durante la última década, que demuestra que la nutrición y el estilo de vida antes y durante el embarazo, la lactancia, la infancia y la primera infancia inducen efectos a largo plazo en la salud posterior del niño, incluido el riesgo de enfermedades comunes no transmisibles como la obesidad, la diabetes y las enfermedades cardiovasculares ("programación metabólica")[5].

El tejido adiposo se comporta como un órgano endocrino activo y por lo tanto puede afectar los resultados obstétricos. Por ejemplo, la resistencia a la insulina relacionada con la obesidad y las anomalías en las vías inflamatorias pueden afectar el crecimiento y la función placentaria, y se han relacionado con el desarrollo de pre-eclampsia en un 23,9%. El 31,6% de los bebés grandes para la edad gestacional son atribuibles al aumento excesivo de peso gestacional. La observación de que algunas complicaciones del embarazo relacionadas con la obesidad aumentan con mayores grados de obesidad respalda el papel de la obesidad en la patogénesis de estos resultados adversos[4].

La obesidad materna puede afectar los resultados en la infancia y a largo plazo como resultado de los cambios epigenéticos inducidos por la exposición fetal a niveles elevados de glucosa, insulina, lípidos y citoquinas inflamatorias. Los hijos de madres obesas tienen un mayor riesgo de obesidad infantil y adulta[6].

Estos efectos en el útero pueden causar cambios permanentes o transitorios en la programación metabólica, lo que lleva a resultados adversos para la salud en la vida adulta (orígenes fetales de la teoría de la enfermedad en adultos - hipótesis de Barker)[7].

OBESIDAD MATERNA Y SUS EFECTOS SOBRE EL EMBARAZO

La obesidad tiene consecuencias bien conocidas durante todas las etapas de la gestación y el postparto, aumentando el riesgo en algunos eventos adversos perinatales[8].

Complicaciones Anteparto

La obesidad parece aumentar el riesgo de pérdida temprana del embarazo. En comparación con mujeres de estado nutricional normal de la misma edad, existe un mayor riesgo de aborto espontáneo en mujeres obesas, con un odds ratio (OR) de 1.2, y en las mujeres con sobrepeso (OR 1.11)[9]. También existe hasta tres veces más riesgo de aborto espontáneo recurrente (OR 3,5)[10].

El mecanismo por el que esto ocurre puede ser un entorno hormonal desfavorable relacionado con la obesidad y que da como resultado una receptividad endometrial más pobre. Otro mecanismo puede involucrar cambios inflamatorios relacionados con el síndrome de ovario poliquístico (SOPQ). SOPQ se ha asociado con una tasa de aborto espontáneo de 20% a 40% más alto que la tasa en la población obstétrica general. La inflamación crónica de bajo grado que se observa comúnmente en pacientes con SOPQ empeora durante el embarazo y puede explicar, al menos en parte, el riesgo excesivo de resultados adversos del embarazo, como el aborto espontáneo.

Las mujeres obesas tienen un mayor riesgo de anomalías congénitas estructurales fetales incluidos los defectos del tubo neural, hidrocefalia, anomalías cardiovasculares, orofaciales y de extremidades[11]. Un desafío latente es que la obesidad materna disminuye hasta en un 23% la posibilidad de detectar anomalías congénitas prenatalmente por ultrasonido.[12] Los medios potenciales para optimizar la calidad de la imagen ecográfica en mujeres embarazadas obesas incluyen un abordaje vaginal en el primer trimestre[13]

En esta revisión sistemática y meta-análisis, Stothard[11] observó un aumento en ciertas anomalías congénitas en los bebés de mujeres obesas en comparación con las mujeres no obesas (Tabla 2). Llama la atención en estos resultados, que el riesgo de gastrosquisis en los recién nacidos de mujeres embarazas obesas se redujo un 83% (OR, 0,17; IC del 95%, 0,10 a 0,30).

Las mujeres embarazadas con obesidad tienen hasta un 40% más de probabilidades de experimentar muerte fetal en comparación con las gestantes no obesas. Este riesgo mostro además incrementos leves a medida que aumentaba el grado de obesidad. También se notó que las mujeres obesas de raza negra tenían mayor riesgo que las blancas o hispanas[14].

En general la mortalidad perinatal aumenta un 16% en pacientes con obesidad comparadas con las de IMC normal[15]. Sin embargo, a pesar de que las tasas de muerte fetal son más altas en las gestantes obesas, no hay evidencia que muestre una mejora clara en los resultados del embarazo con la vigilancia anteparto, y no se puede hacer una recomendación a favor o en contra de la vigilancia fetal prenatal de rutina en mujeres embarazadas obesas.

Anomalía congénita	**Incremento del riesgo – OR (IC 95%)**
Defecto del tubo neural	1.87 (1.62–2.15)
Espina Bífida	2.24 (1.86–2.69)
Anomalías cardiovasculares	1.30 (1.12–1.51)
Anomalías septales	1.20 (1.09–1.31)
Paladar hendido	1.23 (1.03–1.47)
Labio y paladar hendido	1.20 (1.03–1.40)
Atresia anorectal	1.48 (1.12–1.97)
Hidrocefalia	1.68 (1.19–2.36)
Anomalías de extremidades	1.34 (1.03–1.73)
Gastrosquisis	0,17 (0,10 – 0,30)

Tabla 2. Riesgo asociado de anomalías congénitas en bebés de pacientes obesas, OR Odds ratio, IC interval confianza.

Stothard KJ, Tennant PW, Bell R, Rankin J. Maternal overweight and obesity and the risk of congenital anomalies: a systematic review and meta- analysis. JAMA 2009;301:636–50.

En comparación con las mujeres de peso normal, las mujeres obesas tienen un mayor riesgo de disfunción cardíaca, proteinuria, apnea del sueño, hígado graso agudo del embarazo[16], diabetes mellitus gestacional (DMG)[17] y preeclampsia[18].

La prevalencia de DMG es significativamente mayor en las mujeres obesas que en la población obstétrica general, y el riesgo aumenta con el aumento del peso materno y el IMC (Tabla 3). La obesidad moderada en el embarazo aumenta hasta tres veces el riesgo de desarrollar diabetes mellitus gestacional (DMG) y 5.6 veces para las mujeres con obesidad mórbida.[19] El mayor riesgo de DMG está relacionado con un aumento exagerado de la resistencia a la insulina en el estado obesogénico[20]. Las mujeres obesas tienen un mayor riesgo de síndrome metabólico, el aumento de la resistencia a la insulina durante el embarazo puede causar una disfunción cardiometabólica preexistente pero subclínica como pre-eclampsia, diabetes gestacional y apnea obstructiva del sueño [21]. El IMC materno aumentado es también un factor de riesgo independiente tanto para la pre-eclampsia como para la hipertensión gestacional[22] (Tabla 3). En una revisión sistemática de 13 estudios de cohortes que estudiaron casi 1,4 millones de mujeres, el riesgo de pre-eclampsia se duplicó con cada aumento de 5 a 7 kg/m2 en el IMC antes del embarazo[23].

El mecanismo por el cual la obesidad imparte un mayor riesgo de pre-eclampsia no está bien definido. Los cambios fisiopatológicos asociados con el riesgo cardiovascular relacionado con la obesidad, como la resistencia a la insulina, la hiperlipidemia y la inflamación subclínica, también pueden ser responsables de la mayor incidencia de pre-eclampsia en mujeres embarazadas con obesidad[24].

EVENTO	**Odds Ratio**
Hipertensión gestacional	**OR 1.11**
Pre-eclampsia	**OR 1.11**
Diabetes gestacional	**OR 1.12**
Parto prematuro	**OR 1.02**
Bajo peso al nacer	**OR 0.96**
Grande para la edad gestacional	**OR 1.08**

Tabla 3. Riesgos de complicaciones del embarazo por cada kg/m2 en IMC

Santos S, Voerman E, Amiano P, et al. Impact of maternal body mass index and gestational weight gain on pregnancy complications: an individual participant data meta-analysis of European, North American and Australian cohorts. BJOG 2019; 126:984.

Complicaciones intraparto

La obesidad aumenta el riesgo de parto prematuro médicamente indicado, principalmente debido a los trastornos maternos relacionados con la obesidad, como hipertensión, pre-eclampsia y diabetes. En una revisión sistemática de 2010 sobre el sobrepeso y la obesidad materna y el riesgo de parto prematuro, las mujeres con sobrepeso y obesidad tenían un 30% más riesgo de parto prematuro inducido en comparación con las mujeres con IMC normal[25].

Las mujeres embarazadas obesas tienen un mayor riesgo de parto por cesárea, prueba fallida de trabajo de parto, endometritis, ruptura de la herida o dehiscencia y trombosis venosa.[26] Las embarazadas obesas que se someten a una prueba de trabajo de parto después de un parto por cesárea anterior tienen un aumento casi doble en la morbilidad materna compuesta y un riesgo cinco veces mayor de lesión neonatal.[27] La obesidad materna por sí sola no es una indicación para la inducción del parto[28], sin embargo, las mujeres obesas tienen un mayor riesgo de un embarazo prolongado y tienen una mayor tasa de inducción del parto.[29] Estas mujeres tienen más probabilidades de terminar en cesárea que las pacientes con IMC normal. En comparación con las mujeres embarazadas de peso normal, las mujeres embarazadas con obesidad de clase III tienen un riesgo significativamente mayor de hemorragia posparto (sangrado mayor de 1,000 ml) después de un parto vaginal pero no después de un parto por cesárea[30]. Además, tuvieron mayores tasas de morbilidad compuesta (estancia hospitalaria prolongada, endometritis, ruptura o dehiscencia de la herida) y lesiones neonatales (fracturas, lesiones del plexo braquial y laceraciones)[31]. Tabla 4.

En las que van a cesárea existen adicionalmente riesgos asociados a la anestesia, especialmente falla en el procedimiento, con necesidad de repetir y hacer múltiples intentos de punción. En la anestesia general, tienen mayor riesgo de complicaciones y manejo difícil de la vía aérea.

Complicación	Control (%) (n = 13,752)	Obesa (%) (n = 1473)	Obesa - mórbida (%) (n = 877)
Hipertensión gestacional	4.8	10.2	12.3
Pre-eclampsia	2.1	3.0	6.3
Diabetes gestacional	2.3	6.3	9.5
PPROM	1.7	2.1	2.2
Parto pretérmino	3.3	4.0	5.5
RCF	1.1	1.0	0.8
Peso al nacer > 4000 g	8.3	13.3	14.6
Peso al nacer > 4500 g	1.0	2.1	2.6
Placenta previa	0.6	0.8	0.5
Abrupcio placenta	0.8	0.8	0.8
Parto instrumentado	10.5	8.5	11.1

Tabla 4. Complicaciones obstétricas por IMC

Weiss JL, Malone FD, Emig D, et al. Obesity, obstetric complications, and cesarean delivery rate: A population-based screening study. Am J Obstet Gynecol 2004; 190:1091

Complicaciones posparto

La obesidad, el estado de gestación/posparto y el parto por cesárea son factores de riesgo independientes para el desarrollo de tromboembolismo venoso (TEV), que es una causa importante de morbilidad y mortalidad materna. Las probabilidades de TEV posparto en mujeres con obesidad de clase I, II y III fueron OR 2.5, 2.9 y 4.6, respectivamente, en comparación con mujeres cuyo IMC era normal[32].

Las gestantes con obesidad tienen un mayor riesgo de infección posparto (en la herida, episiotomía, endometritis), independientemente del modo de parto y a pesar del uso de antibióticos profilácticos. La pobre vascularización del tejido adiposo subcutáneo y la formación de seromas y hematomas explican, al menos en parte, el mayor riesgo de infección de la herida.

Las complicaciones relacionadas con la obesidad durante el embarazo están asociadas con una disfunción metabólica futura en estas mujeres. El 46% de las mujeres embarazadas obesas tienen un aumento de peso gestacional que excede las pautas de aumento de peso del embarazo del Instituto de Medicina (OIM)[33]. Este aumento excesivo de peso gestacional es un factor de riesgo significativo para la retención de peso posparto. Perpetuar esta obesidad en el postparto aumenta aún más el riesgo de disfunción metabólica y obesidad pregestacional en futuros embarazos. La obesidad pregestacional se asocia con la interrupción temprana de la lactancia materna, anemia depresión posparto, y con un mayor riesgo de resultados adversos en embarazos posteriores, incluida la enfermedad hipertensiva, diabetes y muerte fetal.[8]

Complicaciones fetales y morbilidades infantiles

Los fetos de mujeres con obesidad tienen un mayor riesgo de macrosomía y problemas de crecimiento[34]. Del mismo modo, los bebés de mujeres obesas tienden a tener más grasa corporal que los bebés de mujeres de peso normal. Los riesgos a largo plazo para la descendencia de mujeres obesas incluyen un mayor riesgo de síndrome metabólico[35]. y obesidad infantil[36]. En un gran estudio escandinavo, un IMC materno más alto se asoció con un mayor riesgo, hasta 35%, de asma infantil[37]. Cada vez hay más pruebas de que la exposición prenatal y durante la lactancia a la obesidad materna y la dieta alta en grasas están asociadas con trastornos del desarrollo neurológico y psiquiátrico en la descendencia. Cambios en el entorno uterino relacionados con la obesidad materna pueden contribuir a la programación desadaptativa del cerebro fetal. Se ha descrito mayor prevalencia de: deterioro cognitivo, trastornos del espectro autista, trastorno por déficit de atención con hiperactividad, ansiedad, depresión, esquizofrenia y trastornos alimenticios[38].

MANEJO DE LA OBESIDAD EN EL EMBARAZO

El control óptimo de la obesidad comienza antes de la concepción. La pérdida de peso antes del embarazo, lograda por métodos quirúrgicos o no quirúrgicos, ha demostrado ser la intervención más efectiva para mejorar las comorbilidades médicas. Las mujeres obesas que tienen reducciones de peso, incluso pequeñas, antes del embarazo pueden haber mejorado los resultados del embarazo. Aunque lograr un IMC normal es lo ideal, una pérdida de peso de 5 a 7% con el tiempo puede mejorar significativamente la salud metabólica. Los estudios de cohortes de mujeres que se sometieron a cirugía bariátrica sugieren que la pérdida de peso reduce significativamente la aparición de preeclampsia[39].

Dadas las asociaciones entre la obesidad y los resultados adversos del embarazo descritos anteriormente, se han sugerido modificaciones para la atención prenatal de rutina para esta población. Se requiere de un equipo multidisciplinario apropiado que incluya al obstetra u otro especialista en embarazos de alto riesgo, nutricionista neonatólogo y anestesiólogo. Todas las pacientes embarazadas obesas deben someterse a tamizaje temprano, en la primera visita prenatal, para detectar intolerancia a la glucosa (diabetes gestacional o diabetes manifiesta)[40]. Si el resultado inicial de la detección temprana de diabetes es negativo, generalmente se realiza una nueva detección de diabetes a las 24–28 semanas de gestación.

Las principales estrategias de control de peso durante el embarazo son el control de la dieta, el ejercicio y la modificación del comportamiento. Estas estrategias se han utilizado solas o en combinación para evitar un aumento de peso gestacional excesivo. En al menos un estudio, las estrategias dietéticas generales parecían ser más útiles que el ejercicio para evitar el aumento excesivo de peso gestacional en el embarazo[41]. No se recomienda indicar medicamentos para el control del peso en el momento de la concepción o en el embarazo, por seguridad y posibles efectos adversos fetales.

Algunos estudios sobre la dieta han examinado el papel de los alimentos con un bajo índice glicémico, mientras que otros han empleado intervenciones con probióticos. Las intervenciones nutricionales y ejercicio redujeron el riesgo de aumento de peso gestacional excesivo en un 20% en comparación con los grupos de control. No hubo una diferencia clara entre la intervención versus ninguna intervención para el parto por cesárea en general. No hubo diferencias entre los grupos para parto prematuro o macrosomía, sin embargo, en un análisis de subgrupos de mujeres con sobrepeso y obesidad, las intervenciones disminuyeron el riesgo de macrosomía en un 15%[42].

Los rangos recomendados de aumento de peso para cada categoría de IMC (Tabla 5) se diseñaron sobre la base de los datos disponibles de estudios observacionales, para prevenir bebés pequeños para la edad gestacional y grandes para la edad gestacional, reducir las tasas de cesáreas y prevenir la retención de peso posparto. En relación con las mujeres embarazadas obesas, la OIM no consideró la diabetes gestacional y la pre-eclampsia, es decir, dos de los resultados adversos más comunes, debido a la falta de evidencia disponible. Estudios recientes también han cuestionado las recomendaciones generales de la OIM para el aumento de peso en mujeres embarazadas obesas y sugieren que éstas deben modificarse de acuerdo con el tipo de obesidad (I, II y III).[43] El aumento de peso inadecuado y la pérdida de peso gestacional no deberían fomentarse para las mujeres embarazadas obesas[44].

IMC previo a la gestación		**Ganancia de peso recomendada en kg**
Desnutrición	<18.5	12.5 - 18 kg
Normal	18.5-24.9	11.5 - 16 kg
Sobrepeso	25-29.9	7 - 11.5 kg
Obesidad I	30-34.9	7-9 kg
Obesidad II	35-39.9	5-7 kg
Obesidad III	>40	5 kg

Tabla 5. Rangos de aumento de peso recomendados por el IOM según el IMC antes del embarazo. IOM: Instituto de medicina. IMC: Índice Masa Corporal

Rasmussen KM, Yaktine AL, (eds): Weight Gain During Pregnancy: Reexamining the Guidelines. The National Academies Collection. Washington, Reports funded by National Institutes of Health, 2009.

MANEJO FARMACOLÓGICO

Dosis bajas de aspirina: las mujeres obesas con factores de riesgo adicionales para el desarrollo de pre-eclampsia pueden beneficiarse del tratamiento con dosis bajas de aspirina (entre 81 mg a 150 mg/d)[45].

Mioinositol: es un agente sensibilizador de la insulina. Se ha usado en combinación con ácido fólico (mioinositol 4 g/día con ácido fólico 400 µg diarios) y se mostró que el mioinositol resultó en una mejora en la resistencia a la insulina. Con dosis menores, de 2 g/d, se logró una reducción en GDM de 33.6 a 14%[46].

Probióticos: Se ha informado que reducen la DMG. La suplementación con probióticos para mujeres obesas en el embarazo se ha explorado en varios ensayos controlados aleatorios, la mayoría aún en curso en la actualidad. No hubo diferencias en el cambio en la glucosa en ayunas, el peso al nacer u otras variables metabólicas.[47]

Metformina: conocida por ser una medicina herbal, ha evolucionado desde su uso como un tratamiento popular para la diabetes a un medicamento con una gama significativamente más amplia de efectos beneficiosos que van desde el tratamiento del cáncer hasta la prolongación de la longevidad, así como, en nuestro campo, la hipertensión gestacional y preeclampsia en mujeres obesas[48].

Aquellos que estuvieron expuestos a metformina durante la vida fetal tenían una mejor distribución de grasa que los niños expuestos a la insulina. Los efectos secundarios maternos informados con el uso de metformina son principalmente gastrointestinales, es decir, náuseas y diarrea. La tasa de hipoglucemia es menor que la reportada con insulina. Las mujeres embarazadas que recibieron metformina tuvieron una reducción significativa en los marcadores inflamatorios de la proteína C reactiva e IL 6.

Además, las concentraciones de glucosa e insulina en plasma en ayunas fueron menores a las 28 semanas en las mujeres que recibieron metformina que en las que recibieron placebo, pero estas diferencias no fueron mantenido a las 36 semanas.

En comparación con la insulina, la metformina disminuyó significativamente la frecuencia de hipoglucemia neonatal, los recién nacidos LGA y los ingresos a UCI neonatal[49].

No hay pruebas suficientes para apoyar el uso de metformina en mujeres con obesidad durante el embarazo para mejorar los resultados para la madre y su bebé. Metformina se asoció con un mayor riesgo de efectos adversos, particularmente diarrea.

Se necesita más investigación para evaluar el papel de la metformina en mujeres embarazadas con obesidad o con sobrepeso, como una estrategia para mejorar la salud materna e infantil, ya sea sola o como una intervención adicional[50].

Cuando los estudios se combinaron mediante la metarregresión de efectos aleatorios bayesianos, con el tipo de tratamiento como covariable, las probabilidades posteriores de que la metformina tenga un efecto beneficioso en la prevención de la preeclampsia, la hipertensión inducida por el embarazo y cualquier trastorno hipertensivo durante el embarazo (THE) fueron 92.7%, 92.8% y 99.2%, respectivamente, en comparación con cualquier otro tratamiento o placebo.

Hay una alta probabilidad de que el uso de metformina se asocie con una menor incidencia de THE en comparación con otros tratamientos o placebo. El pequeño número de estudios incluidos en el análisis, la baja calidad de la evidencia y la heterogeneidad clínica impiden la generalización de estos resultados a poblaciones más amplias. Dada la importancia clínica de este tema y la magnitud del efecto observado en este metanálisis, se necesitan urgentemente ensayos prospectivos adicionales[51].

CONSIDERACIONES DE MANEJO EN CASO DE CESÁREA

La obesidad materna presenta desafíos asociados con el manejo de la anestesia, así como un mayor riesgo de partos por cesárea complicada y emergente. Por estas razones, debe obtenerse una consulta de anestesia para las embarazadas obesas antes del parto o en el parto temprano para permitir el tiempo adecuado para desarrollar un plan anestésico que aborde la disponibilidad de equipos adecuados para el control de la presión arterial, el acceso venoso y la influencia de afecciones comórbidas como la apnea del sueño[52]. La consulta con el servicio de anestesia debe considerarse para las mujeres embarazadas obesas con AOS porque tienen un mayor riesgo de hipoxemia, hipercapnia y muerte súbita. El desarrollo de un protocolo preoperatorio y postoperatorio para el manejo de estos pacientes puede ser beneficioso. Los factores para considerar en esta planificación incluyen el uso de anestesia epidural o espinal, antibióticos y la elección de la incisión.

Anestesia Epidural o Espinal

Se recomienda el uso de anestesia epidural o espinal para el alivio del dolor intraparto, pero puede ser técnicamente difícil debido al hábito corporal y la pérdida de puntos de referencia. El riesgo de insuficiencia analgésica epidural es mayor en mujeres obesas en comparación con mujeres con sobrepeso y peso normal[53], por lo tanto, se debe considerar la colocación temprana del catéter epidural después de discutir los riesgos y beneficios con el paciente. Los catéteres epidurales colocados para el parto pueden reducir el intervalo de decisión a la incisión para un parto por cesárea de emergencia. A término, las mujeres embarazadas con obesidad de clase III tienen una hipotensión significativamente mayor y desaceleraciones prolongadas de la frecuencia cardíaca fetal, después de controlar la dosis de bolo epidural y los trastornos hipertensivos, en comparación con las mujeres embarazadas de peso normal[54]. La combinación de anestesia espinal y obesidad deteriora significativamente la función respiratoria hasta 2 horas después del procedimiento[55]. La anestesia general también representa un riesgo para las mujeres embarazadas obesas debido a las posibles dificultades con la intubación endotraqueal debido al exceso de tejido y edema.[56] La anestesia general no está contraindicada en mujeres embarazadas obesas, pero se debe considerar la preoxigenación, el posicionamiento adecuado del paciente y tener equipos de fibra óptica disponibles para la intubación[57].

Antibióticos

Se recomienda la profilaxis antimicrobiana de amplio espectro para todas las cesáreas, a menos que el paciente ya esté recibiendo antibióticos para afecciones como la corioamnionitis. Algunas recomendaciones basadas en procedimientos quirúrgicos generales sugerirían una dosis profiláctica de cefazolina de 2 g para mujeres que pesen más de 80 kg, con un aumento de 3 g para aquellas que pesen más de 120 kg. Pero los resultados no han podido establecer que sea benéfico, así que por el momento no se recomiendan dosis mayores[58].

Tipo de incisión en cesárea

No se ha determinado la incisión cutánea óptima para el parto por cesárea primaria en pacientes obesos de clase II y III. Un estudio, utilizando datos de una base de datos perinatal, informó que una incisión vertical en la piel se asoció con una mayor tasa de complicaciones de la herida en comparación con una incisión transversal[59]. La relación entre la incisión en la piel y el desarrollo de complicaciones de la herida en mujeres con obesidad de clase III se evaluó en un análisis secundario del registro de cesáreas de la Red de Unidades de Medicina Materno-Fetal. Un análisis univariado utilizando un compuesto de complicaciones de la herida (infección, seroma, hematoma, evisceración de la herida y dehiscencia facial) mostró que los pacientes con una incisión vertical en la piel tenían una tasa significativamente mayor de complicaciones de la herida; después del ajuste por factores de confusión, la incisión vertical se asoció con un riesgo significativamente menor de complicaciones de la herida[60]. Otros informes sobre mujeres obesas con un gran panículo han reportado resultados favorables con una incisión supraumbilical[61]. El cierre del tejido subcutáneo con una profundidad mayor de 2 cm puede disminuir significativamente la incidencia de disrupción de la herida. Sin embargo, el uso de un drenaje subcutáneo con succión con bulbo en mujeres obesas con al menos 4 cm de grasa subcutánea no fue eficaz para prevenir complicaciones de la herida y puede haber potenciado las complicaciones postquirúrgicas de la herida[62]. Los drenajes subcutáneos aumentan el riesgo de complicaciones de la cesárea y no deben usarse de manera rutinaria. Los tipos de preparación de la piel, las técnicas de cierre de la piel y el oxígeno suplementario no han resultado útiles para disminuir la tasa de morbilidad infecciosa postcesárea.

Tromboprofilaxis.

La obesidad es un factor de riesgo de tromboembolismo venoso en la población médica general y en especial durante la gestación[63]. La obesidad al inicio del embarazo se asoció con riesgo hasta cinco veces mayor de tromboembolismo venoso (OR ajustado, 5.3; IC 95%, 2.1–13.5)[64]. Debido al mayor riesgo de tromboembolismo venoso en mujeres obesas, se recomienda colocar dispositivos de compresión neumática antes de un parto por cesárea y continuar en el posparto para todas las mujeres que aún no reciben tromboprofilaxis farmacológica[65].

La cesárea de emergencia no debe retrasarse por el tiempo que lleva implementar la tromboprofilaxis[65].

Para la prevención del tromboembolismo venoso en grupos de muy alto riesgo, se debe considerar la tromboprofilaxis farmacológica además de los dispositivos de compresión neumática. El aumento de la obesidad, la inmovilidad, la preeclampsia, la restricción del crecimiento fetal, la infección y el parto por cesárea de emergencia se encuentran entre las condiciones que aumentan el riesgo de tromboembolismo venoso. El American College of Chest Physicians, actualmente recomienda heparina de bajo peso molecular (LMW) para la prevención y el tratamiento del tromboembolismo venoso en lugar de la heparina no fraccionada. No se ha determinado la dosis profiláctica óptima de heparina LMW, pero se usa comúnmente enoxaparina 40 mg al día por vía subcutánea. La dosificación basada en el peso (0,5 mg/K SC cada 12 horas) puede ser más efectiva que las estrategias de dosificación estratificadas por el IMC en mujeres obesas de clase III después del parto por cesárea[66].

RESUMEN DE RECOMENDACIONES SEGÚN ETAPA DE LA GESTACION

Dadas las asociaciones entre la obesidad y los resultados adversos del embarazo, se han sugerido modificaciones a la atención prenatal de rutina para esta población. Algunas de estas modificaciones incluyen[67]:

Asesoramiento antes de la concepción.

- Discutir la reducción de la fertilidad y los riesgos de embarazo asociados con la obesidad.
- Asesorar sobre intervenciones de estilo de vida y objetivos para bajar de peso.
- Referir para asesoramiento nutricional.
- Suplementos de ácido fólico.
- Evaluar intervenciones quirúrgicas en casos seleccionados.

Cuidado prenatal

- Registrar el peso, la altura y el IMC y asesorar sobre los objetivos apropiados de aumento de peso gestacional optimo.

- Asesoramiento en nutrición y actividad física para promover comportamientos saludables.
- Evaluar los determinantes sociales de la salud.
- Controlar la presión arterial.
- Detección temprana de diabetes gestacional.
- Detección de apnea obstructiva del sueño.
- Dosis bajas de aspirina para reducir el riesgo de pre-eclampsia en mujeres con múltiples factores de riesgo.
- Examen de ultrasonido de rutina para establecer una edad gestacional precisa y para el estudio anatómico fetal. La ecocardiografía fetal a menos que la evaluación básica estándar de ultrasonido obstétrico de las cuatro cámaras y el tracto de salida sea óptima y normal.
- Discutir los desafíos y limitaciones adicionales de la detección de aneuploidía fetal. Las mujeres obesas no tienen mayor riesgo de aneuploidía fetal; sin embargo, la obesidad puede afectar el rendimiento de la prueba de detección.

Cuidado perinatal

- Aunque los riesgos de muerte fetal aumentan en el contexto de la obesidad materna, no hay evidencia que demuestre un mejor resultado del embarazo con el uso rutinario de vigilancia fetal prenatal con pruebas sin estrés o puntuación de perfil biofísico; por lo tanto, no se puede hacer una recomendación a favor o en contra del uso de pruebas prenatales en este momento. Las pruebas deben iniciarse para indicaciones estándar.

- Requerir experiencia en obstetricia y anestesiología.
- Consulta de anestesia.
- Prescribir antibióticos profilácticos para la cesárea, con dosis basadas en peso.

Cuidado posnatal

- Profilaxis de trombosis venosa profunda con cesárea.
- Fomentar la lactancia materna.
- Vigilancia de complicaciones posparto.
- Prueba de tolerancia a la glucosa oral posparto en pacientes con diabetes gestacional.
- Educación sobre la pérdida de peso entre embarazos.
- Educación sobre el riesgo a largo plazo en la madre y la descendencia y potenciar la modificación del comportamiento.
- Aconsejar anticoncepción.

El siguiente es el resumen de las recomendaciones ACOG para manejo de la embarazada con obesidad. Están categorizadas según el nivel evidencia[1].

RESUMEN Y RECOMENDACIONES

Las siguientes recomendaciones se basan en evidencia científica buena o consistente (Nivel A):

El índice de masa corporal calculado en la primera visita prenatal debe usarse para proporcionar asesoramiento sobre dieta y ejercicio de acuerdo a las recomendaciones de la OIM sobre la ganancia de peso durante el embarazo.

Los drenajes subcutáneos aumentan el riesgo de complicaciones de la cesárea posparto y no deben usarse de manera rutinaria.

Las intervenciones conductuales que emplean dieta y ejercicio pueden mejorar la reducción de peso posparto en mejor que con el ejercicio solo.

Las siguientes recomendaciones se basan en evidencia científica limitada o inconsistente (Nivel B):

Las mujeres obesas que tienen reducciones de peso, incluso pequeñas, antes del embarazo pueden tener mejores resultados obstétricos.

Se debe considerar permitir una primera etapa de trabajo de parto más larga antes de realizar un parto por cesárea por detención del trabajo de parto en mujeres obesas.

Se recomienda la tromboprofilaxis mecánica antes del parto por cesárea, así como también después la cesárea.

Después de una cesárea, la dosis para profilaxis del tromboembolismo venoso basada en el peso puede ser más eficaz que la estrategia de dosificación estratificada por IMC en las mujeres obesas de clase III.

La pérdida de peso entre embarazos en las mujeres obesas puede disminuir el riesgo de un recién nacido grande para la edad gestacional en un embarazo posterior.

Las siguientes recomendaciones se basan principalmente en el consenso y la opinión de expertos (Nivel C):

Se debe informar a las mujeres obesas sobre las limitaciones de la ecografía en la identificación de anomalías estructurales en el feto.

Se debe considerar la consulta con el servicio de anestesia en las gestantes obesas con apnea obstructiva del sueño porque tienen mayor riesgo de hipoxemia, hipercapnia y muerte súbita.

El estudio temprano de la intolerancia a la glucosa en el embarazo (diabetes gestacional o diabetes manifiesta) debe basarse en los factores de riesgo, incluyendo el IMC materno de 30 o más, alteración conocida del metabolismo de la glucosa, o diabetes gestacional previa.

Aunque las tasas de mortalidad neonatal son mayores en las grávidas obesas, no existe evidencia que demuestre una clara mejora en los resultados del embarazo con la vigilancia anteparto, y no puede recomendarse o estar en contra de la vigilancia fetal prenatal de rutina en las gestantes obesas.

REFERENCIAS BIBLIOGRÁFICAS

1. ACOG Practice Bulletin No 156: Obesity in Pregnancy. Reaffirmed 2020. Obstet Gynecol. 2015 Dec;126(6):e112-26. doi: 10.1097/AOG.0000000000001211.
2. Hanson MA, et al. The International Federation of Gynecology and Obstetrics (FIGO) recommendations on adolescent, preconception, and maternal nutrition: "Think Nutrition First". Int J Gynaecol Obstet. 2015; 131 Suppl 4:S213-53.
3. Lisonkova S, et al. Association Between Prepregnancy Body Mass Index and Severe Maternal Morbidity. JAMA 2017; 318:1777.

4. Santos S, et al. Impact of maternal body mass index and gestational weight gain on pregnancy complications: an individual participant data meta-analysis of European, North American and Australian cohorts. BJOG 2019; 126:984.
5. Koletzko B, et al: Long-term health impact of early nutrition: the power of programming. Ann Nutr Metab 2017;70:161–169
6. Gaillard R. Maternal obesity during pregnancy and cardiovascular development and disease in the offspring. Eur J Epidemiol 2015; 30:1141.
7. Fleming TP, et al. Origins of lifetime health around the time of conception: causes and consequences. Lancet 2018..
8. Poston L, et al: Preconceptional and maternal obesity: epidemiology and health consequences. Lancet Diabetes Endocrinol 2016;4:1025–1036.
9. Lashen H, et al. Obesity is associated with increased risk of first trimester and recurrent miscarriage: matched case-control study. Hum Reprod 2004;19:1644–6.
10. Cavalcante MB, et al. Obesity and recurrent miscarriage: A systematic review and meta-analysis. J Obstet Gynaecol Res 2019; 45:30.
11. Stothard KJ, et al. Maternal overweight and obesity and the risk of congenital anomalies: a systematic review and meta-analysis. JAMA 2009; 301:636–50
12. Best KE, et al: Impact of maternal body mass index on the antenatal detection of con- genital anomalies. Bjog 2012;119:1503–1511.
13. Reddy UM, et al. Fetal imaging: executive summary of a joint Eunice Kennedy Shriver National Institute of Child Health and Human Development, Society for Maternal-Fetal Medicine, American Institute of Ultrasound in Medicine, American College of Obstetricians and Gynecologists, American College of

Radiology, Society for Pediatric Radiology, and Society of Radiologists in Ultrasound Fetal Imaging Workshop. Fetal Imaging Workshop Invited Participants. J Ultrasound Med 2014;33:745–57.

14. Salihu HM, et al. Extreme obesity and risk of stillbirth among black and white gravidas. Obstet Gynecol 2007;110:552–7.
15. Aune D, et al: Maternal body mass index and the risk of fetal death, stillbirth, and infant death: a systematic review and meta-analysis. JAMA 2014;311:1536–46.
16. Catalano PM. Management of obesity in pregnancy. Obstet Gynecol 2007;109:419–33.
17. Weiss JL, et al: Obesity, obstetric complications and cesarean delivery rate–a population-based screening study. FASTER Research Consortium. Am J Obstet Gynecol 2004;190:1091–7.
18. Anderson NH, et al.. The impact of maternal body mass index on the phenotype of pre-eclampsia: a prospective cohort study. SCOPE Consortium. BJOG 2012;119:589–95.
19. Torloni MR, et al: Prepregnancy BMI and the risk of gestational diabetes: a systematic review of the literature with meta-analysis. Obes Rev 2009;10:194–203.
20. Catalano PM, et al: Gestational diabetes and insulin resistance: role in short and long term implications for mother and fetus. J Nutr 2003; 133:1674S.
21. Chen YH, et al. Obstructive sleep apnea and the risk of adverse pregnancy outcomes. Am J Obstet Gynecol 2012;206:136–5.e1–5.

22. Gaillard R, et al: Associations of maternal obesity with blood pressure and the risks of gestational hypertensive disorders. The Generation R Study. J Hypertens 2011; 29:937.

23. O'Brien TE, et al: Maternal body mass index and the risk of preeclampsia: a systematic overview. Epidemiology 2003; 14:368.

24. Lockwood CJ, et al. Decidual cell regulation of natural killer cell-recruiting chemokines: implications for the pathogenesis and prediction of preeclampsia. Am J Pathol 2013; 183:841.

25. McDonald SD, et al: Overweight and obesity in mothers and risk of preterm birth and low birth weight infants: systematic review and meta-analyses. BMJ 2010; 341:c3428.

26. Chu SY, et al.. Maternal obesity and risk of cesarean delivery: a meta-analysis. Obes Rev 2007;8:385–94.

27. Hibbard JU, et al.. Trial of labor or repeat cesarean delivery in women with morbid obesity and previous cesarean delivery. National Institute of Child Health and Human Development Maternal-Fetal Medicine Units Network. Obstet Gynecol 2006;108:125–33.

28. Induction of labor. ACOG Practice Bulletin No. 107. American College of Obstetricians and Gynecologists. Obstet Gynecol 2009;114:386–97

29. Arrowsmith S, et al: Maternal obesity and labour complications following induction of labour in prolonged pregnancy. BJOG 2011;118:578–88.

30. Blomberg M. Maternal obesity and risk of postpartum hemorrhage. Obstet Gynecol 2011;118:561–8.

31. Robinson BK, et al.. Increasing maternal body mass index and characteristics of the second stage of labor. Eunice Kennedy Shriver National Institute of Child Health and Human Development (NICHD) of the Maternal-Fetal Medicine Units Network (MFMU). Obstet Gynecol 2011;118:1309–13).
32. Blondon M, et al. Pre-pregnancy BMI, delivery BMI, gestational weight gain and the risk of postpartum venous thrombosis. Thromb Res 2016; 145:151.
33. Institute of Medicine. Weight gain during pregnancy: reexamining the guidelines. Washington, DC: National Academies Press; 2009.
34. Sewell MF, et al: Increased neonatal fat mass, not lean body mass, is associated with maternal obesity. Am J Obstet Gynecol 2006; 195:1100–3.
35. Boney CM, et al: Metabolic syndrome in childhood: association with birth weight, maternal obesity, and gestational diabetes mellitus. Pediatrics 2005;115:e290–6
36. Catalano PM, et al. Perinatal risk factors for childhood obesity and metabolic dysregulation. Am J Clin Nutr 2009;90:1303–13
37. Forno E, et al. Maternal obesity in pregnancy, gestational weight gain, and risk of childhood asthma. Pediatrics 2014; 134:e535.
38. Edlow AG. Maternal obesity and neurodevelopmental and psychiatric disorders in offspring. Prenat Diagn 2017; 37:95.
39. Maggard MA, Yermilov I, Li Z, et al. Pregnancy and fertility following bariatric surgery: a systematic review. JAMA 2008; 300:2286.
40. Gestational diabetes mellitus. Practice Bulletin No. 137. American College of Obstetricians and Gynecologists. Obstet Gynecol 2013;122:406–16.

41. Thangaratinam S, et al.. Effects of interventions in pregnancy on maternal weight and obstetric outcomes: meta-analysis of randomised evidence. BMJ 2012;344:e2088.

42. Muktabhant B, et al. Diet or exercise, or both, for preventing excessive weight gain in pregnancy. Cochrane Database of Systematic Reviews 2015, Issue 6. Art. No.: CD007145. DOI: 10.1002/14651858.CD007145.pub3..

43. Faucher MA, et al: Gestational weight gain in obese women by class of obesity and select maternal/newborn outcomes: a systematic review. Women Birth 2015; 28: e70– e79.

44. Kapadia MZ, et al. Weight loss instead of weight gain within the guidelines in obese women during pregnancy: a systematic review and meta-analyses of maternal and infant outcomes. PLoS One 2015;10:e0132650.

45. ACOG Committee Opinion No. 743: Low-Dose Aspirin Use During Pregnancy. Obstet Gynecol 2018; 132:e44.

46. Farren M, et al: The prevention of gestational diabetes mellitus with antenatal oral inositol supplementation: a randomized controlled trial. Diabetes Care 2017;40:759–763.

47. Lindsay KL, et al: Probiotics in obese pregnancy do not reduce maternal fasting glucose: a double-blind, placebo-controlled, randomized trial (Probiotics in Pregnancy Study). Am J Clin Nutr 2014;99: 1432–1439.

48. Romero R et al. Metformin, the aspirin of the 21st century: its role in gestational diabetes, prevention of preeclampsia and cancer, and the promotion of longevity. Am J Obstet Gynecol. 2017 September ; 217(3): 282–302. doi:10.1016/j.ajog.2017.06.003.

49. Butalia S, et al: Short- and long-term outcomes of metformin compared with insulin alone in pregnancy: a systematic review and meta-analysis. Diabet Med 2017;34:27-36
50. Dodd JM, et al. Metformin for women who are overweight or obese during pregnancy for improving maternal and infant outcomes. Cochrane Database of Systematic Reviews 2018, Issue 7. Art. No.: CD010564. DOI: 10.1002/14651858.CD010564.pub2.
51. Kalafat E. Metformin for prevention of hypertensive disorders of pregnancy in women with gestational diabetes or obesity: systematic review and meta-analysis of randomized trials. Ultrasound Obstet Gynecol 2018; 52: 706–714. DOI: 10.1002/uog.19084
52. Centre for Maternal and Child Enquiries, Royal College of Obstetricians and Gynaecologists. Management of women with obesity in pregnancy. CMACE/RCOG Joint Guideline. London: CMACE; RCOG; 2010. Available at: https://www.rcog.org.uk/globalassets/documents/guidelines/cmacercogjointguidelinemanagementwomenobesitypregnancya.pdf.
53. Dresner M, et al. Audit of the influence of body mass index on the performance of epidural analgesia in labour and the subsequent mode of delivery. BJOG 2006;113:1178–81
54. Vricella LK, et al. Impact of morbid obesity on epidural anesthesia complications in labor. Am J Obstet Gynecol 2011;205:370.e1–6.
55. von Ungern-Sternberg et al. Impact of spinal anaesthesia and obesity on maternal respiratory function during elective Caesarean section. Anaesthesia 2004;59:743–9.

56. Mhyre JM. Anesthetic management for the morbidly obese pregnant woman. Int Anesthesiol Clin 2007;45:51–70.
57. Dresner M. The 30 min decision to delivery time is unrealistic in morbidly obese women. Int J Obstet Anesth 2010;19:435–7
58. Maggio L, et al. Cefazolin prophylaxis in obese women undergoing cesarean delivery: a randomized controlled trial. Obstet Gynecol 2015;125:1205–10
59. Wall PD, et al. Vertical skin incisions and wound complications in the obese parturient. Obstet Gynecol 2003;102:952–6.
60. Marrs CC, et al. The relationship between primary cesarean delivery skin incision type and wound complications in women with morbid obesity. Am J Obstet Gynecol 2014;210:319.e1–4
61. Tixier H, et al.. Cesarean section in morbidly obese women: supra or subumbilical transverse incision? Acta Obstet Gynecol Scand 2009;88:1049–52.).
62. Ramsey PS, et al.. Subcutaneous tissue reapproximation, alone or in combination with drain, in obese women undergoing cesarean delivery. Obstet Gynecol 2005;05:967–73.
63. Duhl AJ, et al.. Antithrombotic therapy and pregnancy: consensus report and recommendations for prevention and treatment of venous thromboembolism and adverse pregnancy outcomes. Pregnancy and Thrombosis Working Group. Am J Obstet Gynecol 2007;197:457.e1–21.
64. Larsen TB, et al. Maternal smoking, obesity, and risk of venous thromboembolism during pregnancy and the puerperium: a population-based nested case-control study. Thromb Res 2007; 120:505–9.

65. Thromboembolism in pregnancy. Practice Bulletin No. 123. American College of Obstetricians and Gynecologists. Obstet Gynecol 2011;118:718–29.

66. Overcash RT, et al. Enoxaparin dosing after cesarean delivery in morbidly obese women. Obstet Gynecol 2015;125:1371–6.

67. Ma RCW, et al. Clinical management of pregnancy in the obese mother: before conception, during pregnancy, and postpartum. Lancet Diabetes Endocrinol 2016; published online Oct 12. http://dx. doi.org/10.1016/S2213-8587(16)30278-9

CAPÍTULO 17

DIABETES GESTACIONAL

PAULINO VIGIL-DE GRACIA

CONTENIDO

INTRODUCCIÓN

Se ha estimado que 7 por ciento de los embarazos son complicados por la diabetes y que el noventa por ciento de los casos representan a las mujeres con diabetes gestacional (DG). Un aumento en la prevalencia de DG se encuentra en las mujeres de los grupos étnicos que tienen altas frecuencias de tipo 2 la diabetes. Estos incluyen a las mujeres de origen hispano, africano, asiático. Las mujeres con DG representan un grupo con un riesgo significativo para el desarrollo de diabetes mellitus más adelante en la vida.

La situación actual para la gestante diabética ha mejorado notablemente, ya que hasta antes del descubrimiento de la insulina era muy difícil que una mujer diabética lograra sobrevivir a edades mayores a los 30 años y, mucho menos lograr quedar embarazada. Desde ese entonces la mortalidad materna asociada a esta patología ha disminuido enormemente y la morbilidad y mortalidad perinatal es cada vez menor. Por ejemplo, para los años 60 la mortalidad perinatal oscilaba alrededor de 250 /1000 nacidos vivos en pacientes con diabetes mellitus insulino dependientes. Para los años 80, la disminución de la mortalidad estaba cerca de 20 /1000 nacidos vivos. [1]

El mejor entendimiento de la fisiopatología en el trastorno de los carbohidratos y su interacción con la gestación, así como el tratamiento con insulina para lograr niveles adecuados de glicemia han logrado eliminar casi por completo la mortalidad materna producida por diabetes. Existen dos grupos de mujeres que presentan asociación de la diabetes con el embarazo. En el primero encontramos a las gestantes conocidas diabéticas antes de quedar embarazadas, llamadas diabéticas pre gestacionales. El segundo grupo obedece a aquellas pacientes gestantes que desarrollan el trastorno de los glúcidos durante el curso del embarazo, representando cerca del 90 % de los casos de diabetes en el embarazo [2].

El impacto de la diabetes gestacional en la salud materna y fetal es ampliamente reconocido, sin embargo, los métodos y los criterios diagnósticos y de manejo siguen variando ampliamente entre una asociación u organización y otra. Encontramos abordajes agresivos que incluyen el tamizaje universal hasta otros que establecen ningún tipo de abordaje con respecto al diagnóstico de la diabetes gestacional. Para el año 2008 se publica el estudio que valora el impacto de la glucemia elevada en variables adversas perinatales, denominado "HYPERGLUCEMIA AND ADVERSE PREGNANCY OUTCOME STUDY- HAPO STUDY". Este estudio aleatorizado, multicéntrico y multinacional aborda como hacer el correcto diagnóstico de la gestante diabética [3].

Entre las complicaciones obstétricas están con mayor frecuencia de pre-eclampsia, mayor frecuencia de cesárea, desde el punto de vista feto neonatal está la macrosomía, distocia de hombros, las muertes perinatales, la hipoglicemia neonatal, la hiperbilirrubinemia. Además, la madre tiene mayor riesgo de diabetes, síndrome metabólico el resto de su vida e igual su hijo tiene más posibilidades de complicaciones a lo largo de su vida. Con respecto al manejo, el primer paso debe ser la orientación sobre la complicación para que la madrea consciente el gran riesgo para ella y su hijo. El manejo con dieta es la primera medida terapéutica, de fallar esta la insulina y la metformina como las opciones farmacológicas, hoy día la gliburide no debe ser una opción en el manejo.

DEFINICIÓN Y EPIDEMIOLOGÍA

La diabetes es uno de los desórdenes metabólicos más comunes y su prevalencia en la población adulta a nivel mundial se ha incrementado en las últimas décadas, creando grandes costos humanos, sociales y económicos[4].

En el 2013, el número de personas con diabetes reportado en 130 países era de aproximadamente 382 millones y se espera que para el año 2035 se incremente en un aproximado de 592 millones de personas, y se asocia directamente a factores como la obesidad y el sedentarismo [5].

En relación con el embarazo, la prevalencia de diabetes puede variar según grupo de población y el grupo étnico. La prevalencia en el norte de Europa varía desde 0.6% en Holanda, hasta 6.3% en Italia. En Los Estados Unidos se estima en 7% [5]. Si se utilizan los nuevos criterios propuestos por el estudio HAPO para diabetes gestacional, el rango puede situarse entre 9% a 26%[6]. En la población global se estima que aproximadamente del 6% al 7% de los embarazos se complica por diabetes y que el 88-90% de estas representan mujeres con diabetes gestacional, del 10 a 12% que son diabetes pregestacional donde un 35% son diabetes tipo 1 y 65% diabetes tipo 2 [7].

La diabetes gestacional se define como una condición en la mujer, en donde existe intolerancia a los carbohidratos resultando en hiperglicemia de severidad variable, que se inicia y se reconoce durante el embarazo [4]. La diabetes gestacional se asocia a un incremento en las complicaciones tanto para la madre durante el embarazo y en su vida posterior como para el feto, neonato y jóvenes.

La mujer embarazada con esta alteración tiene mayor riesgo de presentar trastornos hipertensivos del embarazo, nacimientos por vía cesárea y morbilidades asociadas a la diabetes [6]. Además, se presenta un riesgo mayor de desarrollar diabetes mellitus tipo 2 en el 50% de las pacientes con diabetes gestacional en los siguientes 10 años.

Los resultados perinatales están relacionados con el momento de inicio de la diabetes, con los niveles de glicemia maternos y con la duración, en donde puede presentarse desde macrosomía fetal, hipoglicemia neonatal, hiperbilirubinemia, incremento de nacimiento por cesárea o parto instrumentado, distocia de hombro, trauma fetal durante el nacimiento y muerte fetal/neonatal [8]. Esta relación encontrada entre la hiperglicemia materna y la macrosomía fetal y sus consecuencias metabólicas fue demostrada en el estudio multicéntrico denominado HAPO [3].

CLASIFICACIÓN DE LA DIABETES DURANTE EL EMBARAZO

Existe una clasificación sencilla, que coloca a la diabetes en el escenario del embarazo poniendo particular interés en aquellas condiciones preexistentes, como retinopatía, enfermedad vascular y renal (cuya evolución puede verse alterada por el embarazo) o enfermedad que debuta a lo largo de la gestación, es decir; la denominada diabetes gestacional. De allí que las pacientes son clasificadas como diabetes pregestacional o gestacional y la gestacional es controlada con dieta o con medicamentos. (Cuadro No. 1).

Cuadro No. 1. Diabetes en el embarazo

DIABETES PREGESTACIONAL
• TIPO 1
• TIPO 2
DIABETES GESTACIONAL
• Controlada con dieta. DGA1
• Requiere el uso de medicación (Insulina/metformina). DGA2

MECANISMO DE REGULACIÓN DE LA GLICEMIA

En la paciente embarazada, los niveles de glicemia en ayuno disminuyen al inicio y durante todo el embarazo, junto a la disminución de la sensibilidad de la insulina en aproximadamente 50% con respecto al estado antes del embarazo [9,10]. Además se presenta un aumento en la producción de glucosa a nivel hepático, lo cual sugiere un defecto en la acción de la insulina sobre el hígado. Por ende, el aumento de la glucosa endógena al final de embarazo se relaciona a un importante incremento de la insulina en ayuno [9]. Estas alteraciones fisiológicas durante el embarazo son controladas por factores placentarios de tipo hormonal, como el lactógeno placentario, progesterona y estrógenos [9]. Todos estos cambios llevan a un efecto lipolítico y re-orientación del metabolismo materno a la utilización de los lípidos en vez de la glucosa, para favorecer la utilización de la glucosa por el feto. Por lo tanto, se produce un incremento en los ácidos grasos libres, los cuales alteran la sensibilidad de la insulina [9].

La embarazada con diabetes gestacional, presenta previo al embarazo resistencia a la insulina, que se traduce en una disminución más marcada de la sensibilidad de la insulina, lo cual produce intolerancia a la glucosa [9]. Esta alteración impacta en la producción de insulina por las células B del páncreas, en donde una disfunción persistente se traduce en mayor severidad de la intolerancia a la glucosa durante el embarazo.

RESISTENCIA A LA INSULINA

Dos formas de resistencia a la insulina existen en las mujeres que desarrollan DG. La primera es la resistencia a la insulina fisiológica de la última etapa del embarazo. La evidencia presentada sugiere que los mecanismos post receptor que contribuyen a la resistencia a la insulina de un embarazo normal parece ser multifactorial, pero se ejercen en el músculo esquelético en la β-subunidad del receptor de insulina a nivel del nivel del sustrato 1 del receptor de insulina. Además, la fracción p85α intracitoplasmática (del receptor de insulina) con actividad de fosfatidil inositol 3-quinasa parece estar implicado. Estas alteraciones post receptor pueden contribuir a la reducción de la captación de glucosa mediada por la insulina en el músculo esquelético, un tejido importante para la eliminación de la glucosa de todo el cuerpo. La resistencia a la insulina disminuye rápidamente después del embarazo, y los cambios de señalización vuelven a la normalidad al cabo de un año después del parto en mujeres con tolerancia normal a la glucosa. Estos hallazgos sugieren que la resistencia a la insulina se debe a factores inducidos por el embarazo, con la hormona de crecimiento placentario y factor de necrosis tumoral α siendo los candidatos más probables.

La segunda forma de resistencia a la insulina en DG es una forma más crónica que está presente antes del embarazo y se ve agravada por los cambios fisiológicos que conducen a la resistencia a la insulina durante el embarazo. Por lo tanto, la mayoría de las mujeres con DG tienen una combinación de resistencia a la insulina adquirida y crónica.[11] La fosforilación de la tirosina del receptor de la insulina resulta en la transmisión de la señal de la insulina para permitir la captación de glucosa. Se ha identificado una disminución significativa en la fosforilación de la tirosina en el receptor de la insulina en el músculo como un mecanismo potencial para la resistencia a la insulina adicional en las mujeres obesas. También se presenta un aumento de la fosforilación serina del receptor de la insulina y del receptor de insulina sustrato-1, lo que inhibe competitivamente la fosforilación de la tirosina y por consecuencia la señal post receptor de insulina, que da como lugar la entrada de glucosa al citosol.

DG y la función pancreática de las células beta.

En comparación con las mujeres con tolerancia normal a la glucosa, las personas con DG tienen una menor secreción de insulina por su grado de resistencia a la insulina. Si bien es cierto que la mayoría de las mujeres que desarrollan DG tienen evidencia de la disfunción de las células β relacionados con resistencia a la insulina crónica, una importante minoría no presenta tal comportamiento. Algunas de estas mujeres parecen tener una disfunción autoinmune de las células β. Se ha logrado establecer la presencia de anticuerpos contra GAD65, la tirosina fosfatasa de membrana, y contra la insulina en algunas mujeres con DG. Las mujeres con este subtipo de DG tienen características clínicas que suelen ser considerados de bajo riesgo para el desarrollo de DG (hábito asténico, caucásico). Ellos pueden experimentar un deterioro metabólico relativamente rápido durante o después del embarazo, por lo que se requiere ser más agresivo en el seguimiento. No hay tratamientos específicos modificadores de la enfermedad disponible actualmente para este grupo de pacientes específicamente.

DG y la placenta

La placenta actúa como principal interfaz entre la madre y el feto. Las alteraciones en las funciones de transporte placentario pueden modificar el impacto de las alteraciones metabólicas maternas de DG en el feto en desarrollo. El transporte de glucosa en la placenta y el metabolismo son normales en los embarazos de DG, a pesar de los flujos de aumento de la glucosa de la madre al feto que se derivan de las elevadas concentraciones de glucosa del lado materno. La transferencia y el metabolismo de otros nutrientes maternos (por ejemplo, lípidos, aminoácidos, micronutrientes) en DG aún no están bien caracterizados. Incremento en la expresión y la producción de citocinas como el TNF-α, interleucina-6, y la leptina por la placenta de mujeres con DG podrían ser importantes para el desarrollo de resistencia a la insulina exagerada en embarazos complicados por DG.[12,13] Existen indicios que la insulina del feto puede modificar la expresión de genes placentarios, la deposición de glucógeno, y la expansión vascular. Esto implica un papel potencial del feto en la regulación de la función placentaria, pero no indican si las influencias del feto atenúan o exageran el impacto de DG en el desarrollo fetal.

COMPLICACIONES MATERNAS Y FETALES

Las mujeres embarazadas que presentan DG, tienen un riesgo elevado de presentar morbilidad durante el embarazo, el parto y luego del nacimiento. En el estudio HAPO [3], se encontró un riesgo elevado desarrollar hipertensión gestacional (5.9%), de pre eclampsia (4.8%). Este estudio demostró también una relación directa con la primera prueba glicemia alterada y el riesgo de desarrollo de pre-eclampsia. Igualmente, Gorgal y col [10] reportaron valores similares en su estudio, con un riesgo elevado de desarrollar hipertensión gestacional en un 5% y de un 6.3% de pre-eclampsia en las pacientes con diabetes gestacional.

Otra de las complicaciones que se presenta en las pacientes diabéticas es la macrosomía fetal, donde la hiperglicemia tiene una relación directa con la adiposidad neonatal, lo cual se traduce en un incremento del tamaño fetal y por ende del aumento de distocia al momento del nacimiento, principalmente de hombro cuando el peso fetal excede los 4 kilogramos [13]. Esta macrosomía conlleva a una mayor tasa de nacimiento por cesárea con una frecuencia de aproximadamente 23.7% [3]. Gorgal y col [10] reportaron incremento de cesárea no electiva en paciente diabética del 19.5% con respecto a 13.5% en paciente no diabética.

Otro riesgo importante a considerar, es el de muerte prenatal y postnatal. En el estudio HAPO [3], no se encontró riesgo aumentado con muerte prenatal e hiperglicemia. Sin embargo, Crowther y col [14] encontraron un incremento de muerte prenatal en pacientes en las cuales no se proporcionó tratamiento a la diabetes gestacional.

La DG no solo se relaciona con complicaciones durante el embarazo tanto para la madre como el feto, sino que se presentan complicaciones a largo plazo para ambos. La mujer con DG, presenta un riesgo elevado de desarrollar diabetes mellitus tipo 2 a largo plazo, por lo que se considera un factor predictivo para el desarrollo de la misma. Una revisión sistemática [15] de 20 estudios encontró un riesgo de 7 veces mayor en paciente con diabetes gestacional comparada a paciente normo glicémicas, por lo que se recomienda el seguimiento de la paciente desde los dos o 3 meses posterior al parto.

Otras complicaciones que presentarán las pacientes a largo plazo, son las enfermedades cardiovasculares y el síndrome metabólico. La prevalencia de síndrome metabólico es 3 veces más frecuente en pacientes con diabetes gestacional comparado con las normo glicémicas. Además, se ha demostrado a los 3 meses post parto, la prevalencia de síndrome metabólico se incrementa en un 10% [16]. El riesgo de enfermedad cardiovascular se encuentra aproximadamente un 70% elevado [17]. Este riesgo es atribuible a varios factores que interactúan como es el desarrollo de diabetes mellitus tipo 2, síndrome metabólico y la disfunción vascular [18].

Así como la diabetes gestacional genera cambios a largo plazo en la madre, a nivel del recién nacido se generarán alteraciones como la obesidad, diabetes mellitus tipo 2 y síndrome metabólico [19]. Estas alteraciones a largo plazo dependen de la susceptibilidad genética y por supuesto que las asociaciones de ciertas condiciones ambientales postnatales generarán estas alteraciones.[19] Actualmente se habla sobre del fenómeno de transmisión epigenética, en donde el recién nacido adquiere características de la madre, lo cual se traduce en la programación fetal. La hiperglicemia materna genera hiperglicemia intrauterina, lo cual genera hiperinsulinemia fetal, con modificación en el patrón de crecimiento y alteración posterior del metabolismo fetal. Este aumento en el peso fetal genera un incremento en el riesgo de desarrollar diabetes mellitus tipo 2 (6 veces más) comparado con recién nacidos con peso normal [19,20]. Además del incremento de diabetes mellitus en el recién nacido, se genera un riesgo elevado a largo plazo de presentar obesidad (2 veces mayor) y de síndrome metabólico (4 veces mayor) con respecto a las recién nacidos de madre sin diabetes gestacional [21].

DIAGNÓSTICO

Los criterios para el diagnóstico de DG fueron establecidos por primera vez hace más de 40 años, en donde se identificaban pacientes con riesgo elevado para desarrollar diabetes después del embarazo, más que identificar mujeres embarazadas con riesgo elevado de presentar resultados perinatales adversos. Actualmente el punto álgido es determinar una prueba diagnóstica que sea costo efectiva y que permita beneficiar a las mujeres embarazadas de un diagnóstico oportuno y un tratamiento adecuado. El cribado de diabetes gestacional se basa en la historia clínica, historia familiar y factores de riesgo asociados al desarrollo de la diabetes gestacional, Cuadro 2. Sin embargo, el uso de los factores de riesgo (personales patológicos y familiares) para la identificar DG, solo identifica la mitad de la paciente que la desarrollan.

Cuadro 2. Estrategia para detección temprana de Diabetes Gestacional

FACTORES DE RIESGO
1. Diabetes gestacional en embarazo previo 2. Macrosomía en embarazo previo 3. Conocida con intolerancia a la glucosa 4. Sobrepeso y Obesidad 5. Síndrome de Ovarios Poliquísticos 6. Padres diabéticos
Hacer el cribado tan pronto se pueda, si la diabetes gestacional no fue diagnosticada, el cribado se repite nuevamente entre las 24 y 28 semanas de gestación.

En 1998, se crea The International Association of Diabetes and Pregnancy Study Groups (IADPSG), con el objetivo de ser una organización que facilitará la colaboración entre diferentes naciones para el estudio de la diabetes y el embarazo. La IADPSG, en el 2008, fue el encargado del International Workshop Conference on Gestacional Diabetes, Diagnosis and Classification, donde se revisaron los resultados del Hyperglicemia and Adverse Pregnancy Outcome Study (HAPO) [3], y se estableció que los criterios diagnósticos para diabetes gestacional hasta ese momento, se basaban en factores de riesgos en la mujeres que podían desarrollar diabetes después del embarazo o en criterios que eran de pacientes no embarazadas, y no se valoraba las pacientes con riesgo de presentar complicaciones perinatales. Con el fin de justificar una herramienta de detección masiva para la diabetes gestacional, los programas de cribado se generalizaron a pesar de no llenar las expectativas, por lo que ha generado numerosos debates sobre los métodos de cribado y su impacto sobre la morbilidad y mortalidad tanto para la madre como para el feto [22].

Con la publicación de ensayos clínicos aleatorizados, en donde se buscaba el beneficio del tratamiento de diversos grados de hiperglucemia en el embarazo, los resultados muestran un beneficio para el grupo que recibió tratamiento al ser diagnosticada de forma oportuna con respecto a la no tratada [14,22]. Estos hallazgos apoyan la necesidad de una estrategia de cribado, ya que es una condición en gran parte asintomática, y que el diagnóstico a tiempo se traduce en una intervención beneficiosa para las pacientes.

El método más utilizado de tamizaje, fue el creado por O´Sullivan y Mahan en 1973, donde propusieron la prueba de tolerancia a la glucosa de 50 gramos en 1 hora, realizada entre las 24 a 28 semanas de gestación [22]. Cuadro 3.

Cuadro 3. Abordaje (UNO vs DOS pasos) para tamizaje y diagnóstico de diabetes gestacional

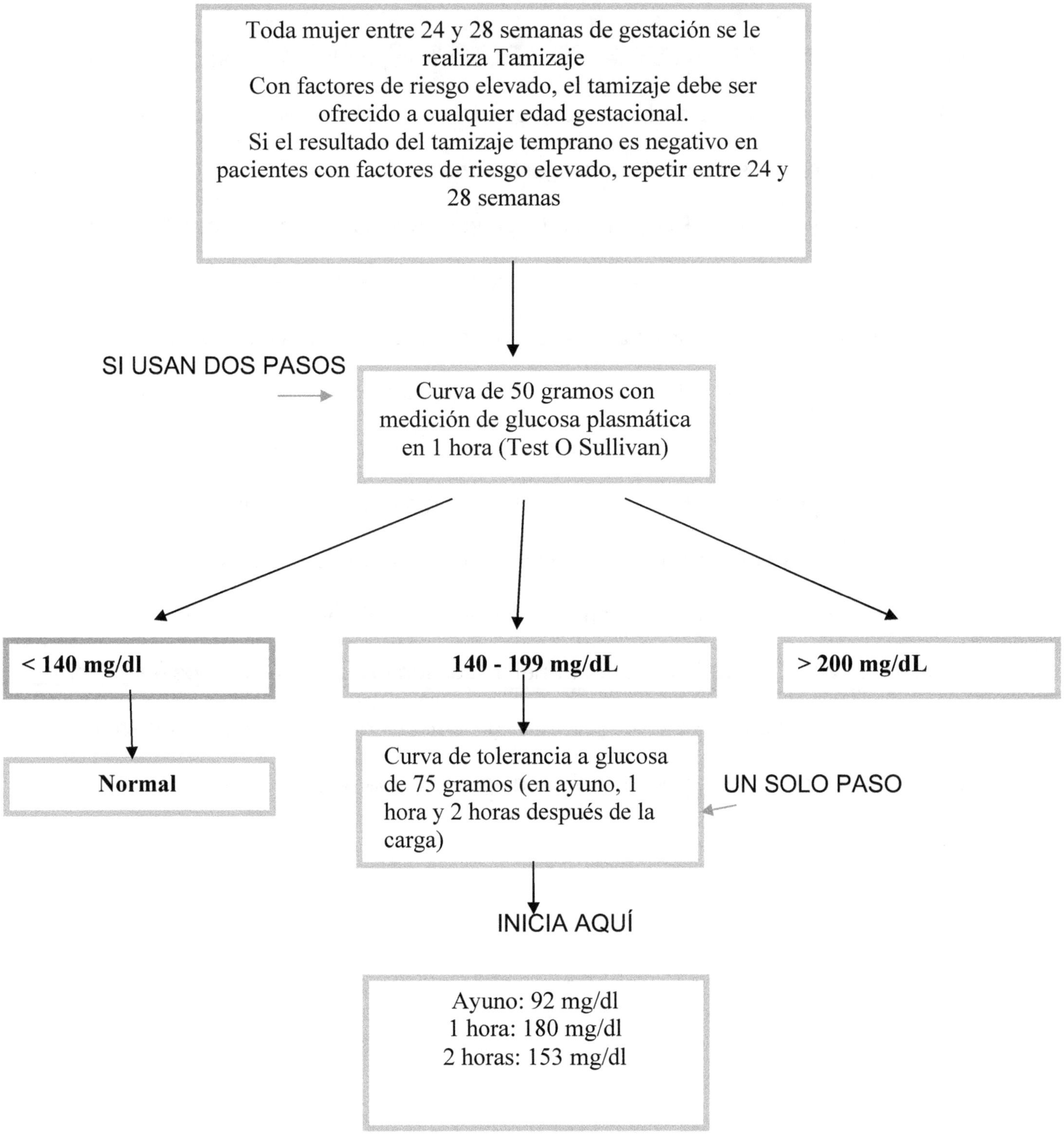

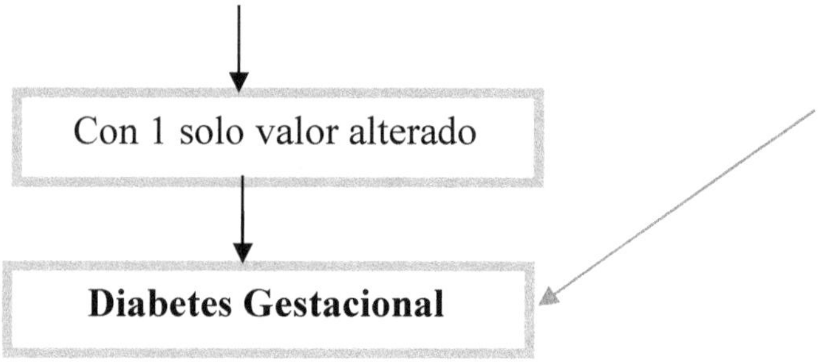

Luego de reportarse la prueba de cribado positiva, la prueba diagnóstica es la 75 o 100 g de OGTT, donde cada prueba reporta diferentes niveles glicémicos para establecer el diagnóstico de diabetes gestacional.

En el 2008, el estudio HAPO[3], un estudio prospectivo, observacional y multicéntrico (25,505 mujeres embarazadas en 15 centros), fue diseñado para determinar si la hiperglucemia durante embarazo estaba asociada con un mayor riesgo de sufrir complicaciones fetales, y determinar el valor glicémico donde se presentaban estas alteraciones. Este estudio logró confirmar el aumento de la incidencia de resultados adversos maternos y fetales con la hiperglicemia materna. Desafortunadamente, no se identificó un valor especifico glicémico asociado a los resultados que pudieran utilizarse para definir criterios diagnósticos internacionalmente aceptados. A pesar de esto, en 2010, el IADPSG, en un Panel de consenso decidió utilizar los datos del HAPO Study [3] para utilizar los niveles glicémicos donde se aumentaban las complicaciones fetales como punto de diagnóstico para diabetes gestacional [23]. Cuadro 4.

Cuadro 4. Nuevas Recomendaciones por OMS (2013) para el diagnóstico de diabetes gestacional basada en los criterios de IADPSG.

Diabetes Gestacional puede ser diagnosticada en cualquier momento del embarazo con 1 o más valores alterados. Ingesta de 75 g de Glucosa.	
Glicemia en ayuna	> 92 mg/dl
1 Hora luego de carga de 75g glucosa	> 180 mg/dl
2 Horas luego de carga de 75 g glucosa	> 153 mg/dl

Actualmente toda paciente con factores de riesgo para el desarrollo de diabetes gestacional (diabetes gestacional en embarazo previo, obesidad, intolerancia a la glucosa ya conocida, macrosomía previa y otros factores), se le realiza medición de glicemia en ayuna a inicios del embarazo y de obtenerse resultado negativo, se realiza su prueba de cribado normal entre las 24 y 28 semanas de gestación. De obtenerse resultados positivos se realiza la curva de 75 gramos [24]. Esto significaría dos pasos para el diagnóstico de diabetes gestacional y es el consenso antiguo, Cuadro 2. En el 2010, IADPSG estableció los nuevos criterios diagnósticos para diabetes gestacional basada en la información obtenida del HAPO Study [3], la cual fue adoptada en el 2013 por la Organización Mundial de La Salud WHO), y en el 2014 por la Asociación Americana de Diabetes (ADA), la cual está basada en el riesgo de resultados adversos durante el embarazo, donde 1 solo valor alterado, es suficiente para realizar el diagnóstico [22], Cuadro 3. Con estos criterios diagnóstico, la prevalencia de Diabetes gestacional se eleva a aproximadamente un 18%, lo cual genera un impacto sobre los costos en los sistemas de salud, pero al tener mujeres con diagnósticos temprano, se pueden tomar medidas preventivas que se reflejan en menor morbilidad materna y fetal [22].

La determinación de la hemoglobina glicosilada (HbA1c) no tiene mayor importancia en la DG, sin embargo, es muy útil en diabetes pregestacional y nos puede ayudar en esos casos de diabetes gestacional que tenemos dudas si es o no pregestacional, pues valores altos sugieran alta posibilidad de diabetes antes del embarazo y obvio más control de las glucemia.

TRATAMIENTO

En el 2005, el estudio australiano de intolerancia a los carbohidratos en la mujer embarazada [14], fue el primer estudio realizado para demostrar beneficios asociados al tratamiento adecuado de la diabetes gestacional, con disminución significativa de muerte perinatal, distocia de hombro, trauma de nacimiento, fractura y parálisis de plexo braquial. Además, disminuyó la frecuencia de recién nacidos grandes para la edad gestacional (22% al 13%), macrosomía (21% al 10%), pre-eclampsia (18% al 12%). El impacto de una adecuado de monitorización de glucosa materna, una dieta adecuada y un tratamiento con insulina de ser necesario, se traduce en una reducción de complicaciones perinatales y en mejora de salud - calidad de vida [22]. Con los hallazgos de los dos primeros estudios clínicos aleatorios [14,25] que evalúan una intervención en la diabetes gestacional se llega a la conclusión que la primera estrategia terapéutica en la mujer con DG, es mantener una adecuada dieta, realizar actividad física y una adecuada auto monitorización de la glicemia [22], Cuadro 5.

Cuadro 5. Ingesta Calórica según estado nutricional

Estado Nutricional	IMC	Calorías Diarias
Bajo Peso	< 19.5	35 kcal/día
Normal	19.5 – 25	25 - 30 kcal/día
Sobre peso	25 – 30	25 kcal/día
Obesidad	> 30	<20 kcal/día

La meta de la terapia nutricional tiene como objetivo alcanzar niveles normales de glicemia, prevenir de cetosis, adecuada ganancia de peso y mantener el bienestar fetal. Por tal razón, se recomienda una ingesta de carbohidratos limitado a un 33-40%, con 20% de proteínas y un 40% de grasas [14,22,24,25]. Además, el ejercicio físico se ha demostrado en pacientes diabéticos, que se mejora la sensibilidad de la insulina en los tejidos, lo que se traduce en mejores índices de glicemia [26]. La segunda estrategia es la adecuada monitorización glicémica, la cual se recomienda, realizar en ayuno y 1-2 hora después de cada comida [22]. El objetivo es alcanzar niveles de glicemia en ayuda inferiores a 95 mg/dl y postprandiales de 140 mg/dl a la hora y 120 mg/dl a las 2 hora, lo cual reduce el riesgo de macrosomía fetal y complicaciones asociada a la misma [14,22,24,26]. De no tener control glicémico con dieta y ejercicios se considerará el manejo con medicamentos o farmacológico.

Para el tratamiento farmacológico de la diabetes gestacional, se considera de primera línea el uso de insulina y los hipoglucemiantes orales. La insulina es considerada en tratamiento estándar en casos refractarios al manejo no farmacológico, con lo cual se logra las metas de valores adecuados de glicemia. La insulina no cruza la placenta [27]. La utilización de los hipoglucemiantes orales se ha incrementado en las últimas décadas. Se han usado durante el embarazo dos drogas hipoglucemiantes, la gliburide (sulfonilurea) y la metformina (biguanida). Hay evidencias de estudios clínicos aleatorios sobre su uso comparando la eficacia con respecto al tratamiento con insulina y las posibles complicaciones [22,27,28].

Insulina: Las mujeres con diabetes gestacional deben ser orientadas con respecto a su dieta para el control de la diabetes, si se cumple con lo solicitado y 1-2 semanas luego no se logran los niveles aceptables, es decir glicemias en ayuno por debajo de 95 mg/dl o menos de 120 mg/dl a las dos horas en más del 50% de las muestras, se debe recurrir a terapia farmacológica, Cuadro 6. La insulina ha sido la droga por excelencia para estos casos, principalmente por su eficacia, pero además no cruza la barrera placentaria y no se conocen efectos teratogénicos [29]. Las insulinas más usadas son la insulina regular y la Protamina Neutral Hagedorn (NPH). La insulina regular tiene su inicio de acción entre 30-60 minutos y alcanza su pico de acción 2-3horas luego y tiene un efecto de 8-10 horas. Hay análogos de insulina de acción rápida (lispro, aspart, glisuline) que inician su acción a los 5-15 min y con un efecto de 4-6 horas [30].

Cuadro 6. Terapia farmacológica con insulina

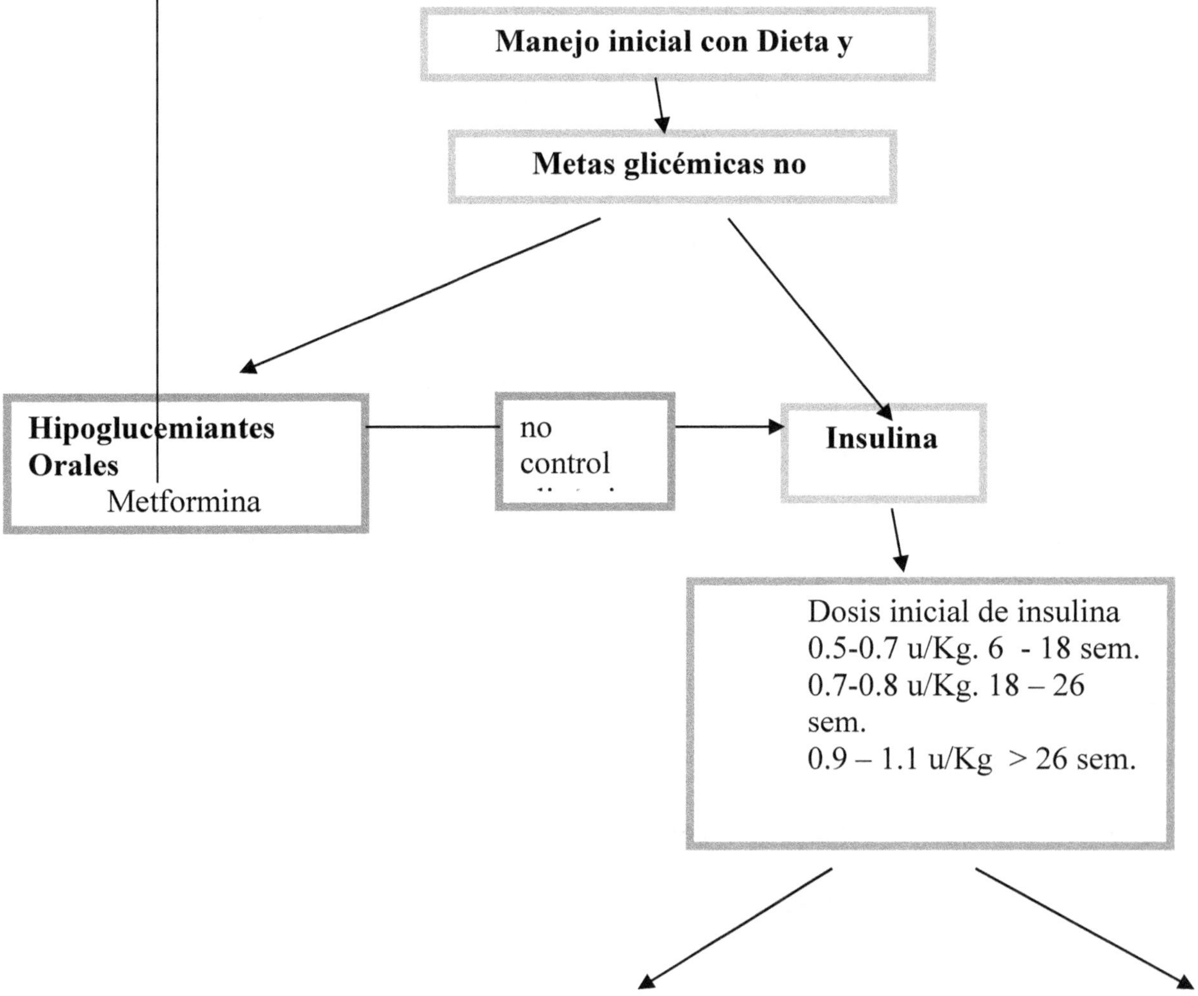

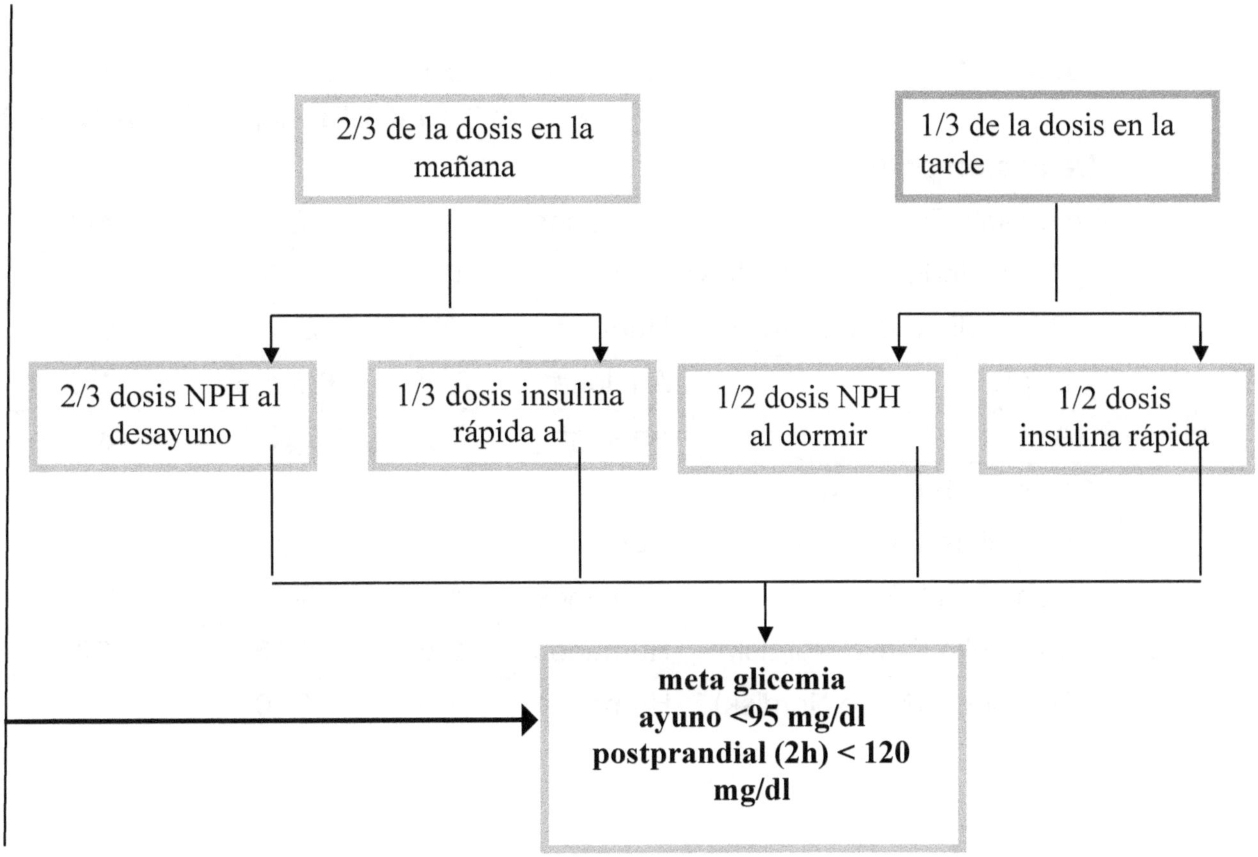

Por otro lado, la NPH tiene un inicio a las 2-4 horas con un pico de acción a las 4-10 horas y una duración de 12-18 horas. En el cuadro 7, podemos ver los diferentes tipos de insulina. Estos datos deben ser bien conocidos por el médico para poder administrar las dosis según la necesidad. El cálculo de la dosis de insulina en mujeres con diabetes gestacional se basa en el índice de masa corporal (IMC) antes del embarazo. Para los pacientes no obesa es de 0,6 a 0,8 U / kg y para las mujeres con sobrepeso y obesidad es de 0,9 a 1 U / kg; a continuación, el peso materno actual se multiplica por la cantidad de insulina.

Cuadro 7. Tipos de Insulina: Inicio, pico de acción y tiempo de duración

	FUENTE	INICIO (H)	PICO (H)	DURACIÓN (H)
De acción corta				
Humulin R (Lilly)	Humanos	0.5	2-4	5-7
Velosulin-H (Novo Nordisk)	Humanos	0.5	1-3	8
R Novolin (Novo Nordisk)	Humanos	0.5	2.5-5	6-8
Lispro	Análoga	0.25	0.5-1.5	4-5
Aspart	Análoga	0.25	1-3	3-5
Acción intermedia				
Humulina Lenta (Lilly)	Humanos	1-3	6-12	18-24
Humulina NPH (Lilly)	Humanos	1-2	6-12	18-24
L Novolin (Novo Nordisk)	Humanos	2.5	7-15	22
Novolin N (Novo Nordisk)	Humanos	1.5	4-20	24

Por ejemplo, una mujer en las semanas de gestación 28 en la actualidad pesa 85 kg, pero basado en índice de masa corporal antes del embarazo presentaba sobrepeso, por lo tanto, requeriría una dosis de insulina total calculada así: 85 × 08 (de 0.9 a 1.0) = 77 a 85 U. La dosis de insulina total se divide en tercios y dos tercios se administra por la mañana, que se dividen además en una proporción de 2:1 (intermedia y de acción rápida), y un tercio se administra con la cena y la hora de acostarse en una proporción de 1: 1 (de acción rápida e intermedia). La insulina rápida de la dosis se administra con la cena y la dosis intermedia es a la hora de acostarse. Si después de 3 a 7 días la paciente no ha alcanzado el nivel deseado de control glucémico, la dosis total de insulina debe aumentar en 10 a 20 % y deberá ser ajustado cuando sea necesario.

Gliburide: Los hipoglucemiantes orales son menos costosos y de mayor aceptación por el paciente. Entre ellos tenemos gliburide y metformina. La gliburide es una sulfonilurea de segunda generación que estimula directamente la secreción de insulina en las células beta del páncreas. Su mayor efecto secundario es el riesgo de hipoglicemia materna y ganancia de peso [29]. Inicialmente se reportó que esta droga no atravesaba la placenta, pero estudios más recientes han reportado hasta un 70% de gliburide en sangre del cordón umbilical [31].

Una revisión sistemática [32] de los estudios clínicos aleatorizados comparando gliburide con metformina o insulina demuestran que comparada con insulina la gliburide se asocia con más recién nacidos con sobre peso, tres veces más macrosomía, y dos veces más riesgo de hipoglicemia neonatal. Al compararla con metformina también se demuestra que metformina produce menos ganancia de peso materno, menor sobrepeso fetal y menor macrosomía [32]. Por lo tanto, gliburide no es mejor que insulina ni metformina en el control de la diabetes gestacional.

Metformina: Los efectos de la metformina los podemos dividir en de corto y largo plazo. En el 2013 Gui y col [33] publican una revisión sistemática con 5 estudios clínicos aleatorios sobre el uso de metformina en la diabetes gestacional. Dicho estudio no encontró diferencias entre metformina e insulina con respecto a al control glicémico materno, peso fetal, macrosomía, distocia de hombros y porcentaje de cesárea. Incluso con metformina hubo menos ganancia de peso materno y de hipertensión inducida por el embarazo, sin embargo, hubo más partos prematuros en los grupos con metformina.

Con respecto a efectos a largo plazo, existen algunas dudas y deben investigarse en especial con los pesos de los hijos de madres que usaron la droga, con los niveles de glicemia, hipertensión, niveles de colesterol y sobre todo ver si hay efectos en el sistema reproductivo como se ha observado en animales. Sin embargo, a pesar del desconocimiento de efectos a largo plazo, la metformina es recomendada para diabetes gestacional por las guías NICE de UK y el colegio americano de ginecólogos y obstetras [29].

Con respecto al momento de la interrupción del embarazo, aquellas pacientes que han logrado tener un adecuado control glicémico, se puede manejar de forma expectante, en donde no se requiere interrupción del embarazo antes de las 39 semanas. Una revisión [34], donde se compara inducción del parto después de las 38 semanas y manejo expectante en mujeres con adecuado control glicémico con insulina, no se observó diferencia en el incremento de la tasa de cesáreas. Sin embargo, se ha encontrado un incremento de aproximadamente un 10% en distocias de hombro en las pacientes en la que se ofreció el manejo expectante.

EFECTOS A LARGO PLAZO DE LA DIABETES GESTACIONAL

En los últimos años se ha mostrado gran inquietud por los efectos a largo plazo para la madre y el hijo que pueden generarse producto de una diabetes gestacional. El hallazgo más relevante es la alta frecuencia de diabetes tipo 2 en los próximos 5-10 años, llegando hasta un 50%. Además, se encuentra un alto porcentaje de obesidad [35]. Por tal razón se recomienda que a toda mujer puérpera que presente diabetes gestacional, se le realice una medición de glicemia en ayuno o curva de tolerancia a la glucosa, ya que existe un riesgo de 7 veces mayor de desarrollar diabetes comparada con las mujeres normo glicémicas durante el embarazo. Se requieren más estudios y seguimientos en pacientes con diabetes gestacional para evaluar los posibles riesgos. The Fifth International Workshop on Gestacional Diabetes recomienda realizar a las 6-12 semanas por post parto la curva de tolerancia a glucosa de 75 gramos, porque de esta forma, de presentarse resultado confirmatorio de diabetes, se refiere la paciente para manejo conjunto con nutricionista, endocrinólogo y ginecólogo [3]. Además, la Asociación de Diabetes Americana recomienda repetir la prueba cada 3 años en aquellas mujeres con diabetes gestacional que presentaron resultados post partos normales, cuadro 8.

Cuadro 8. Seguimiento post parto de la paciente con diabetes gestacional

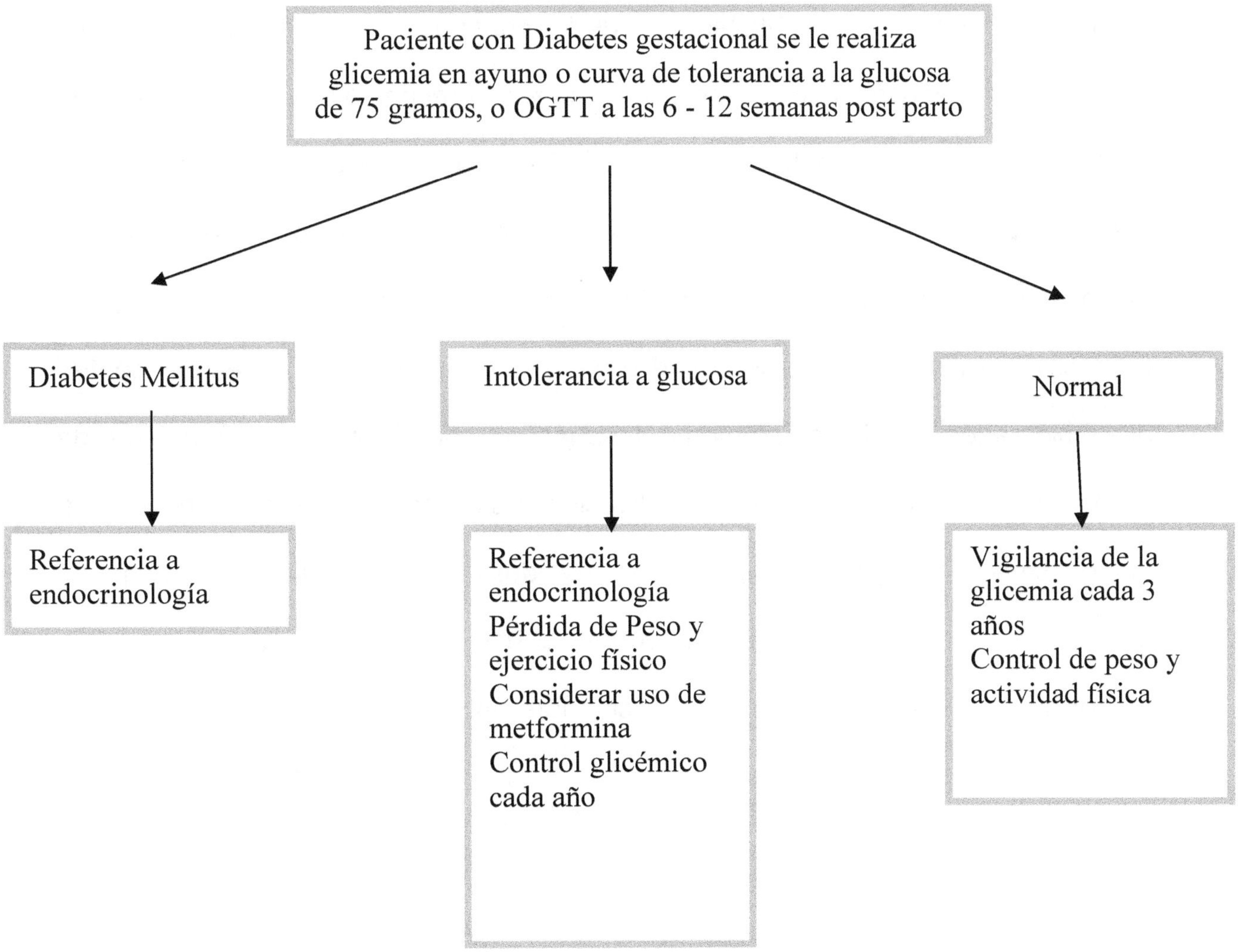

PUERPERIO Y LACTANCIA

Con la expulsión de la placenta, la resistencia a la insulina desaparece abruptamente, resultando en un período variable de sensibilidad a la insulina en las mujeres con todos los tipos de diabetes. Las mujeres con diabetes tipo 1 a menudo requieren poca insulina durante los primeros 24 a 72 horas después del parto. Durante este período, especialmente después del parto operatorio, sus necesidades de insulina son variables, y la dosificación de insulina se logra mejor utilizando una escala de insulina rápida a requerimiento antes de las comidas. Después, cuando los patrones de alimentación se van regulando, entonces podremos reasumir el nuevo esquema basal de insulina en especial en aquellas mujeres con insulinoterapia de dosis múltiples o infusión continua de insulina generalmente requieren una reducción de un tercio a un 50 % con respecto a las dosis totales de insulina que requirió durante la gestación.[37] De forma general se puede reiniciar a cerca de 0.6 unidades de insulina por kilogramo de peso después del parto. La glucosa en ayunas podrá manejarse ahora en 100 y la posprandial en 150 mg / dl, respectivamente. Las mujeres con diabetes tipo 2 a menudo tienen un control glucémico adecuado inmediatamente después del parto y tal vez, no requieran de tratamiento médico durante la hospitalización. Estas mujeres se pueden seguir a diario los niveles de glucosa capilar en ayunas durante la hospitalización y después del alta. Si se requiere de medicación oral, el uso de glibenclamida, glipizida , o metformina es compatible con la lactancia materna.

En la mayoría de los casos, el control de la glucemia en las mujeres con DG normaliza y el seguimiento de la glucosa en el hospital se puede abandonar luego de obtener glucosas en ayunas normal (<100 mg / dl). Las mujeres con DG pueden tener un amplio espectro de intolerancia a la glucosa, que van desde, la intolerancia leve transitoria, que puede estar limitada al embarazo, hasta la diabetes mellitus que precedió el embarazo.

Los factores de riesgo para la diabetes, persistente luego del embarazo incluyen los niveles de glucosa en ayunas mayor o igual a 126 mg / dl; el diagnóstico de DG en el primer trimestre, y una historia previa de DG. Un pequeño subgrupo de mujeres con DG, tendrán la hiperglucemia manifiesta después del parto y puede ser diagnosticada por la presencia de hiperglucemia en ayunas. El diagnóstico de la diabetes requiere al menos dos tomas de glucosa en ayunas mayor o igual a 126 mg / dl en forma ambulatoria, luego de un ayuno de 8 a 14 horas y no debe hacerse mientras el paciente está en periodo postoperatoria o recuperándose de una infección. La terapia con insulina no es indicada generalmente a menos que la hiperglucemia en ayunas por encima de 200-250 mg / dl. Las mujeres con niveles de glucosa en ayunas entre 100-199 mg / dl pueden ser dados de alta, y los niveles de glucosa controlados con seguimiento temprano 1 a 2 semanas después del parto para establecer el diagnóstico de la diabetes e instalar la terapia médica según sea necesario.

Luego del nacimiento y al cabo de 6 semanas[38] la paciente deberá realizarse una prueba que permita establecer el estado metabólico de la paciente luego de la gestación. Llama la atención que solamente el 50 % de las pacientes con DMG, acuden para esta valoración ya sea por falta de información u otros factores que no se destacan en el presente documento.[37,38.]

RESUMEN

La diabetes gestacional es una complicación muy frecuente del embarazo. Cada año observamos más esta complicación obstétrica producto del retraso a edades más adultas para la procreación y por el aumento de obesidad en las edades reproductivas. Existen múltiples factores de riesgo para diabetes gestacional y esta es la razón por la cual los profesionales que vigilan embarazadas deben buscar por diabetes gestacional.

Si existen factores de riesgo, se deben hacer tan pronto se puedan las pruebas en busca de diabetes, de lo contrario el tamizaje debe ser entre las 24 y 28 semanas. Siguiendo los resultados de estudio HAPO, debe hacerse el diagnóstico con un solo paso usando la curva de los 75 gramos, sin embargo, se aumentan las frecuencias de diabetes y por eso algunos prefieren seguir con los dos pasos propuestos antiguamente. Con respecto al manejo, el primer paso debe ser la orientación sobre la complicación y dieta, de fallar esta la insulina y la metformina son las opciones farmacológicas. Las complicaciones de la diabetes gestacional además de obstétricas, fetales y neonatales pueden extenderse a la vida posterior de la madre y a la vida pediátrica y tal vez de la adolescencia.

REFERENCIAS BIBLIOGRÁFICAS

1- American Diabetes Association: Diabetes and classification of diabetes mellitus. Diabetes Care 2006; 29 (Suppl. 1):S43–S48.
2- The Expert Committee on the Diagnosis and Classification of Diabetes Mellitus: Follow-up report on the diagnosis of diabetes mellitus. Diabetes Care 2003;26:3160–3167.
3- The HAPO Study Cooperative Research Group. Hyperglycemia and adverse pregnancy outcomes. N Engl J Med 2008;358:1991-2002.

4- da Rocha Fernandez J, Ogurtsova K, Linnenkamp U, Guariguata L, Seuring T, Zhang P, Cavan D, et al. IDF Dliabetes Atlas Estimates of 2014 Global Health Expenditures on Diabetes. Diabetes Reserc Clinical Practice. 2016;117: 48 - 54
5- Guariguata L, Whiting DR, Hambleton I, Beagley J, Linnenkamp U, Shaw JE. Global estimates of diabetes prevalence 2013 and projections for 2035. Diabetes Researc Clinical Practice. 2014;103: 137 - 149.
6- Baz B, Riveline JP, Gautier JF. Gestacional Diabetes Mellitus: definition, aetological and clinical aspects. Eur J of Endocrinol 2016; 174: R43-R51.
7- Committee on Practice Bulletins—Obstetrics. ACOG Practice Bulletin No. 190: Gestational Diabetes Mellitus. *Obstet Gynecol.* 2018;131(2):e49–e64. doi:10.1097/AOG.0000000000002501

8- Metzger BE, Gabbe SG, Persson B, Buchanan TA, Catalano PA, Damm P, et al. International association of diabetes and pregnancy study groups recommendations on the diagnosis and classification of hyperglycemia in pregnancy. *Diabetes Care* 2010; **33**: 676-682
9- American Diabetes Association. Diagnosis and classification of diabetes mellitus. Diabetes care. 2014;37(1):S81-S90..
10-Gorgal R, Gonçalves E, Barros M, Namora G, Magalhães A, Rodrigues T, et al. Gestational diabetes mellitus: a risk factor for non-elective cesarean section. *J Obstet Gynaecol Res* 2012; 38: 154-159.
11-Barbour LA, McCurdy CE, Hernandez TL, Kirwan JP, Catalano PM, Friedman JE: Cellular mechanisms for insulin resistance in normal pregnancy and gestational diabetes. Diabetes Care 2007;30 (Suppl. 2): S112–S119.
12-Kauma SW, Herman K, Wang Y, Walsh SW: Differential mRNA expression and production of interleukin-6 in placental trophoblast and villous core compartments. Am J Reprod Immunol 30:131–135, 1993
13-Nocon JJ, McKenzie DK, Thomas LJ, Hansell RS. Shoulder dystocia: an analysis of risks and obstetric maneuvers. *Am J Obstet Gynecol* 1993; 168: 1732-1737.
14-Crowther CA, Hiller JE, Moss JR, McPhee AJ, Jeffries WS, Robinson JS. Effect of treatment of gestational diabetes Mellitus on Pregnancy Outcome. Australian Carbohydrate Intolerance Study in Pregnant Women (ACHOIS) Trial Group. *N Engl J Med* 2005; 352: 2477-86
15-Bellamy L, Casas JP, Hingorani AD, Williams D. Type 2 diabetes mellitus after gestational diabetes: a systematic review and metaanalysis. *Lancet* 2009; 373: 1773-1779
16-Lauenborg J, Mathiesen E, Hansen T, Glümer C, Jørgensen T, Borch-Johnsen K, et al. The prevalence of the metabolic syndrome in a danish population of women with previous gestational diabetes mellitus is three-fold higher than in the general population. *J Clin Endocrinol Metab* 2005; 90: 4004-4010.

17-Shah BR, Retnakaran R, Booth GL. Increased risk of cardiovascular disease in young women following gestational diabetes mellitus. *Diabetes Care* 2008; 31: 1668-1669.
18-Retnakaran R, Shah BR. Mild glucose intolerance in pregnancy and risk of cardiovascular disease: a population-based cohort study. *CMAJ* 2009; 181: 371-376.
19-Ornoy A. Prenatal origin of obesity and their complications: Gestational diabetes, maternal overweight and the paradoxical effects of fetal growth restriction and macrosomia. *Reprod Toxicol* 2011; 32: 205-212
20-Dabelea D, Pettitt DJ. Intrauterine diabetic environment confers risks for type 2 diabetes mellitus and obesity in the offspring, in addition to genetic susceptibility. *J Pediatr Endocrinol Metab* 2001;14: 1085-1091
21-Clausen TD, Mathiesen ER, Hansen T, Pedersen O, Jensen DM, Lauenborg J, Schmidt L, Damm P. Overweight and the metabolic syndrome in adult offspring of women with diet-treated gestational diabetes mellitus or type 1 diabetes. *J Clin Endocrinol Metab* 2009; 94: 2464-2470.
22-Kampmann U, Madsen LR, Skajaa GO, Iversen DS, Moeller N, Ovesen P. Gestacional Diabetes: A Clinical Update. World J Diabetes. 2015: 1065 - 1072
23-Study Groups Consensus Panel. Diabetes Care. 2010;33:676–82.
24-Nicholson WK, Wilson LM, Witkop CT, BaptisteRoberts K, Bennett WL, Bolen S, et al. Therapeutic management, delivery and postpartum risk assesment and screening in gestacional diabetes, abril 2012
25-Landon MB, Spong CY, Thom E, Carpenter MW, Ramin SM, Casey B, et al. A multicenter, randomized trial of treatment for mild gestational diabetes. Eunice Kennedy Shriver National Institute of Child Health and Human Development Maternal-Fetal Medicine Units Network. N Engl J Med 2009;361:1339–48.
26-Hebert M, Ma X, Naraharisetti S, Krudys K, Umans J, Hankins G, et al. Are We Optimizing Gestational Diabetes Treatment With Glyburide? The Pharmacologic Basis for Better Clinical Practice. Clin Pharmacol Ther. 2009;85(6):607-14
27-Rowan JA, Hague WM, Gao W, Battin MR, Moore MP. Metformin versus insulin for the treatment of gestational diabetes. *N Engl J Med* 2008; 358: 2003-2015
28-Dhulkotia JS, Ola B, Fraser R, Farrell T. Oral hypoglycemic agents vs insulin in management of gestational diabetes: a Systematic review and metaanalysis. *Am J Obstet Gynecol* 2010; 203: 457. e1-457.e9
29-Koning SH, Hoogenberg K, Lutgers HL, van den Berg PP, Wolffenbuttel BH. Gestational diabetes mellitus: current knowledge and unmet needs. J Diabetes 2016;8(6)770-81.
30-Hirsch IB. Insulin analogues. N Engl J Med. 2005;352(2):174-83.
31-Hebert M, Ma X, Naraharisetti S, Krudys K, Umans J, Hankins G, et al. Are We Optimizing Gestational Diabetes Treatment With Glyburide? The Pharmacologic Basis for Better Clinical Practice. Clin Pharmacol Ther. 2009;85(6):607-14

32-Balsells M, García-Patterson A, Solà I, Roqué M, Gich I, Corcoy R. Glibenclamide, metformin, and insulin for the treatment of gestational diabetes: a systematic review and meta-analysis. BMJ. 2015;350:h102.
33-Gui J, Liu Q, Feng L. Metformin vs insulin in the management of gestational diabetes: a meta-analysis. Plos One. 2013;8(5):e64585.
34-Witkop CT, Neale D, Wilson LM, Bass EB, Nicholson WK. Active compared with expectant delivery management in women with gestational diabetes: a systematic review [published erratum appears in Obstet Gynecol 2010; 115:387]. Obstet Gynecol 2009;113:206–17.
35-Donovan L, Cundy T. Does exposure to hyperglycaemia in utero increase the risk of obesity and diabetes in the offspring? A critical reappraisal. Diabet Med. 2015;32(3):295- 304.
36-Metzger BE, Buchanan TA, Coustan DR, de Leiva A, Dunger DB, Hadden DR, et al. Summary and recommendations of the Fifth International Workshop-Conference on Gestational Diabetes Mellitus [published erratum appears in Diabetes Care 2007;30:3154]. Diabetes Care 2007;30(suppl 2):S251–60.
37-AACE Diabetes Mellitus Clinical Practice Guidelines Task Force. AACE diabetes mellitus guidelines. Diabetes and pregnancy. Endocr Pract 2007 May-Jun;13(Suppl 1):55-9.
38-American Diabetes Association: Gestational diabetes mellitus. *Diabetes Care* 27. (Suppl 1): S88-S90.2004

CAPÍTULO 18

HIPERTENSIÓN CRÓNICA Y EMBARAZO

Liliana S. Voto

CONTENIDO

INTRODUCCIÓN

La Hipertensión arterial (HTA*)* complica entre el 5 y 20% de todos los embarazos. Afecta tanto a la madre como a su hijo, por ello continúa siendo la mayor causa de morbimortalidad materna y perinatal tanto en países desarrollados como en vías de desarrollo. La toma de decisiones es dificultosa ya que, frecuentemente, una conducta apropiada para evitar complicaciones graves en la madre, implica la interrupción de la gestación, en una etapa temprana del embarazo, de un de un feto viable.

En la actualidad no hay medidas eficientes de predicción o de prevención de la HTA gestacional, por lo cual un control prenatal adecuado con detección de los factores de riesgo materno pre-gestacional como gestacional es la base para identificar precozmente esta enfermedad y prevenir las complicaciones graves.

La HTA crónica o previa, como su nombre lo indica, está presente en la mujer antes de su embarazo, sin embargo, si éste antecedente no es conocido por la paciente, como suele suceder en embarazadas jóvenes que no han tenido nunca una consulta médica porque son asintomáticas, la presencia de cifras tensionales iguales o superiores a 140 mm Hg de sistólica y 90 mm Hg de diastólica en las primeras 20 semanas de gestación debe hacer sospechar su existencia. Es posible diagnosticarla en forma retrospectiva, además durante el periodo post- parto, ya que, en la primera mitad de la gestación, ocurren cambios hemodinámicos secundarios a una gran vasodilatación periférica que provoca disminución de la presión arterial (PA), aún en hipertensas previas. La PA en estos casos, se eleva en la segunda mitad del embarazo, simulando a la HTA gestacional, pero al persistir 12 semanas posteriores al parto, permite realizar el diagnóstico de HTA crónica (1).

ETIOPATOGENIA

En la mayoría de las pacientes la HTA crónica es de origen esencial (90%), el 10% restante responde a causas secundarias de origen renal (glomerulonefritis, nefritis intersticial, poliquistosis renal, estenosis de la arteria renal), enfermedad del colágeno (lupus, esclerodermia) o endocrino (diabetes, feocromocitoma, tirotoxicosis, enfermedad de Cushing, hiperaldosteronismo) (2).

Su prevalencia es de 22% en mujeres fértiles, variando según la edad, el índice de masa corporal y la raza de las pacientes (3). Además de las patologías mencionadas, otros factores han sido relacionados con el aumento de la frecuencia de la HTA crónica en el embarazo, a saber: en las últimas décadas, el promedio de la edad materna al primer embarazo pasó de 21 a 28,5 años (4-5) y el aumento de las gestaciones múltiples, producto de la fertilización asistida, puede acompañarse de aumento de la presión arterial (6). La obesidad se incrementó en las embarazadas, y en un estudio efectuado en la ciudad de Buenos Aires en el año 2015 la prevalencia de sobrepeso fue del 31,7% (7). La obesidad ha sido asociada a un aumento del riesgo de pre-eclampsia además de HTA crónica (8): la obesidad aumenta la grasa visceral que posee adipocitos que funcionalmente producen inflamación, liberan citoquinas, disminuyen la leptina y contribuyen a la disfunción endotelial que caracteriza a la preeclampsia (9).

DIAGNÓSTICO DIFERENCIAL

El diagnóstico se basa en las características clínicas de la enfermedad y en los antecedentes de la paciente:

- Historia de HTA previa al embarazo.

- Hipertensión antes de las 20 semanas de gestación.

- Hipertensión después de los 42 días del parto.

En aproximadamente 10 % de pacientes, en general mujeres jóvenes que presentan hipertensión previa a la gestación de difícil tratamiento, hay que pensar en la existencia de hipertensión secundaria, por lo que es importante tener presente algunos datos que nos ayudarían a ese diagnóstico diferencial.

Feocromocitoma: presentan cefalea, sudoración, palpitaciones, precordialgia, difícil manejo de la terapia antihipertensiva (11). La incidencia es de alrededor del 0,007%. El diagnóstico se efectúa con el dosaje de aminas en orina de 24 horas que se encuentran elevadas. No es sencillo ver los tumores adrenales por resonancia magnética durante el embarazo. El tratamiento se efectúa con bloqueantes alfa adrenérgicos y beta bloqueantes si se agrega taquicardia a los síntomas. Es importante efectuar la exégesis del tumor posterior al parto.

El hiperaldosteronismo primario en el embarazo es muy poco frecuente, la hipokalemia fue descrita en el 68% de los casos. El diagnóstico puede ser difícil, principalmente por el aumento fisiológico de la actividad de renina plasmática y aldosterona se presenta en el embarazo; que genera mayor probabilidad que el índice aldosterona/ actividad de renina plasmática de resultados falsos negativos. La resonancia magnética es la técnica de elección para el diagnóstico, mientras que el manejo terapéutico no es tan claro, estando contraindicada la espironolactona. Se sugiere el uso de amilorida (12).

El síndrome de apnea obstructiva del sueño (SAOS) se presenta en 15 a 19% de los embarazos (13) en el segundo o tercer trimestre, y se asocia a HTA y proteinuria. El diagnóstico se efectúa fundamentalmente por el interrogatorio a la embarazada que manifestará fatiga y somnolencia. En caso de sospecharlo se debe solicitar una polisomnografía respiratoria para poder confirmarlo.

Otra causa de HTA secundaria en el embarazo es la estenosis de las arterias renales por displasia fibromuscular; se debe sospechar de esta entidad ante el difícil control de las cifras tensionales muy elevadas habiendo descartado otras causas que pudieran producir esa resistencia al tratamiento. El diagnóstico se realiza por ecografía doppler de las arterias renales, mientras que el tratamiento electivo es la angioplastia de las arterias renales, aunque no hay suficiente experiencia al respecto, debido a la escasa frecuencia de presentación de esta patología. (14)

La enfermedad renal preexistente se caracteriza por proteinuria, disminución del filtrado glomerular previo al embarazo o en la primera mitad del mismo, sedimento de orina patológico, anormalidades en la ecografía renal y pruebas de laboratorio orientadoras de enfermedad autoinmune. En general son pacientes que ya han

tenido síntomas previos al embarazo e inclusive algunas desde la primera infancia; incluye a las mujeres con trasplante renal previo. Es posible dializar a las embarazadas, pero deben ser equipos especializados ya que el feto puede sufrir con los cambios hemodinámicas que se producen durante el procedimiento (15, 16).
El hipertiroidismo e hipotiroidismo pueden causar HTA sistólica o diastólica aislada, respectivamente. El hipertiroidismo aparece en mujeres más jóvenes, mientras que el hipotiroidismo puede aumentar su incidencia con la edad (17).

CONDUCTA CLÍNICA

Es fundamental la consulta preconcepcional para ajustar la medicación y adaptarla a la situación futura de embarazo teniendo bajo control la tensión arterial. Hay medicaciones antihipertensivas, como los inhibidores de enzima de conversión, cuyo uso a lo largo del embarazo no es recomendado por los efectos sobre el feto.

Durante la consulta preconcepcional se investigará sobre patologías asociadas (cardíacas, renales, tiroideas, diabetes), antecedente de embarazos anteriores, su resultado y el desarrollo de pre-eclampsia sobreimpuesta, de desprendimiento de placenta o de insuficiencia cardiaca.

Los exámenes complementarios y la frecuencia con que deben solicitarse, variará según el riesgo a evolucionar a pre-eclampsia sobre-impuesta de cada paciente, y de su patología de base.

Sugerimos solicitar en la primera consulta en toda paciente con HTA:

-Laboratorio completo: Hemograma, glucemia, creatinina y valores de transaminasas hepáticas. TSH. Sodio, potasio y calcio séricos. Orina de 24 horas, que incluya proteinuria, determinación del filtrado glomerular y sedimento de orina.

En base a estas determinaciones y de ser necesario, se solicitará la interconsulta con el especialista que corresponda, siempre con el acuerdo del obstetra.

-Electrocardiograma, para detectar hipertrofia ventricular izquierda. Si se sospecha hipertrofia, se debe pedir un ecocardiograma.

-En pacientes con HTA mal controlada o con enfermedad cardíaca o renal conocida, se deben considerar otras evaluaciones para evaluar el daño de órganos blanco.

-Monitoreo Continuo Ambulatorio de la Presión Arterial (MAPA) es útil para conocer el patrón de presión arterial de la embarazada y también para conocer la respuesta a las medicaciones.

Además, realizar el diagnóstico de pre-eclampsia sobre impuesta:

- Aumento de 30 mm Hg de tensión arterial sistólica y 15 mm Hg de diastólica sobre los valores basales.

- Proteinuria positiva.

- Otras alteraciones de laboratorio.

La frecuencia de preeclampsia sobreimpuesta es del 5,2 al 18,4 % en hipertensas crónicas moderadas y de entre el 54 y 100 % en las severas (18, 19). La frecuencia de complicaciones, como el desprendimiento de placenta normo-inserta, también varía con el grado de severidad de la afección: en hipertensas crónicas moderadas es del 0,45 al 1,9 %, mientras que en las severas alcanza el 9,5 %. El resultado perinatal de las embarazadas con hipertensión previa de grado moderado es similar al de las embarazadas normotensas, dependiendo del control obstétrico efectuado (20).

Seguimiento de la embarazada

1. Monitoreo de la enfermedad materna.

Una vez que una paciente con HTA previa ha quedado embarazada, deberá disminuir la actividad física y realizar reposo. El control de la tensión arterial se efectuará en el domicilio y, en lo posible, se realizará control continuo ambulatorio durante 24 horas, especialmente para evaluar la respuesta al tratamiento farmacológico. Es importante clasificar a las pacientes según el alto o bajo riesgo de complicaciones acorde con sus antecedentes y cifras de tensión arterial, para así poder adaptar el seguimiento (21). Las consultas prenatales deben efectuarse con una frecuencia quincenal. La ingesta de sodio se mantendrá en 2 g/día, excepto que por la afectación previa de la paciente merezca algún régimen especial.

Las pruebas de laboratorio que se solicitarán no difieren de las citadas en hipertensión gestacional y pre-eclampsia, agregándose aquellas que tengan relación con el origen de la hipertensión, si ésta no es esencial, o con el análisis de la función cardiaca (ecocardiograma), en especial si hay signos de insuficiencia o sospecha de fallos valvulares. Como consejos higiénico-dietéticos, se indicará ajustar la ingesta a las necesidades de la gestación y evitar la cafeína y el cigarrillo.

2. Monitoreo de la enfermedad fetal

Curva de crecimiento: La HTA crónica severa y en especial la preeclampsia sobre impuesta, conllevan un alto índice de restricción de crecimiento intrauterino. Es necesario tener un estudio ultrasonográfico antes de las 20 semanas para poder precisar la edad gestacional. Luego los estudios se repetirán cada 3 semanas, para confeccionar la curva de crecimiento y detectar tempranamente las alteraciones en el desarrollo.

Doppler de vasos umbilicales y uterinos: Al igual que en la preeclampsia, este estudio se debe efectuar en las hipertensas previas a partir de las 18 semanas de gestación en el caso de cuadros severos, o cuando el médico tratante lo crea conveniente en los casos moderados. El doppler de las arterias uterinas suele verse afectado muy tempranamente en el embarazo de las hipertensas previas, lo cual indica la existencia de la enfermedad materna crónica con impacto vascular.

Monitoreo electrónico fetal ante parto: Se efectuará a partir de las 28 semanas de gestación en los casos severos y a partir de las 37 semanas en todas las hipertensas.

TRATAMIENTO

De acuerdo con las recomendaciones generales para el manejo de la hipertensión crónica El tratamiento con drogas se inicia si la tensión arterial asciende por encima de 160/110 mm Hg de sistólica y diastólica, respectivamente (22,23).

Cuando la presión arterial media supera los 100 mm Hg, el pronóstico empeora; lo mismo acontece si se sobre impone una preeclampsia. Ambas situaciones merecen medicación inmediata.

Conforme con los estudios de Sibai y cols. (21), el uso de drogas antihipertensivas en la hipertensión moderada no mejora el curso de la enfermedad ni evita que se sobre imponga una preeclampsia. Nosotros compartimos este concepto; en consecuencia, no hay fundamentos para el uso sistemático de drogas antihipertensivas en la hipertensión crónica moderada, y su empleo quedará a criterio del médico tratante (24).

Es necesario insistir en que el tratamiento con drogas antihipertensivas en el embarazo se realiza por dos razones:

- Maternas: evitar la hemorragia cerebral y la eclampsia, sobre lo que no ha demostrado efectividad ninguna droga de las del mercado.
- Fetales: medicar a la madre para poder prolongar la gestación hasta alcanzar la madurez fetal.

No hay ninguna droga hasta el momento que haya demostrado ser beneficiosa para mejorar el curso de la enfermedad o el desarrollo fetal; por lo tanto, su uso dependerá de la severidad del cuadro hipertensivo materno.

En una revisión (26) se demuestra que no hay evidencia sobre el beneficio del uso de drogas antihipertensivas en el manejo de la hipertensión crónica sobre el mejor o peor resultado perinatal, más aún, se comprobó que por cada caída de 10 mmHg en la presión arterial materna por efectos de la medicación, se asocio a una disminución en 145 g en el peso fetal.

El objetivo de PA en estas pacientes es < 140/90 mm Hg, con la consideración que, en pacientes diabéticas con proteinurias el objetivo puede ser más estricto (16).

Un porcentaje de la población con HTA crónica, recibe medicación antihipertensiva antes de iniciar la concepción, es por ello que durante el embarazo en algunas mujeres es necesario cambiarla por fármacos de primera línea utilizados en el embarazo: alfa metil dopa, labetalol, nifedipina, amlodipina y en caso de ser necesarios por patología materna, diuréticos tiazídicos, o bien, la combinación de los mismos, si estos fármacos no eran los indicados en forma previa.

La indicación de diuréticos tiazídicos en la HTA crónica es controvertida. Sin embargo, pueden usarse (25), si no existe depleción en el volumen intravascular e hiperuricemia, ya que de presentar esas alteraciones pueden perjudicar la evolución y el seguimiento de la pre-eclampsia. Los efectos colaterales de los diuréticos tiazídicos son pocos frecuentes, a las dosis usadas habitualmente. Su indicación es primordial ante la presencia de insuficiencia cardiaca o renal.

La indicación de ácido acetilsalicílico en dosis de 80-100 mg en el caso de hipertensión crónica es controversial; se indica con el objetivo de prevenir la pre-eclampsia en estas pacientes, iniciando idealmente a partir de las 11 semanas de gestación (20). Recientemente el grupo de la Fetal Medicine Foundation demostró el no beneficio de la administración de aspirina en los casos de hipertensión crónica. También es controvertida la indicación de calcio y antioxidantes.

Es fundamental tener en cuenta que el buen manejo de la HTA crónica durante el embarazo tiene su base en un muy buen estudio preconcepcional de la embarazada hipertensa, detectando precozmente las causas secundarias de la HTA, si es que existen, y decidiendo qué medicación debe recibir para que pueda ser utilizada durante el embarazo. Los inhibidores de enzima de conversión y los bloqueadores de los receptores de angiotensina deben ser interrumpidos ya que durante el embarazo atentan contra el desarrollo y la función renal del feto.

Cuando las cifras tensionales ascienden a 160/100 mm Hg, la embarazada debe ser medicada y llevada a niveles de 140 mm Hg de sistólica, y 90 mm Hg de diastólica en promedio, no debiendo registrar valores de diastólica por debajo de 85 mmHg. Magee y col. (27) en el CHIP TRIAL comprobaron que control más estricto de las cifras de presión arterial no cambia el resultado perinatal pero disminuye la frecuencia de HTA severa y la emergencia hipertensiva.

La elección del tratamiento dependerá de las características y severidad de la HTA y del estado de salud fetal.

Muchas son las drogas que podrán ser utilizadas, desde la tradicional alfa-metildopa (dosis de 500 a 2000 mg/día) hasta los bloqueantes de los canales de calcio (nifedipina, amlodipina), pasando por los alfa-beta-bloqueantes mixtos como el labetalol (200 mg cada 8-12 horas) droga considerada hoy como de elección.

En nuestra experiencia, la amlodipina en dosis de entre 5 - 40 mg/día, es una droga muy eficaz en el tratamiento de la HTA en el embarazo. En los casos más severos en que se necesita una asociación de medicamentos, es útil la combinación con un vasodilatador a los efectos, teóricamente, de mejorar el flujo de perfusión uteroplacentario. Sin embargo, poco se conoce acerca de los mecanismos intrínsecos que mantienen elevada la resistencia del sistema placentario-uterino y fetal; y, por lo tanto, es poco probable que la acción de una droga vasodilatadora pueda vencer esa resistencia, en especial cuando tiene su origen en un endotelio dañado.

Los sedantes no tienen lugar en el tratamiento; por el contrario, al cruzar la placenta, producen depresión fetal.

Los inhibidores de la enzima convertidora de angiotensina pueden reservarse para los casos de hipertensión persistente postparto, a dosis de entre 5 – 30 mg/día. Su uso está contraindicado en el embarazo.

Resumiendo:

1) No hay discusión en tratar a todas las pacientes con niveles de tensión arterial diastólica por encima de 100 mm Hg, pero no hay pruebas de que se beneficien con el tratamiento quienes tienen niveles de entre 90 y 100 mm Hg.

2) No hay un claro nivel de tensión arterial sistólica por encima del cual el tratamiento a largo plazo sea beneficioso. Deben tratarse todos los pacientes con tensión arterial superior a 160 mm Hg en forma persistente, por el riesgo de encefalopatía. Es controvertida la opinión en relación a que sea beneficioso tratar la hipertensión leve o moderada, debido a que es impredecible el efecto que puedan producir las drogas empleadas, en especial las que, como la nifedipina, pueden producir una agresiva caída de la presión arterial (24).

3) La gran variabilidad en las cifras tensionales obliga a mediciones seriadas antes de iniciar el tratamiento farmacológico (no basarse en una medición aislada en ausencia de sintomatología clínica).

4) Aunque no existe evidencia científica suficiente, el tratamiento no farmacológico, la dieta, reposo, dejar de fumar probó ser beneficioso y sin efectos colaterales, por lo que se recomienda iniciar con estas medidas el seguimiento de toda paciente hipertensa.

5) Por el solo hecho de disminuir la presión arterial, la circulación uteroplacentaria no se restablecerá de la misma forma que en las embarazadas normotensas, ya que la enfermedad preeclámptica asociada, con el daño endotelial, persistirá cualquiera que sea el nivel de descenso obtenido.

6) El objetivo de medicar a una embarazada hipertensa será el de disminuir el riesgo de encefalopatía y permitir la prolongación del embarazo hasta la obtención de un feto viable, pero las drogas antihipertensivas no tienen ningún efecto sobre el progreso de la enfermedad.

CONDUCTA OBSTÉTRICA

En la hipertensión leve moderada: No existe ninguna indicación de interrupción de la gestación antes de su término, excepto que alguna razón de origen obstétrico concomitante así lo indique.

En la hipertensión severa: el momento de interrupción de la gestación será:

- Aquel en que la gravedad del cuadro clínico y de laboratorio y la falta de respuesta a las medidas terapéuticas adoptadas haga peligrar la vida de la madre.
- Cuando, ante la enfermedad materna controlada, sea para el feto más probable sobrevivir en la terapia neonatal que subsistir en el útero materno.
- Siempre se indicará interrupción de la gestación ante hipertensión severa como terapéutica de elección ante la presencia de madurez fetal, ya que son más los riesgos de seguir prolongando el embarazo, tanto para la madre

como para el feto, que los beneficios que se pueden obtener ante el eventual deseo de llegar al término de la gestación.

<u>Vía del Parto</u>: Podremos elegir la vía vaginal para la terminación del embarazo si estamos ante un feto maduro, sin signos de sufrimiento, con una curva de crecimiento levemente afectada o normal, con líquido amniótico normal y presentación cefálica, y sin impedimentos obstétricos de otra índole, o ante una madre con hipertensión moderada o controlable, preferentemente multípara, con cuello uterino favorable (puntaje de Bishop mayor de 4). Si estas condiciones no están dadas, nosotros recomendamos la finalización del embarazo mediante cesárea abdominal.

RESUMEN

La incidencia de HTA previa a la gestación ha aumentado últimamente debido a distintas causas poblacionales, pero fundamentalmente porque se ha elevado el promedio de edad y el peso de las mujeres que se embarazan. Existen evidencias claras de la relación entre la HTA previa materna asociada al embarazo y los trastornos cardio-metabólicos de los niños nacidos de esos embarazos. El buen control de la HTA previa en el primer trimestre depende del buen control que la paciente haya tenido en el período preconcepcional, con la elección y el ajuste de la dosis de la medicación adecuada para el embarazo; esto también asegurará un buen resultado de la gestación (25).

REFERENCIA BIBLIOGRÁFICA

1- Brown M, Magee L, Kenny L, Karumanchi A, McCarthy F, Saito S. et al. On behalf of the International Society for the Study of Hypertension in Pregnancy (ISSHP). Hypertensive Disorders of Pregnancy ISSHP Classification, Diagnosis, and Management Recommendations for International Practice. Hypertension. 2018; 72:24-4.

2- Ellen W. Seely and Jeffrey Ecker. Chronic Hypertension in Pregnancy. N Engl J Med 2011;365:439-46.

3-Podymow T, Phyllis A. New Evidence in the Management of Chronic Hypertension in Pregnancy. Seminars in Neprhology. 2017;37(4):398-403.

4- Valenti E, Grandi C, Barral R, Pensotti A. Gago A. Influencias de la edad materna avanzada y la edad gestacional sobre la muerte fetal : análisis por tablas de vida .Revista del Hospital Materno Infantil Ramón Sardá. 2007;27(4):159-168.

5- Jacobsson B, Ladfors L, and Milsom M. Advanced Maternal Age and Adverse Perinatal Outcome . Obstet Gynecol. 2004, 104(4): 727-33.

6-Preaburt L et al.. Outcomes of pregnancies achieved by double gamete donation: A comparison with pregnancies obtained by oocyte donation alone. Eur J Obstet Gynecol Reprod Biol. 2018 ;222:1-6.

7- Dupraz S. Piaggio L. Rolón M. Schloss B. Dirección General de Planificación Operativa Subsecretaría de Planificación Operativa Ministerio de Salud – GCBA. III Encuesta Antropométrica a Mujeres Embarazadas Ciudad de Buenos Aires – 2015.

8-Poston P, Caleyachetty R, Cnattingius S, Corvalán C, Uauy R, Herring S, et al. Preconceptional and maternal obesity: epidemiology and health consequences. Lancet Diabetes Endocrinol. 2016, 4(12):1025-1036.

9- Roberts J, Bodnar L, Patrick T, Powers R. The Role of Obesity in Preeclampsia. Pregnancy Hypertens 2011 ; 1 (1): 6-16.

10- Morton A. Imitators of preeclampsia: A review. Pregnancy Hypertension: An International Journal of Women's Cardiovascular Health 2016, 6:1–9.

11- Preaubert L, Rohfritsch A, Santulli P, Gayet V, Goffinet F, Le Ray C, et al. Paraganglioma in pregnancy: a case series and review of the literature, J. Clin. Endocrinol. Metab. 2015, 100: 3202–3209.

12- Morton A. Primary aldosteronism and pregnancy. Pregnancy Hypertension: An International Journal of Women's Cardiovascular Health 2015, 5: 259–262.

13-Liu L, Su G, Wang S, Zhu B. The prevalence of obstructive sleep apnea and its association with pregnancy-related health outcomes: a systematic review and meta-analysis. Sleep Breath. 2019;23(2):399-412

14- Cohen D, Townsend R, Clark T. Renal artery stenosis due to fibromuscular dysplasia in an 18-week pregnant woman, Obstet. Gynecol. 2005, 105: 1232–1235.

15- Piccoli G, Daidola, G. Kidney biopsy in pregnancy: evidence for counselling? A systematic narrative review, BJOG 2003, 120: 412–427.

16- Piccoli GB, Cabiddu G, Attini R, Parisi S, Fassio F, Loi V, et al. Hypertension in CKD Pregnancy: a Question of Cause and Effect (Cause or Effect? This Is the Question). Curr Hypertens Rep 2016; 18:35.

17-Viera A., Neutze D. Diagnosis of secondary hypertension: An age-based approach. Am Fam Physician. 2010; 82(12):1471-1478.

18 Sibai BM, Abdella TN, Anderson GD. Pregnancy outcome in 211 patients with mild chronic hypertension. Obstet Gynecol. 1983, 61: 571-6.

19. Sibai BM, Anderson GD. Pregnancy outcome of intensive therapy in severe hypertension in first trimester. Obstet Gynecol. 1986, 67: 571-22.

20. Rey E, Couturier A. The prognosis of pregnancy in women with chronic hypertension. Am J Obstet Gynecol. 1994, 171(2):410-6.

21. Sibai BM. Diagnosis and management of chronic hypertension in pregnancy. Obstet Gynecol. 1991.78: 451-61.

22. Sever P, Beevers G, Bulpitt C, Lever A, Ramsay L, Reid J, Swales J. Management guidelines in essential hypertension: report of the second working party of the British Hypertension Society. Br J Med. 1993, 306: 983-7.

23- Voto LS, Quiroga CA, Lapidus AM, Catuzzi P ,Uranga Imaz F, Margulies M. Effectiveness of antihypertensive drugs in the treatment of hypertension in pregnancy. Clin. Exper. Hyper-Hyper in Pregnancy B9, 1990. (3): 339- 48.

24- Yao Lu, Ruifang Chen, Jingjing Cai, Zhijun Huang, and Hong Yuan . Review: The management of hypertension in women planning for pregnancy .British Medical Bulletin, 2018,128:75–84.

25- Sutton A, Harper L, Tita A. Hypertensive Disorders in Pregnancy. Obstet Gynecol Clin 2018, 45 :333-347.

26-von Dadelszen P, Ornstein MP, Bull SB, et al. Fall in mean arterial pressure and fetal growth restriction in pregnancy hypertension: a meta-analysis. Lancet 2000, 355:87–92.

27- Magee LA, von Dadelszen P, Rey E, et al. Less-tight ver-sus tight control of hypertension in pregnancy. N Engl J Med. 2015;372: 407–17.

CAPÍTULO 19

PRE-ECLAMPSIA ECLAMPSIA

PAULINO VIGIL-DE GRACIA

CONTENIDO

INTRODUCCIÓN

Los Trastornos hipertensivos del embarazo (THE) representan una de las principales complicaciones asociadas con el embarazo y puerperio [1]. Los THE pueden aparecer hasta en un 12% de los embarazos, variando según el país o lugar de la investigación. La pre-eclampsia se presenta entre 3-8 % de los embarazos [2]. Un reporte reciente demuestra que son la segunda causa de muerte materna en Latino América y el Caribe [3]. Se estima que alrededor del 1-3% de las pacientes con hipertensión y embarazo pueden terminar en convulsión o eclampsia durante el embarazo-parto o puerperio [4]. Eclampsia un hallazgo poco común (1 a 3 de 100 pre-eclampsia o 1 por cada 1000-2000 embarazadas) de una complicación común (8 a 10 de 100 embarazadas), sin embargo, está asociada a alta morbilidad y mortalidad materna.

Existe gran diferencia en la incidencia de pre-eclampsia y eclampsia en las diferentes áreas geográficas del mundo, existiendo una mayor cantidad de THE en países no industrializados [2-4]. Se conocen factores de riesgo, y existen estrategias para tratar de disminuir su incidencia, sin embargo, en algunas áreas del mundo su incidencia se mantiene igual. Su manejo depende del diagnóstico oportuno del trastorno hipertensivo y del tratamiento adecuado, no obstante, el mayor enfoque debe centrarse en evitar la hipertensión severa y la convulsión. Para evitar la eclampsia existen dos estrategias muy claras: la interrupción del embarazo y el uso del sulfato de magnesio[1,2,4]. Se estima que cerca del 80% de las eclampsias ocurre con la mujer embarazada, por lo tanto, nuestro abordaje debe estar dirigido al diagnóstico oportuno de la hipertensión durante el embarazo con interés en la interrupción y uso del sulfato de magnesio, y teniendo presente que en el puerperio se presenta eclampsia en cerca del 20% e igualmente un 20% presentan crisis hipertensivas.

Este capítulo comprende una revisión actualizada de pre-eclampsia-eclampsia.

DEFINICIÓN Y DIAGNÓSTICO

Los THE lo componen la pre-eclampsia, la hipertensión gestacional, la hipertensión crónica y la pre-eclampsia agregada. Una paciente con pre-eclampsia severa o grave puede convulsionar, al igual que una paciente con hipertensión gestacional, o una con hipertensa crónica más pre-eclampsia agregada, en tales casos el diagnóstico sería eclampsia.

Para el diagnóstico de pre-eclampsia se requiere un embarazo con más de 20 semanas y la presencia de presión arterial igual o superior a 140/90 mmHg, dicha presión se debe repetir en un mínimo de 4 horas o en un máximo de 7 días, más la presencia de proteínas en orina de 24 horas superior a 300 mg. En caso de no disponer de proteínas en orina de 24 horas se puede usar las tiras de albuminuria en la cual se requiere por lo menos 2+ o puede ser útil la relación proteínas/creatinina mayor de 0.3 [1-5]. Se considera severa, grave o con criterios de severidad si presenta presión arterial sistólica igual o mayor a 160 mmHg o diastólica igual o mayor a 110 mmHg, o con presiones arteriales menores a estos valores, pero presenta algún síntoma (cefalea, trastornos auditivos o visuales, epigastralgia), o si presenta alguna complicación médica como edema agudo de pulmón, insuficiencia renal, síndrome de HELLP, desprendimiento de retina y otras. Además, se considera severa o grave si existe el diagnóstico de restricción del crecimiento fetal, oligoamnios [5,6]. Ante la opción de que una paciente presente los mismos hallazgos que los descritos para pre-eclampsia, pero con proteínas en orina de 24 menor a 300 mg, se hace el diagnóstico de hipertensión gestacional e igualmente se considera pre-eclampsia severa, grave o con criterios de gravedad si tiene los mismos criterios mencionados para pre-eclampsia. Si la paciente con pre-eclampsia no presenta los criterios de gravedad mencionados se clasifica como pre-eclampsia o pre-eclampsia sin criterios de gravedad (anteriormente llamada pre-eclampsia leve).

La pre-eclampsia se puede subdivir en pre-eclampsia de inicio temprano, si ocurre antes de las 34 semanas y pre-eclampsia de inicio tardío cuando aparece luego de las 34 semanas [5]. También se le puede llamar pre-eclampsia pretérmino si ocurre antes de las 37 semanas y pre-eclampsia de término si ocurre a partir de las 37 semanas de gestación.

Para el diagnóstico de pre-eclampsia agregada se requiere el diagnóstico de hipertensión arterial crónica antes del embarazo o diagnosticada durante las primeras 20 semanas del embarazo, más la presencia de proteinuria superior a los 300 mg en 24 horas luego de las 20 semanas de embarazo. Si además presenta crisis hipertensivas, sintomatología o complicaciones similares a la pre-eclampsia severa se diagnóstica como pre-eclampsia agregada con criterios de gravedad [1,6,7]. El criterio esencial para diagnosticar pre-eclampsia agregada es la proteinuria positiva (≥ 300 mg/24 h). Toda paciente conocida con hipertensión arterial crónica o diagnosticada antes de las 20 semanas de gestación debe solicitársele una cuantificación de proteínas en orina de 24 horas antes de la semana 20 de embarazo. El objetivo es saber si existe algún compromiso renal, lo cual es posible por su hipertensión y para ayudarnos a hacer menos complicado el diagnóstico de pre-eclampsia agregada luego de las 20 semanas. Por lo tanto, luego de las 20 semanas de embarazo y ante la sospecha de pre-eclampsia agregada nos podemos encontrar con tres escenarios:

A- Proteinuria realizada antes de las 20 semanas y su valor era menos de 300mg/24 horas; si ~~ahora~~ luego de las 20 semanas tiene más de 300 mg/24 horas, estamos ante la presencia de una pre-eclampsia agregada.

B- Proteínas en 24 horas no realizada antes de las 20 semanas de gestación; si ~~ahora~~ luego de las 20 semanas tiene más de 300 mg/24 horas, estamos ante la presencia de una pre-eclampsia agregada.

C- Proteinuria realizada antes de las 20 semanas y su valor era mayor de 300 mg /24 horas; ~~ahora~~ luego de las 20 semanas existen dos formas muy sugestivas de hacer el diagnóstico de una pre-eclampsia agregada. Aumento progresivo y sostenido de esa proteinuria superior a los 300 mg, por lo que se debe repetir varias veces la proteinuria en 24 horas o duplicar el valor inicial.

Eclampsia se define como la presencia de convulsiones tónico-clónicas, en una paciente con trastorno hipertensivo del embarazo y que no pueden ser explicadas por una patología neurológica previa, malformaciones arterio-venosas cerebrales, procesos infecciosos o metabólicos [1-4,7].

Cuadro 1 Trastornos hipertensivos del embarazo

DESORDEN	FRECUENCIA
PREECLAMPSIA	2-8%
HIPERTENSIÓN CRÓNICA	2-5%
HIPERTENSIÓN GESTACIONAL	2-3%
PREECLAMPSIA AGREGADA	1-3%
ECLAMPSIA	0.10%

EPIDEMIOLOGÍA

La incidencia de THE varía por área o región y obvio por patología (Cuadro 1). En los países no industrializados los porcentajes de pre-eclampsia son mayores [2,3]. De la misma manera la incidencia de eclampsia en países no industrializados es más alta que la reportada en países desarrollados [8], sin embargo, la incidencia ha bajado en países como los nuestros.

Entre el 1-3% de los THE (pre-eclampsia severa, hipertensión gestacional, pre-eclampsia agregada) terminan desarrollando convulsiones generalizadas o eclampsia [7,8]. La aparición de la convulsión se puede dar según el embarazo en tres momentos: embarazada, durante el nacimiento o post parto. El mayor porcentaje de eclampsia ocurre durante el embarazo y nacimiento [9-11] oscilando entre 72% [10] y 86% [9]. Es decir, durante el post parto se presenta un porcentaje menor y es cerca del 20% (14-28%).

La mortalidad entre los casos de THE varía entre 0-15% entre países de alto y bajo ingreso per cápita [12]. En relación, a la mortalidad global o de todas las causas, los THE [3] son causa del 14% de todas las muertes maternas y la región del mundo donde más muertes asociada a hipertensión y embarazo son reportadas es Latino América y el Caribe con un 22.1%.

FACTORES DE RIESGO

Los factores de riesgo para pre-eclampsia y eclampsia han sido ampliamente investigados y se ha demostrado que son múltiples y una paciente puede tener uno o varios factores de riesgo [1,5].

Los factores de riesgo para pre-eclampsia los podemos dividir en factores de alto, moderado y bajo riesgo, siguiendo los lineamientos del Colegio Americano de

Ginecólogos y Obstetras (ACOG) [7], también la Federación Internacional de Ginecología y Obstetricia (FIGO) reconoce estos riesgos y añade otros [5].

Factores de alto riesgo: Historia previa de pre-eclampsia con complicaciones y especialmente lejos del término, embarazo múltiple, hipertensión crónica, adolescentes, enfermedad renal, diabetes mellitus pre-gestacional, enfermedades autoinmunes.

Factores de moderado riesgo: Nuliparidad, obesidad, historia de madre o hermana con pre-eclampsia/eclampsia, bajo nivel socio-económico, raza negra, edad mayor de 35 años, antecedentes de hijos con bajo peso al nacer, período intergenésico mayor de 5 años.

Factores de bajo riesgo: Embarazo previo de termino con pre-eclampsia y sin ninguna otra complicación materna o fetal.

La FIGO [5] nos señala la importancia del periodo intergenésico como factor de riesgo, considerando que periodos inferiores a 12 meses y periodos mayores a 5 años son de riesgo para pre-eclampsia; también la reproducción asistida se asocia con un riesgo dos veces mayor que no usar esas técnicas para la procreación.

Definitivamente que el diagnóstico tardío o errado de THE severo/grave se convierte en un mayor riesgo para el desarrollo de complicaciones, de eclampsia y complicaciones como muerte materna y fetal o neonatal. Por ejemplo, si tenemos una embarazada erróneamente con diagnóstico de pre-eclampsia (mal llamada pre-eclampsia leve), no damos manejo con sulfato de magnesio, no interrumpimos, por lo tanto, tendríamos mayor posibilidad de que presente una convulsión o de complicación o muerte materna y perinatal. Por otro lado, si una mujer es enviada a casa descartando una pre-eclampsia o no acude a la atención médica a pesar de claros síntomas de pre-eclampsia también tiene mayor posibilidad de complicaciones debido al diagnóstico tardío.

FISIOPATOLOGÍA

Aunque se desconoce la etiología de la pre-eclampsia, muchos autores han sugerido la invasión incompleta del trofoblasto por parte de la placenta [9,10]. Entre los diferentes mecanismos propuestos están: isquemia útero-placentaria crónica, mala adaptación inmune, toxicidad de lipoproteínas de baja densidad, incremento de la apoptosis del trofoblasto, mecanismos genéticos y más reciente el desequilibrio de las proteínas angiogénicas con una disminución del factor de crecimiento placentario y un aumento de la forma soluble de tirosina kinasa 1 similar a fms (sFlit-1) [5].

Hay afectación de diversos sistemas en el organismo de la mujer embarazada producto de los THE, producto del daño endotelial que inicialmente es a nivel placentario y posteriormente se extiende a todo el organismo, favoreciendo un desbalance hacia la producción de tromboxano A2 (potente vasoconstrictor y agregante plaquetario producido por las plaquetas y trofoblastos) con respecto a la producción de prostaciclina [13,14]. Entre los órganos y sistemas afectados están: vascular, hepático, renal, cerebral y hematológico.

A nivel cerebral destacan el aumento de la resistencia vascular cerebral observada en pacientes con THE comparada con gestantes normales. La respuesta del volumen sanguíneo cerebral, medida a través de espectroscopia, ha evidenciado alteraciones en la hemodinámica cerebral en pacientes con pre-eclampsia. Aproximadamente dos tercios de las pacientes que mueren de eclampsia han desarrollado hemorragia cerebral que puede manifestarse desde petequias a grandes hematomas[15]. Sin embargo, desconocemos la incidencia de hemorragia en las que no mueren. Otras lesiones macroscópicas son edema subcortical, hemorragias en algunos lugares específicos como en la materia blanca, en los ganglios basales, infartos y trombosis[15]. Las alteraciones clínicas del sistema nervioso central incluyen cefalea, visión borrosa, ceguera, e hiperreflexia [15], y más recientemente se encuentra hallazgos clínicos y de imágenes conocidos como síndrome de leucoencefalopatía posterior reversible (PRESS), sin embargo, este hallazgo no es exclusivo de eclampsia y tampoco se observa en todas las mujeres con eclampsia [16].

Relacionar los hallazgos histopatológicos con datos hemodinámicos es muy difícil, debido a que los hallazgos histopatológicos de pre-eclampsia y eclampsia son basados en autopsia de tejidos de muertes por dicha patología y los datos hemodinámicos son de mujeres vivas.

PRESENTACIÓN CLÍNICA

Las manifestaciones clínicas de la pre-eclampsia son muy variadas, muchas mujeres están asintomáticas y otras se pueden presentar con síntomas leves o severos [17]. La pre-eclampsia severa se puede presentar con síntomas como cefalea frontal u occipital persistente, visión borrosa, fotofobia, dolor epigástrico o en el cuadrante superior derecho del abdomen, y alteración del estado mental. Incluso manifestaciones clínicas severa como síndrome HELLP donde puede predominar la epigastralgia y hasta la hematuria y epistaxis. La eclampsia es la presencia de convulsiones tónico-clónico generalizadas, autolimitadas, con duración de 1 a 2 min , y recuperación del estado de conciencia en las próximas 1-2 horas [18-20]. Los signos y síntomas de pre-eclampsia severa pueden preceder la ocurrencia de una convulsión, a pesar de que no son necesarios para su desarrollo [17-20]. Entre los signos clínicos Sibai [21] reportó que sólo 40% de las pacientes con eclampsia tienen hipertensión severa, y 15 % registran cifras tensionales menores de 140/90 mm Hg al momento de la convulsión. La presencia de edema y proteinuria en pacientes con eclampsia es variable, se ha reportado 15-40% de pacientes con eclampsia con proteinuria negativa. Por lo tanto, ni edema ni el grado de proteinuria se asocia directamente a eclampsia. De hecho, hoy día el concepto de edema y/o proteinuria son excluidos como criterios para el diagnóstico de pre-eclampsia y por ende de eclampsia.

Los síntomas como cefalea, dolor epigástrico y alteraciones visuales no predicen adecuadamente resultados adversos maternos ni fetales [22].

PREDICCIÓN

Con el deseo de identificar temprano las mujeres predispuestas a presentar pre-eclampsia y basados principalmente en sus aspectos fisiopatológicos, a lo largo de décadas se han explorado, sin éxito, cerca de 200 posibles marcadores, en numerosos estudios. Los esfuerzos se han centrado en la detección precoz de sus síntomas y signos clínicos, en los cambios patogénicos que la inician y sus marcadores bioquímicos; pero sus resultados han sido inconsistentes y contradictorios [13]. A pesar de que muchos estudios han evaluado la posibilidad de predicción de pre-eclampsia, los intentos más recientes se centran en marcadores bioquímicos y biofísicos[13]. En pacientes de bajo riesgo las diferentes estrategias usadas para predecir pre-eclampsia muestran valores predictivos positivos muy bajos y van entre 8 y 33% [23]. La sensibilidad y especificidad para predecir pre-eclampsia de inicio temprano son mejores que para predecir pre-eclampsia de término, sin embargo, la evidencia es limitada como para recomendar una técnica de predicción que lleve a intervención para prevenir pre-eclampsia [13]. Los estudios de doppler de la arteria uterina tienen baja predicción de pre-eclampsia lejos del término y peor aún para las de término [24]. Los estudios de predicción basados en algoritmos usando factores de riesgo y biomarcadores como el factor de crecimiento placentario y el índice de pulsatilidad de la artería uterina entre 11-14 semanas parece ser útil y por eso la FIGO [5] lo recomienda; ACOG [7,13] sugiere se requieren más investigaciones y no los sugiere como tamizaje.

Para la FIGO toda mujer embarazada debe hacer un tamizaje entre las 11 y 14 semanas de embarazo y éste consiste en la determinación de 4 variables, que lo son: la presencia de factores de riesgo, la presión arterial media, el índice de pulsatilidad de la arteria uterina (ecografía) y determinación del factor de crecimiento placentario (suero materno) [5]. Para el cálculo del riesgo se usa un calculador electrónico (disponible gratis en internet: https://fetal-medicine.org/research/assess/preeclampsia) y es positivo si el valor es ≥ 1:100 y se sugiere intervención para la prevención.

PREVENCIÓN

Al referirnos a la prevención de pre-eclampsia debemos contemplar la reducción de la pre-eclampsia y el impacto en la morbilidad y mortalidad perinatal.

Estilos de vida: El reposo y el ejercicio son conocidos modificadores de la hipertensión, sin embargo, en la actualidad no hay fuerte evidencia que sugiera que el ejercicio o reposo disminuya la pre-eclampsia y sus complicaciones.

Dieta y nutrición: No hay clara evidencia para aconsejar a la embarazada en aumentar o disminuir la ingesta de energía como estrategia para la protección de la pre-eclampsia. Tampoco hay evidencia que sustente que la dieta baja en sal tenga impacto en reducir la pre-eclampsia. Varios suplementos dietéticos han sido sugeridos e investigados para prevenir la pre-eclampsia entre ellos están: calcio, vitamina C, vitamina E.

Sobre la prevención de la pre-eclampsia con calcio, se ha debatido mucho desde el año 1980, y las evidencias epidemiológicas indican que la incidencia de pre-eclampsia es inversamente proporcional al consumo de calcio. La revisión más reciente de Cochrane [25] incluye trece investigaciones clínicas aleatorizadas y reporta que para algunos resultados existe gran heterogeneidad. En cuanto a los niveles altos de presión arterial se reporta mayor reducción al usar calcio (1.500 mg/d). La pre-eclampsia se reduce cerca del 50%; dicha reducción es mayor en poblaciones de alto riesgo de pre-eclampsia. El impacto sobre mortalidad materna junto a complicaciones graves se pudo evaluar y se prueba una leve reducción. No se prueba reducción del desprendimiento de placenta, en la tasa de cesárea, ni en los niveles de proteinuria al comparar el uso de calcio versus placebo. Además, el porcentaje de pre-eclampsia severa y de eclampsia no disminuye al usar suplemento de calcio. El desarrollo de Síndrome de HELLP fue evaluado en dos estudios y el riesgo es mayor al usar calcio. El suplemento de calcio mostró tener efecto leve en la incidencia de partos pretérminos [25]. Por todo lo anterior podemos decir que el calcio parece ser útil, a razón de más de 1 g/día, en pacientes con alto riesgo de pre-eclampsia y que además tengan ingesta baja de calcio.

En cuanto a los antioxidantes (Vitamina C y E), en la actualidad existen investigaciones clínicas aleatorizadas que nos permiten dar una opinión clara sobre su uso en la prevención de la pre-eclampsia. Durante el año 2006, se publican los resultados de dos grandes investigaciones aleatorizadas, estas investigaciones [26,27] demostraron que la ingesta de vitamina C (1000 mg/d) y E (400 mg/d) no son mejores que el placebo en disminuir la incidencia de pre-eclampsia y sus complicaciones y por lo tanto no se deben recomendar en la prevención de la pre-eclampsia.

También se ha usado zinc, selenio, magnesio, coenzima Q_{10}, aceite de pescado, sin embargo, no se ha podido documentar su utilidad en prevenir esta patología.

Drogas: Desde 1986 se han usado bajas dosis de aspirina para prevenir la pre-eclampsia. La explicación es que la aspirina, a través de la inhibición de la ciclo-oxigenasa, inhibe la síntesis de tromboxano A_2 plaquetario, con efecto mínimo sobre la prostaciclina; alterando el balance a favor de la prostaciclina y previniendo el desarrollo de pre-eclampsia.

En la actualidad existen dos posiciones diferentes con respecto al uso de aspirina a dosis bajas para la prevención de la pre-eclampsia, una dada por ACOG [7,13] y la otra por la FIGO [5].

La FIGO recomienda iniciar ácido acetil salicílico a dosis de 150 mg/día a toda paciente cuyo tamizaje realizado entre las 11-14 semanas le salió positivo, es decir un riesgo ≥ 1:100. Por ende, se debe hacer el tamizaje a dicha edad gestacional de lo contrario no se recomienda esta estrategia de prevención.

EL ACOG recomienda iniciar ácido acetil salicílico a dosis de 81 mg/día en pacientes con un (1) o más factor de riesgo alto iniciado desde las 12 hasta las 28 semanas de gestación, también lo recomienda en pacientes con dos (2) factores de riesgo moderado. Por ende, solo se basan en hallazgos clínicos, a diferencia de la FIGO donde para hacer el tamizaje se fija una edad gestacional específica y además de los factores clínicos se incluye pruebas biofísicas y bioquímicas.

TRATAMIENTO

Después del diagnóstico del THE, el tratamiento subsiguiente dependerá de los resultados de la evaluación inicial materna y fetal, sin embargo, el tratamiento definitivo es el parto (nacimiento); el cual es lo más apropiado para la madre, pero para un feto prematuro puede ser la peor conducta.

Uno de los objetivos o metas del tratamiento de la pre-eclampsia es prevenir las complicaciones y entre ellas las convulsiones y el desarrollo de eventos cerebrovasculares.[1,3]

El manejo de la paciente con pre-eclampsia severa o grave, pre-eclampsia agregada con criterios de gravedad y eclampsia lo podemos dividir en tres objetivos básicos; Primero: el manejo de las crisis hipertensivas, segundo: evitar o tratar las convulsiones y tercero: el manejo de la hipovolemia. Analizaremos cada uno de estos manejos.

Antihipertensivos:

Esencialmente, toda paciente con pre-eclampsia sin criterios de gravedad o severa/grave debe estar hospitalizada, pues la única forma de saber si una paciente tiene pre-eclampsia con criterios de gravedad es a través de la toma seriada de la presión arterial, de los laboratorios, de la evaluación fetal y esto se logra con la paciente hospitalizada y la otro justificación es que una paciente con pre-eclampsia sin criterios de gravedad se puede complicar o tener criterios de gravedad en horas o días y solo estando en el hospital nos enteraríamos.

Abalos y col [28], en una revisión de Cochrane sobre uso de antihipertensivos para la hipertensión leve a moderada durante el embarazo compararon un fármaco antihipertensivo con placebo/ningún fármaco antihipertensivo; y comprobaron que no existe diferencia en el riesgo de desarrollar pre-eclampsia severa con la utilización de un fármaco o fármacos antihipertensivos, aunque el riesgo de desarrollar hipertensión severa si es reducido. Tampoco se conoce con precisión qué efecto tienen los antihipertensivos sobre el riesgo de muerte neonatal, parto prematuro o recién nacidos pequeños para la edad gestacional. No hubo diferencias claras en ningún otro resultado. Por otra parte, compararon un fármaco antihipertensivo versus otro fármaco, y no encontraron una diferencia clara entre estos medicamentos, en cuanto al riesgo de desarrollar pre-eclampsia e hipertensión severa. Basados en estos resultados, no está definido claramente si es necesario la utilización de medicamentos antihipertensivos en la pre-eclampsia sin criterios de gravedad. ACOG no recomienda tratamientos antihipertensivos en pacientes sin criterios de gravedad o hipertensión gestacional.

Con hipertensión severa (tensión arterial sistólica $\geq$160 mm Hg y diastólica $\geq$110 mm Hg) no hay duda sobre la utilidad de los antihipertensivos [6,7,12]. El objetivo es realizar una reducción en la presión sanguínea a niveles seguros para la madre y el feto, evitando caídas bruscas. Actualmente la evidencia apunta a tres antihipertensivos [29], hidralacina, labetalol y nifedipina y un estudio reciente nos muestra la utilidad de la alfa metil dopa (Aldomet) [30] oral ante la ausencia de los otros 3, ver cuadro 2.

Cuadro 2. Medicamentos para hipertensión severa en THE

HIPERTENSIÓN GRAVE				
MEDICAMENTO	HIDRALAZINA	LABETALOL	NIFEDIPINA	αMETIL DOPA
NIVEL DE PRESIÓN ARTERIAL	PAS ≥ 160 mmHg y/o PAD ≥ 110 mmHg	PAS ≥ 160 mmHg y/o PAD ≥ 110 mmHg	PAS ≥ 160 mmHg y/o PAD ≥ 110 mmHg	PAS ≥ 160 mmHg y/o PAD ≥ 110 mmHg
Dosis	5 mgs IV	IV: 20,40,80,80,80 mg Oral: 200, 200, 200	Oral: 10 mg	1000 mg Oral
Intervalos	Cada 15-20 min	IV: Cada 10-20 min Oral: 0h, 1h y 2h.	Cada 15-20 min Oral y Lenta liberación: 0h, 1h y 2h	-
Dosis Total	3 a 5 dosis	IV: 5 dosis Oral: 3 dosis	Oral 3 a 5 dosis y Lenta liberación: 3 dosis	Dosis única

Se decide iniciar los antihipertensivos cuando la presión sistólica es $\geq$ a 160 mm Hg o cuando la diastólica es $\geq$ a 110 mm Hg. El objetivo es mantener una presión diastólica entre 90 y 100 mm Hg pues presiones más bajas representan riesgo fetal, por la posible disminución del flujo útero placentario y riesgos cerebrales maternos. Los antihipertensivos más usados en nuestro medio son: la hidralazina a razón de 5 mg intravenoso cada 15 minutos y se repite si es necesario por tres a cinco veces, en caso de no tener hidralazina o no haber respuesta se recomienda labetalol a razón de 20 mg intravenoso y si no hay disminución adecuada de la presión arterial se dobla la dosis a los 10-20 minutos luego y de ser necesario esta última dosis se puede repetir tres veces. En caso de no tener hidralazina ni labetalol se recurre a la nifedipina por vía oral a dosis de 10 mg cada 15 minutos hasta cinco dosis. Con nuestra experiencia podemos afirmar que cerca al 100% de las pacientes con pre-eclampsia y eclampsia y crisis hipertensivas responden a estos medicamentos [31]. En un estudio reciente [30] se demuestra que la Aldomet a razón de 1000 mg por vía oral es una alternativa a usarse para bajar o tratar las crisis hipertensivas mientras la paciente llega a una institución donde tenga las otras alternativas ya mencionadas. La efectividad de la Aldomet es similar al Labetalol oral pero inferior a la nifedipina; la resolución de las crisis hipertensivas en las primeras 6 horas se logra en cerca del 75% de las pacientes.

Existe una serie de medicamentos que se han usado como antihipertensivos, sin embargo, le evidencia actual sugiere no usarlos por sus efectos secundarios o por su poca utilidad, forman parte de este grupo el sulfato de magnesio, la nimodipina, ketanserine, diazóxido y clorpromazina[29].

Anticonvulsivante: En cuanto a la prevención y tratamiento de las convulsiones en la pre-eclampsia severa, definitivamente el sulfato de magnesio es el mejor medicamento existente y probado para usarse en una paciente con trastorno hipertensivo del embarazo [1-3]. La dosis de impregnación debe ser de 4 a 6 gramos diluidos en solución salina, lactato Ringer o dextrosa en agua y la dosis de mantenimiento debe oscilar entre 1 y 3 gramos intravenosos a dosis continua hasta el parto o post última convulsión. Con el sulfato de magnesio se debe vigilar cada hora la diuresis, los signos vitales sobre todo la frecuencia respiratoria. Los efectos secundarios del sulfato de magnesio son pocos, sin embargo, el más temido es la intoxicación y es por eso la vigilancia debe ser horaria y haciendo énfasis en lo ya mencionado. El antídoto del sulfato de magnesio es el gluconato de calcio al 10%. Si se presenta convulsión en vez de usar diazepan lo recomendado es administrar 2- 4 g de sulfato de magnesio intravenoso y los resultados son mejores. De hecho, el diazepan debe ser una droga no indicada en pacientes con THE.

Para la pre-eclampsia leve o sin criterios de gravedad son inciertas las evidencias con relación al riesgo-beneficio de la prevención de convulsiones con sulfato de magnesio. Para demostrarlo, se necesitan grandes estudios multicéntricos, controlados y aleatorios y dichas investigaciones son difíciles de realizar.

Durante un episodio convulsivo hay medidas inmediatas a realizar: colocar la paciente en decúbito lateral, introducir un depresor de lengua entre los dientes para evitar que se muerda, limpiar las secreciones de la cavidad oral y colocar oxígeno suplementario a 8-10 litros por minutos. Hay que canalizar 2 venas periféricas, una de las cuales se utilizará para colocar el sulfato de magnesio.

Definitivamente que toda paciente con pre-eclampsia severa o con eclampsia debe ser tratada con sulfato de magnesio y antihipertensivos. Este tratamiento debe ser más expedito si esta paciente presenta un síndrome de HELLP, ya que hemos observado en investigaciones recientes que la posibilidad de muerte materna es mayor si la paciente que convulsiona tiene un síndrome de HELLP o trombocitopenia [8].

No existe evidencia convincente que exista otra mejor droga que el sulfato de magnesio para evitar o tratar la convulsión en THE [1,3,7,8,13], y no debe quedar en duda que la mejor alternativa en cuanto a prevención y tratamiento de la de eclampsia es la interrupción del embarazo. El sulfato de magnesio ha probado prevenir la eclampsia en tan sólo un 58% [8].

El mantener el sulfato de magnesio post nacimiento es un tema que ha generado gran controversia, en especial en pacientes con THE severo donde se busca prevenir la eclampsia [8]. En caso de que la convulsión se presente (eclampsia) el sulfato de magnesio se debe mantener al menos 24 horas post eclampsia, pero, mantener el sulfato de magnesio por 24 horas post nacimiento en pacientes con THE severo no se justifica [4].

Debido a que el sulfato de magnesio se elimina por vía renal, es importante durante su utilización monitorizar el gasto urinario, manteniéndose en 0.5 cc/kg/hora o 100 cc en las últimas 4 horas. También hay que evaluar el reflejo patelar, ya que es el primer signo clínico que se afecta por intoxicación por sulfato. Las pacientes con THE son hiperreflexicas (reflejo patelar 4+) pero con el sulfato de magnesio se produce depresión (1+), si ocurriera abolición del mismo, esto debería orientarnos hacia una posible intoxicación. Es necesario vigilar la frecuencia respiratoria, la cual deberá mantenerse mayor a 12 respiraciones/minuto [1,4,8,14].

En caso de intoxicación con sulfato de magnesio debe utilizarse 1 ampolla de gluconato de calcio al 10% para pasar IV en 2 min, con lo cual revertirán los efectos; colocar oxígeno suplementario; deberá reducirse u omitirse la infusión de sulfato hasta que desaparezcan los signos clínicos de intoxicación. En caso tal que con estas medidas la paciente persista con depresión respiratoria, deberá brindarse apoyo ventilatorio.

Hipovolemia: El otro tópico a tener claro en el manejo de la pre-eclampsia-eclampsia es el manejo de la hipovolemia [1]. Las mujeres con pre-eclampsia severa tienen restricción del volumen plasmático circulante y hemoconcentración, por lo que se ha recomendado expandir el volumen plasmático con soluciones coloides o cristaloides. Sin embargo, hay riesgo de sobrecarga con edema pulmonar y cerebral, ~~y,~~ además, es usual que se requieran procedimientos invasivos para monitorizar la presión intravascular. Hay pocos estudios que han comparado la expansión del volumen plasmático con placebo o no infusión, y aunque sus resultados parecen controversiales, no demuestran beneficios para la expansión de volumen y sugieren que puede aumentar el número de cesáreas, evitan la prolongación del embarazo y parece haber mayor compromiso del bienestar fetal; por lo que debe evitarse hasta que se disponga de datos de grandes pruebas que lo justifiquen [32-34].

Interrupción del embarazo: El mejor tratamiento para las pacientes con diagnóstico de pre-eclampsia con criterios de gravedad o eclampsia es la interrupción del embarazo, se ha probado que la cura de la pre-eclampsia y en especial de los THE severo es el nacimiento feto y extracción de la placenta.

Manejo conservador: La presencia de un trastorno hipertensivo severo conlleva interrupción del embarazo, sin embargo, cuando es lejos del término, se desconoce cual es el verdadero beneficio de la no interrupción, por eso se han definido los criterios de estabilidad materno y fetal y si hay criterios de estabilidad, depende entonces de los médicos tratantes y de la capacidad del hospital el hacer un manejo conservador (no interrupción) o de la interrupción del embarazo una vez se administren las dosis correspondientes de corticoides. Con la evidencia actual no podemos ser contundentes en recomendar el manejo conservador, no obstante, parece existir beneficio fetal dando dicho manejo en casos seleccionados y con las condiciones de cuidados por profesional calificado y hospital o institución de salud adecuado. Ver cuadro 3.

Cuadro 3. Manejo intervencionista vs conservador con pre-eclampsia grave

EDAD GESTACIONAL	MANEJO INTERVENCIONISTA	MANEJO CONSERVADOR
≥ 37 SEM	SI	INJUSTIFICABLE
34-$36^{6/7}$ SEM	SI	INJUSTIFICABLE
28-$33^{6/7}$	SI, en la mayoría de los casos	Posible, si hay estabilidad materna y fetal, con equipo materno fetal y neonatal las 24 horas.
24-$27^{6/7}$	SI, en la mayoría de los casos, por inestabilidad materna y/o fetal.	SI, con consentimiento materno si hay estabilidad materna y fetal, con equipo materno-fetal y neonatal las 24 horas.
< 24 semanas	SI	INACEPTABLE

Corticoides: La administración del corticoide que se tenga o se use en dicho hospital (Dexametasona 6 mg IM cada 12 horas, en cuatro ocasiones o Betametasona 12 mg cada 12 horas en dos ocasiones) [35] debe ser usada en toda paciente con embarazo entre 24 y 36 semanas y 6 días. Una vez se cumplan las 48 horas de la primera inyección de corticoides se evalúa si existen criterios de estabilidad materna y fetal y se decide la interrupción.

Vía de nacimiento: Si no hay contraindicación obstétrica lo ideal es inducción de la labor de parto. Las indicaciones para cesárea son por motivos obstétricos como: Si el embarazo es menor de 30 semanas o hay una contraindicación obstétrica para la inducción (placenta previa, cesárea corporal previa, bienestar fetal incierto, distocia materna o fetal). Hay que vigilar la labor de parto con monitoreo fetal estricto y en caso de que la paciente presente un rápido deterioro de su condición materna o fetal considerar la cesárea.

RESUMEN

Los THE son una complicación frecuente en la mujer embarazada, se asocian a alta morbilidad y mortalidad materna y perinatal. El control prenatal con profesionales capacitados en su diagnóstico y clasificación correcta es el primer paso necesario para disminuir sus complicaciones. Conocemos factores de riesgo, sin embargo, a pesar de los avances aún no podemos predecirla y los avances en la prevención son mínimos. El tratamiento consiste en la interrupción del embarazo y en la prevención de la eclampsia y otras complicaciones. No se justifica el uso de fluidos en los THE, el manejo conservador en algunas edades gestacionales es controversial. Se justifica el uso de corticoides antes de la interrupción y de no existir contraindicación obstétrica la vía vaginal es la preferible para la interrupción.

El éxito con esta patología depende del diagnóstico oportuno, de la edad gestacional al momento del diagnóstico y del manejo apropiado y no son necesarios sofisticados equipos o tecnologías, ni drogas poderosas; se requiere un recurso humano capacitado en su diagnóstico y manejo.

REFERENCIAS BIBLIOGRÁFICAS

1- American College of Obstetricians and Gynecologists. Hypertension in pregnancy. Washington, DC: American College of Obstetricians and Gynecologists; 2013.

2- Ciantar E, Walker JJ. Pre-eclampsia, severe pre-eclampsia and hemolysis. Elevated liver enzymes and low platelets síndrome: what is new? Women´s Health, 2011;7(5):555-69.

3- Say L, Chou D, Gemmill A, Truncal O, Moller AB, Daniels JD, et al. Global causes of maternal death: A WHO systematic analysis. Lancet Global Health 2014;2(6):e323-e333.

4- Vigil-De Gracia P, Ludmir J, Ng J, Reyes-Tejada O, Nova C, Beltré A, et al. Is there benefit to continue magnesium sulphate postpartum in women receiving magnesium sulphate before delivery? A randomized controlled study. BJOG 2018;125:1304-1311.

5- Poon L, Shennan A, Hyett JA el al. The international federation of gynecology and obstetrics (FIGO) initiative on pre-eclampsia: A pragmatic guide for first-trimester screening and prevention. Int J Gynecol Obstet 2019;145(Suppl.1):1-33.

6- Vigil-De Gracia P, Reyes Tejada O, Calle Miñaca A, et al. Expectant management of severe preeclampsia remote from term: the MEXPRE Latin Study, a randomized, multicenter clinical trial. Am J Obstet Gynecol 2013;209:425.e1-8.

7- ACOG Practice Bulletin No. 202: Gestational Hypertension and Preeclampsia. Obstet Gynecol. 2019 Jan; 133(1):e1-e25.

8- Vigil-De Gracia P, Rojas-Suarez, Ramos E, Reyes O, Collantes J, Quintero A, Huertas E, Calle A, Turcios E, Chon VY. Incidence of eclampsia with HELLP syndrome and associated mortality in Latin America. Int J Gynaecol Obstet 2015;129(3):219-22.

9- Liu S, Joseph KS, Liston RM, BArtholomew S, Walker M, León JA, Kriby RS, Sauve R, Kramer MS. Incidence, risk factors, and associated complications of eclampsia. Obstet Gynecol 2011;118:987-94.

10-Mattar F, Sibai BM. Eclampsia. VIII. Risk factors for maternal morbidity. Am J Obstet Gynecol 2000;182:307-12.

11-Leitch CR, Cameron AD, Walker JJ. The changing pattern of eclampsia over a 60-year period. BJOG 1997;104:917-22.

12-Vigil-De Gracia P. Maternal Deaths due to Eclampsia and HELLP syndrome. Int J Obstet Gynecol 2009;104:90-4.

13-American College of Obstetricians and Gynecologists. ACOG committee opinion. Number 743. Low-dose Aspirin use during pregnancy. Washington, DC: American College of Obstetricians and Gynecologists; 2018.

14-WHO recommendations for prevention and treatment of pre-eclampsia and eclampsia. WHO 2011.

15-Zeeman GG. Neurologic complications of pre-eclampsia. Semin Perinatol 2009:33(3):166-72.

16-Garg RK, Kumar N, Malhotra HS. Posterior reversible encephalophaty syndrome in eclampsia. Neurology India 2018;66(5):1316-23.

17-Mol BWJ, Roberts CT, Thangaratinam S, Magee LA, de Groot CJM, Hofmeyr GJ. Pre-eclampsia. *Lancet*. 2016;387(10022):999–1011. doi:10.1016/S0140-6736(15)00070-7.

18-Garg RK, Kumar N, Malhotra HS. Posterior reversible encephalophaty syndrome in eclampsia. Neurology India 2018;66(5):1316-23.

19-Edlow AG, Edlow BL, Edlow JA. Diagnosis of acute neurologic emergencies in pregnant and postpartum women. Emerg Med Clin North Am 2016;34:943-65.

20-Camara-Lemarroy CR, Escobedo-Zúñiga N, Villarreal-Garza E, García-Valadez E, Góngora-Rivera F, Villarreal-Velázquez HJ. Posterior reversible leukoencephalopathy syndrome (PRES) associated with severe eclampsia: Clinical and biochemical features. Pregnancy Hypertens 2017;7:44-9.

21-Sibai B. Diagnosis, prevention and Management of eclampsia. Obstet Gynecol 2005;105:402-10.

22-Thangaratinam S, Gallos ID, Meah N, Usman S, Ismail KM, Khan KS, and the TIPPS (Tests in Prediction of Pre-eclampsia's Severity) Review Group. How accurate are maternal symptoms in predicting impending complications in women with preeclampsia? A systematic review and meta-analysis. *Acta Obstet Gynecol Scand* 2011; 90: 564–73.

23-Espinoza J. Recent biomarkers for the identification of patients at risk for preeclampsia: the role of uteroplacental ischemia. Expert Opin Med Diagn 2012;6:121–30.

24-Cnossen JS, Morris RK, Ter Riet G, Mol BW, van der Post JA, Coomarasamy A, et al. Use of uterine artery Doppler ultrasonography to predict preeclampsia and intrauterine growth restriction: a systematic review and bivariable meta-analysis. CMAJ 2008;178:701–11

25-Hofmeyr GJ, Lawrie TA, Atallah ÁN, Torloni MR. Calcium supplementation during pregnancy for preventing hypertensive disorders and related problems. *Cochrane Database Syst Rev*. 2018;10(10):CD001059. Published 2018 Oct 1. doi:10.1002/14651858.CD001059.pub5

26- Poston L, Briley A, Seed P, Kelly F, Shennan A. Vitamin C and vitamin E in pregnant women at risk for preeclampsia (VIP trial): randomised placebo controlled trial. Lancet. 2006; 367: 1145-54.

27-Rumbold A, Crowther C, Haslam R, Dekker G, Robinson J. Vitamins C and E and the risk of preeclampsia and perinatal complications. N Engl J Med 2006; 354: 1796-1806.

28-Abalos E, Duley L, Steyn DW, Gialdini C. Antihypertensive drug therapy for mild to moderate hypertension during pregnancy. *Cochrane Database Syst Rev*. 2018;10(10):CD002252. Published 2018 Oct 1. doi:10.1002/14651858.CD002252.pub4

29-Duley L, Meher S, Jones L. Drugs for treatment of very high blood pressure during pregnancy. *Cochrane Database Syst Rev.* 2013;(7):CD001449. Published 2013 Jul 31. doi:10.1002/14651858.CD001449.pub3

30-Easterling T, Mundle S, Bracken H, et al. Oral antihypertensive regimens (nifedipine retard, labetalol, and methyldopa) for management of severe hypertension in pregnancy: an open-label, randomised controlled trial. *Lancet.* 2019;394(10203):1011–1021. doi:10.1016/S0140-6736(19)31282-6

31-Vigil-De Gracia P, Lasso M, Ruiz E, Vega-Malek J, Tem de Mena F, López J. Severe hypertension in pregnancy: hidralazine or labetalol. A randomised clinical trial. Eur J Obstet Gynecol 2006; 128: 157-62.

32-Vigil-De Gracia P. Uso de fluidos en la paciente con preeclampsia-eclampsia. Rev Med CSS 1997;26:54.

33-Ganzevoort W, Rep A, Bonsel GJ, et al. A randomised controlled trial comparing two temporising management strategies, one with and one without plasma volume expansion, for severe and early onset pre-eclampsia. BJOG 2005;112:1358-68.

34-Guías de FLASOG, Trastornos hipertensivos del embarazo. FLASOG 2012.

35-Briceño-Pérez C, Reyna-Villasmil E, Vigil-De-Gracia P. Antenatal corticosteroid therapy: Historical and scientific basis to improve preterm birth management. *Eur J Obstet Gynecol Reprod Biol.* 2019;234:32–37. doi:10.1016/j.ejogrb.2018.12.025

CAPÍTULO 20

SÍNDROME HELLP

Dr. Paulino Vigil-De Gracia

CONTENIDO

INTRODUCCIÓN

Los trastornos o desórdenes hipertensivos del embarazo (THE) son un grupo de complicaciones asociadas con la gestación y se dividen en subgrupos dependiendo de características particulares y según la entidad que hace la clasificación [1,2]. La pre-eclampsia y eclampsia se observa con una frecuencia que varía entre 2 y 10% de todos los embarazos [1-4]; además es una de las tres principales causas de muerte materna a lo largo de todo el mundo y en Latino América es la segunda causa de muerte materna [4]. Se estima que a nivel mundial cada año mueren unas 50 000 mujeres por causas relacionadas a la hipertensión, lastimosamente entre el 95 y 97% de esas muertes se observan en países de bajo ingreso per cápita [5]. Además, la pre-eclampsia y eclampsia afectan tanto a la madre como a su hijo, de hecho, la pre-eclampsia es una de las principales causas de prematuridad y mortalidad neonatal y responsable de una gran cantidad de admisiones a las salas de cuidados intensivos neonatales. Estas son las principales razones por la cual dicha complicación es sujeto de múltiples estudios y de educación médica continua.

El Síndrome HELLP es considerado como una complicación de los trastornos hipertensivos del embarazo, principalmente observado en pacientes con pre-eclampsia severa (grave) y eclampsia; sin embargo, se puede diagnosticar en pacientes con pre-eclampsia agregada y con hipertensión gestacional (pre-eclampsia sin proteinuria).

En este capítulo describiremos la patogénesis, diagnóstico y manejo del Síndrome HELLP.

DEFINICIÓN

¿Qué es síndrome de HELLP? El diagnóstico requiere: primero, la presencia de un trastorno hipertensivo del embarazo y luego una triada necesaria para llamarle Síndrome HELLP; dicha triada es: hemólisis (H), elevación de las enzimas hepáticas (EL) y trombocitopenia (LP).

A- Hemólisis: Es lo más característico de estas pacientes y se demuestra por la alteración de la morfología del glóbulo rojo documentado en un frotis de sangre periférica (esquitocitos, células en plato, células diana, y más), elevación de la dehidrogenasa láctica sérica (DHL) $\geq$ 600 U/L, bilirrubinas totales $\geq$ 1.2 mg/dl, descenso de la hemoglobina y hematocrito, descenso de la haptoglobina sérica;

B- Elevación de las enzimas hepáticas: aspartato transaminasa (AST) $\geq$ 70 U/L, alanina transferasa (ALT) $\geq$ 50 U/L y LDH $\geq$ 600 U/L. Es importante mencionar que no existe un consenso con respecto a las cifras dadas [6-10], y es por eso que nosotros recomendamos que se usen los valores normales que ha establecido el laboratorio de su hospital. Si los valores de sus pacientes están por encima de los valores aceptados en la entidad y además tiene los otros dos criterios, se puede documentar este síndrome.

C- Disminución del conteo de plaquetas: definido como [7,10]: HELLP clase 1 cuando el con conteo plaquetario es ≤ 50 000/uL, HELLP clase 2 con nivel de plaquetas entre 50 000 y 100 000/uL y HELLP clase 3 cuando las plaquetas se encuentran entre 100 000 y ≤ 150 000/uL. Para otros autores la presencia del Síndrome de HELLP requiere de un conteo plaquetario inferior a 100 000 plaquetas/uL [7,9-12].

Una propuesta, no ampliamente aceptada, ha sido presentada por Sibai y colaboradores [9,12] en donde plantea que si una paciente no cumple con los tres criterios se debe definir como HELLP parcial [12] o como síndrome ELLP [7] ante la ausencia de hemólisis. Nosotros sugerimos usar la clasificación de Mississippi [8], pues se ajusta más a los conceptos fisiológicos. Por ejemplo, si una paciente tiene elevación de las enzimas hepáticas, evidencia de hemólisis y tiene plaquetas en 110 000u/L, no podemos considerar que se trata de un HELLP parcial; para la clasificación presentada por Martin y col [8] y aceptada por nosotros esta paciente tiene un HELLP clase 3.

HALLAZGOS CLÍNICOS

Pacientes con Síndrome HELLP pueden tener los mismos signos y síntomas que las que tienen pre-eclampsia/eclampsia, sin embargo, pueden presentarse otros hallazgos clínicos a los que usualmente se presentan con el sólo diagnóstico de pre-eclampsia. Las pacientes generalmente presentan dolor de cabeza de leve a severo, dolor en el cuadrante superior derecho o epigastralgia, náusea o vómitos. Estos hallazgos clínicos se pueden presentar con porcentajes que oscilan entre el 30 y 90% [6,8,10,12,13]. El síntoma más sobresaliente en pacientes con síndrome HELLP es la epigastralgia, razón por la cual aconsejamos al clínico que ante la presencia de una pre-eclampsia/eclampsia con epigastralgia se busque por la presencia de éste síndrome. La epigastralgia ha sido tradicionalmente explicada por distensión de la cápsula hepática, en lo personal descartamos totalmente esta explicación y lo hacemos basándonos en que no todas las pacientes con epigastralgia tienen hematoma hepático o edema que distienda la cápsula del hígado; de hecho, en la gran mayoría de los pacientes con síndrome HELLP los hallazgos de resonancia magnética y tomografía no demuestran lesión a dicho nivel. Probablemente este dolor tenga asociación directa con la hemólisis e isquemia a nivel de las sinusoides hepáticas, Cuadro 1.

CUADRO 1.

Hallazgos patológicos y clínicos de Síndrome HELLP

HALLAZGOS PATOLÓGICOS	HALLAZGOS DE LABORATORIO, SÍNTOMAS Y SIGNOS	COMPLICACIONES
A: TROFOBLASTO 1-Invasión anormal del trofoblasto.	A- Lesión Vascular: Hemólisis microangiopática	Hematomas y hemorragia cerebral, desprendimiento de retina, hematoma

2-Mala adaptación/función placentaria. 3-Alteración vascular materna generalizada. B: VASCULAR 1-Vasoconstricción generalizada con vasoespamos; 2-Formación de microtrombos a nivel de vasos pequeños (lesión endotelial, depósitos de fibrina y agregación de plaquetas), 3-Disminución del volumen plasmático.	(Elevación de DHL, aumentos de bilirrubinas, alteración de la morfología del glóbulo rojo) **H** B- Lesión Hepática: Elevación de enzimas hepáticas (TGO, TGP, DHL) **EL** C- Alteración Hematológica: Disminución de las plaquetas. **LP** Cefalea, alteraciones visuales, alteraciones auditivas, epigastralgia, hematuria, náuseas, vómitos, hemorragias.	hepático, insuficiencia renal, coagulación intravascular diseminada, desprendimiento de placenta, muerta perinatal, muerte materna.

Los trastornos visuales, auditivos, hematuria y sangrados por sitios de punción o encías se presentan en porcentajes inferiores al 30% [9,10]. En nuestra opinión la hematuria es un signo muy característico de pacientes con síndrome HELLP clase 1 (severo) [10]. En casos excepcionales hemos observado hematuria en pacientes con pre-eclampsia/eclampsia que no es un síndrome HELLP. Obviamente, primero se descarta traumas a la vejiga por la colocación de sondas vesicales, o lesiones durante el parto y la cesárea.

En cuanto al grado de hipertensión, es interesante recalcar que, aunque cerca del 90 % de los casos presentan hipertensión, esta puede ser leve entre el 15 y 50%

[6,7,10], y puede ser menor a 140 mm Hg y/o a 90 mm Hg en alrededor del 10% [10,12,13] de las pacientes con este síndrome.

DIAGNÓSTICO DIFERENCIAL

Las pacientes con pre-eclampsia/eclampsia presentan síntomas y signos muy particulares, todos estos hallazgos clínicos pueden aparecer en mujeres con síndrome HELLP, sin embargo, existen otras complicaciones obstétricas que pueden presentar síntomas y signos muy similares. Además, cerca del 10% de las pacientes con síndrome HELLP pueden no presentar hipertensión (≥ 140/90 mm Hg) y presentar complicaciones respiratorias, hematológicas o gastrointestinales, lo cual erróneamente puede llevar a que el clínico piense en otra patología distinta a pre-eclampsia/eclampsia.

Entre las patologías distintas de pre-eclampsia que debemos descartar está el hígado graso agudo del embarazo [14], púrpura trombocitopénica idiopática, síndrome urémico hemolítico, lupus eritematoso sistémico, síndrome antifosfolípido, colelitiasis, pancreatitis aguda y otras patologías [9].

RESULTADOS MATERNOS Y PERINATALES

La pre-eclampsia/eclampsia se caracteriza por un alto riesgo de morbilidad, mortalidad materna y perinatal, sin embargo, la presencia del síndrome HELLP aumenta estas complicaciones.

La mortalidad materna se reporta en 1% [11,12,15] y las complicaciones médicas son más comunes con este síndrome, por ejemplo la insuficiencia renal aguda la cual se puede presentar en un 10% de estas pacientes [10,13], el edema agudo de pulmón [9], coagulación intravascular diseminada entre 5 y 15 % [10,12,13], desprendimiento de placenta (10%) [9,10], sepsis, hematomas de la herida quirúrgica, choque hipovolémico, desprendimiento de retina y ruptura hepática. Además, es muy común la necesidad de transfusión de sangre y sus derivados en pacientes con síndrome HELLP [9,10,13,16]. Todas estas complicaciones pueden variar dependiendo de la población estudiada y de los criterios usados para definir síndrome HELLP y la complicación asociada.

La mortalidad perinatal varía dependiendo de la población analizada, no obstante, puede ser tan alta como un 20% [10,13,17]. Interesantemente, no se ha documentado que la mortalidad perinatal aumente como causa directa del síndrome HELLP, pues dicha mortalidad es dependiente de la edad gestacional al igual que ocurre en la pre-eclampsia y eclampsia [17,18]. Obvio, que a una mayor prematuridad más riesgo de complicaciones y los trastornos hipertensivos del embarazo son una causal muy frecuente de prematuridad. La mortalidad perinatal más alta es observada en pacientes con embarazo menor de 28 semanas, en aquellos que además presentan restricción del crecimiento intrauterino o desprendimiento de placenta.

MANEJO

Toda paciente con sospecha de síndrome HELLP debe hospitalizarse inmediatamente para ser observada estrictamente por los médicos y personal capacitado para tal vigilancia. Estas pacientes pueden evolucionar rápidamente hacia el deterioro, con gran compromiso materno y fetal. Toda paciente con pre-eclampsia severa y sospecha de síndrome HELLP, debe ser tratada como pre-eclampsia severa y se inicia la búsqueda de la confirmación o descarte del síndrome HELLP, evaluando todos los diagnósticos diferenciales. El tratamiento de la paciente embarazada con síndrome HELLP difiere muy poco del manejo dado a una paciente con pre-eclampsia severa sin este síndrome. La razón es que estas pacientes requieren de un tratamiento antihipertensivo para la hipertensión severa, requieren de sulfato de magnesio para evitar y tratar las convulsiones, al igual que la paciente con pre-eclampsia severa, además la cura definitiva de la patología es la interrupción del embarazo. Sin embargo, existen algunas variaciones en cuanto al manejo que consideraremos más adelante.

Sulfato de Magnesio: Estas pacientes deben recibir la impregnación con sulfato de magnesio a razón de 4 a 6 gramos por vía intravenosa, diluido dependiendo de la concentración de dicho medicamento. Cuando la concentración es al 10%, la dilución de los 4 gramos puede ser en 50-100cc de lactato Ringer o dextrosa en agua al 5% y se pasa entre 15 a 20 minutos. Luego mantener una dosis continua de 1 a 2 gramos cada hora hasta por 24 horas posterior al nacimiento [2].

Antihipertensivos: El medicamento antihipertensivo para las crisis hipertensivas puede ser hidralazina, labetalol o nifedipino [2]. Se decide iniciar el antihipertensivo cuando la presión sistólica es ≥ a 160 mm Hg y/o cuando la diastólica es ≥ 110 mm Hg. El objetivo es mantener una presión diastólica entre 90 y 100 mm Hg, pues presiones más bajas pueden representar riesgo materno y fetal. La hidralazina se usa a dosis de 5 mg intravenoso cada 15-20 minutos y se repite si es necesario por tres a cinco veces; en caso de no tener hidralazina o no haber respuesta se recomienda labetalol a una dosis de 20 mg intravenoso y si no hay disminución adecuada de la presión arterial luego de 10 a 20 minutos se dobla la dosis a 40 mg y de ser necesario al pasar 20 minutos más con crisis hipertensiva se colocan 80 mg de labetalol intravenoso; esta última dosis se puede repetir dos veces más cada

20 minutos. Al no tener hidralazina ni labetalol se recurre a la nifedipina por vía oral a dosis de 10 mg cada 15 minutos hasta cinco dosis [1,2].

Corticoides para maduración fetal: Esta bien establecido que los corticoides prenatal reducen la morbilidad y mortalidad neonatal en pacientes con pre-eclampsia severa antes de las 34 semanas [19]. Con embarazo entre 24 y 34 semanas, lo ideal es iniciar los corticoides buscando maduración fetal. Las dosis de corticoides cuando el objetivo es maduración fetal son: betametasona 12 mg cada 24 horas (dos dosis), o dexametasona 6 mg cada 12 horas (cuatro dosis). Probablemente ante la sospecha o confirmación del síndrome HELLP la interrupción del embarazo ocurra entre 24 y 48 horas, dependiendo del conteo de plaquetas.

CUADRO 2

Antihipertensivos en pre-eclampsia severa (SÍNDROME HELLP) con crisis hipertensivas (PAS ≥ 160 mm Hg y/o PAD ≥ 110 mm Hg).

DROGA	DOSIS	INTÉRVALOS ENTRE DOSIS
HIDRALAZINA	Bolos intravenoso 5 a 10 mg.	Cada 20 minutos: hasta una máximo de 5 dosis
LABETALOL	Bolos intravenoso: seguidos de ser necesario 20 mg, 40 mg, 80 mg, 80 mg, 80 mg.	Cada 20 minutos: hasta una máximo de 5 dosis
NIFEDIPINA	Dosis oral o sub-lingual 10 mg	Cada 20 minutos: hasta una máximo de 5 dosis

Manejo Conservador o Expectante: El curso clínico de las pacientes con este Síndrome es impredecible y con frecuencia evoluciona rápidamente hacía el deterioro materno y fetal. Esta es la razón por la cual muchos autores consideran la interrupción una vez se confirme el diagnóstico [6,20]. Por otro lado algunas series de casos han descrito el manejo expectante en pacientes con síndrome HELLP [17,21,22]. Estos reportes sugieren un mejoramiento transitorio en los laboratorios de estas pacientes, lo cual permite la prolongación del embarazo por algunos días. Sin embargo, los resultados perinatales no son mejores que aquellos de igual edad gestacional en la cual no se presentó manejo conservador o expectante, además no hay investigaciones aleatorizadas que prueben el beneficio. En nuestra consideración toda paciente con sospecha o diagnóstico de síndrome HELLP y edad gestacional entre 24 y 34 semanas debe recibir corticosteroides con el objetivo de lograr los beneficios fetales. En pacientes con HELLP clase/tipo 1 ó 2, la interrupción se debe realizar lo antes posible, sin embargo, en aquellos casos donde el HELLP es leve (clase/tipo 3) se puede ser un poco más conservador o expectante hasta lograr el máximo beneficio de los corticoides. No obstante, hasta que nuevas evidencias y sobre todo que investigaciones clínicas aleatorias lo demuestren, no se justifica dar manejo conservador o expectante en pacientes con diagnóstico de síndrome HELLP.

Uso de Corticoides para el tratamiento de Síndrome HELLP: Los corticoides, específicamente la dexametasona y betametasona han sido sugeridos para el mejoramiento de pacientes con síndrome HELLP [20,21,23-27]. Lastimosamente, existe diferencia en la metodología, tiempo de administración y droga usada en estos estudios. Los resultados de las investigaciones clínicas aleatorizadas [23-27] mostraron mejoría en los valores de laboratorio y diuresis, pero no diferencias en las morbilidades maternas más severas. Interesantemente un estudio realizado en Cali, Colombia [28], se muestran resultados contradictorios con respecto a las investigaciones anteriores y sugiere la no utilidad de los corticoides en esta patología, aunque un análisis más detallado parece justificar la utilización de los corticoides en pacientes con síndrome HELLP clase/tipo 1 o severo. Los resultados de esta investigación [28], han sido fuertemente cuestionados por otros investigadores [29-31].

Los resultados encontrados en la revisión más reciente hecha por el grupo Cochrane [32] demuestran que no se disminuye la morbilidad y mortalidad materna ni perinatal usando corticoides en dosis altas en pacientes con síndrome HELLP, sin embargo, muestran recuperación más rápida de la plaquetas, menos tiempo de hospitalización y plantean la necesidad de más investigaciones. Similar a los hallazgos de Cochrane, otras revisiones [33,34], concluyen en que es necesaria la utilidad de los corticoides en esta patología sobre todo por la disminución en la estancia hospitalaria y la disminución en la necesidad de transfusiones de sangre y sus derivados. Nuestros resultados [16,25,30,31] coinciden con estas revisiones y por lo tanto consideramos que se deben usar los corticoides a dosis altas en pacientes con síndrome HELLP clase/tipo 1 y 2. De hecho no hay reportes de efectos secundarios usando estas dosis [9,16,28,31-35] y, si hay evidencia de la necesidad de menos transfusiones sanguínea y disminución de la estancia hospitalaria. Un hallazgo importante analizado por nosotros [16] es el uso simultáneo de plaquetas y corticoides en pacientes con síndrome HELLP severo. Éstos hallazgos muestran que en esas pacientes el uso de transfusiones de plaquetas más corticoides no es superior al sólo uso de corticoides, por lo tanto, pareciese que es preferible usar corticoides a dosis altas y no transfundir concentrados de plaquetas basados simplemente el conteo de plaquetas; evidentemente estos hallazgos necesitan de la corroboración a través de investigaciones aleatorizadas y controladas.

La dosis de dexamethasone recomendada es de 10 mg intravenoso o intramuscular cada 12 horas por tres dosis, se dice "dosis alta", en vista de que la dosis usada en maduración fetal es de 6 mg.

Por el momento podemos, concluir que, a pesar de las investigaciones existentes, son necesarias investigaciones clínicas aleatorizadas con adecuada muestra para responder algunas interrogantes y aclarar otras.

Interrupción del embarazo: Toda paciente con síndrome HELLP y edad gestacional superior a 34 semanas o menos de 24 semanas se debe interrumpir lo antes posible. En aquellas pacientes con embarazo entre 24 y 34 semanas debe considerarse el uso de corticoides para la maduración fetal y de ser posible considerar la interrupción luego del corticoide. En aquellas pacientes con edad gestacional superior a las 34 semanas no se gana nada esperando más tiempo y por el contrario las complicaciones maternas y fetales pueden ser peores; en caso de menos de 24 semanas, no hay evidencia que sugiera que la no interrupción mejore el resultado perinatal y contrariamente el riesgo materno es mayor, de hecho, la mortalidad perinatal en este grupo de edad gestacional está cerca de 90% [9].

El diagnóstico de síndrome HELLP no es sinónimo de cesárea y tampoco de interrupción inmediata. La interrupción inmediatamente luego del diagnóstico y hacer cesárea puede ser peor para la madre como el feto. Definitivamente que se deben individualizar los casos, pero la decisión de hacer una cesárea descansa básicamente en la edad gestacional, las condiciones fetales, la presencia de labor de parto, y las condiciones cervicales o índice de Bishop. Baha Sibai [9] recomienda cesárea electiva en pacientes con Síndrome HELLP con edad gestacional menor de 30 semanas que no esté en labor de parto y con un índice de Bishop desfavorable. Nosotros compartimos y aplicamos esta recomendación y a la vez sugerimos dicha conducta. Además, ante la presencia del síndrome y oligoamnios y/o restricción del crecimiento fetal, sin labor de parto o cambios cervicales favorables sugerimos realizar cesárea. En otras condiciones la cesárea debe ser realizada sólo por indicaciones obstétricas, como por ejemplo compromiso fetal, presentación pelviana, cesárea anterior, y más.

Como mencionamos anteriormente toda paciente con síndrome HELLP y embarazo menor de 24 semanas debe interrumpirse, la decisión de parto o cesárea lo determina el bienestar materno. Si la condición materna y la labor de parto o cambios cervicales permiten la evolución rápida del parto, este debe ser la vía de terminación.

Uso de analgesia y anestesia: Se pueden usar pequeñas dosis de opioides sistémicos durante la labor de parto con el objetivo de aliviar el dolor [9].

En caso de hacer episiotomía o de haber laceraciones vaginales que ameritan sutura se puede usar anestésicos locales. Los bloqueos pudendos están contraindicados en pacientes con pre-eclampsia/eclampsia.

En caso de cesárea, la anestesia general es la sugerida sobre todo en pacientes con síndrome HELLP 1 y en casos donde está contraindicada la anestesia regional como lo es una coagulación intravascular diseminada. No hay consenso o investigaciones que demuestren que el bloqueo regional (anestesia raquídea o epidural) este contraindicado en estas pacientes, sin embargo, por el riesgo teórico no se administra a pacientes con síndrome HELLP severo. Nosotros [36] hicimos una investigación al respecto y encontramos que pacientes con síndrome HELLP severo recibieron bloqueo regional y no hubo complicaciones. Igualmente, otros investigadores [37] no han encontrado complicaciones con este tipo de anestesia, la cual es más segura en pacientes obstétricas y pacientes con Síndrome HELLP. Probablemente investigaciones clínicas aleatoriazadas ayuden a resolver este dilema, además, sabemos que hacer esa investigaciones en pacientes con esas características no es fácil.

Es necesario enfatizar que muchos datos [38] prueban que la peor complicación de los trastornos hipertensivos del embarazo lo es el síndrome HELLP.

El síndrome HELLP representa mayor posibilidad de complicaciones y muerte materna, incluso superior a la eclampsia, por lo que consideramos que se debe cambiar el paradigma sobre eclampsia y enfatizar la importancia en el diagnóstico y manejo del síndrome HELLP [38-41]. Recientemente hicimos un estudio en 14 maternidades en Latino América[42] donde analizamos durante todo un año las pacientes con eclampsia. Durante ese periodo hubo 115 000 nacimientos y 196 Eclampsia. De esas 196 Eclampsia, 54 tenían Síndrome HELLP (27.5%). Del total de Eclampsia 8 (4%) fallecieron. Interesantemente, en esas 8 muertes se encontró Síndrome HELLP y un análisis multivariable demuestra que los dos factores directamente asociados con la mortalidad son el conteo plaquetario disminuido (por síndrome HELLP) y las crisis hipertensivas.

RESUMEN

En conclusión, el síndrome HELLP es una complicación que se presenta en cerca del 15% de los trastornos hipertensivos del embarazo. Se caracteriza por una triada formada por hemolisis microangiopática, elevación de enzimas hepáticas y trombocitopenia. Se desconoce su exacto mecanismo fisiopatológico que explique el por qué pacientes con pre-eclampsia/eclampsia evolucionan a síndrome HELLP? Su presencia conlleva ~~riesgo~~ más riesgo para la madre por una mayor posibilidad de complicaciones como hemorragia cerebral, insuficiencia renal, ruptura hepática y más posibilidad de muerte si se presenta además una convulsión, en especial aquellas con hipertensión severa. La utilidad de los corticoides para disminuir las morbilidad y mortalidad materna o neonatal no se ha demostrado, sólo contribuye al rápido ascenso de las plaquetas y posiblemente menos estancia hospitalaria. Su manejo consiste en la interrupción del embarazo y manejo de complicaciones asociadas.

REFERENCIAS BIBLIOGRÁFICAS

1- ACOG. Hypertension in pregnancy. American college of obstetricians and Gynecologist. Obstet Gynecol 2013;112(5):1122-31.

2- FLASOG.Guía clínica. Pre-eclampsia-eclampsia. 2012:Noviembre. www.flasog.org.

3- Witlin AG, Sibai BM. Hypertension. Clin Obstet Gynecol 1998;41:533

4- Lale Say, Doris Chou, Alison Gemmill, Özge Tunçalp, Ann-Beth Moller, Jane Daniels, A Metin Gülmezoglu, Marleen Temmerman, Leontine Alkema. Global causes of maternal death: a WHO systematic analysis.

Lancet Glob Health. 2006;367:1066-74. May 6, 2014
http://dx.doi.org/10.1016/ S2214-109X(14)70227-X

5- VillarJ, Say L, Shennan A, et al. Methodological and technical issues related to the diagnosis, screening, prevention, and treatment of pre-eclampsia and eclampsia. Int J Gynaecol Obstet 2004;85:S28-41.

6- Weinstein L. Syndrome of hemolysis, elevated liver enzymes, and low platelet count: a severe consequence of hipertensión in pregnancy. Am J Obstet Gynecol 1982;142:159-67.

7- Sibai BM. The HELLP syndrome (hemolysis, elevated liver enzymes, and low platelets): much ado about nothing? Am J Obstet Gynecol 1990;162:311-6.

8- Martin JN Jr., Blake PG, Perry Jr. KG, McCaul JF, Hess LW, Martin RW. The natural history of HELLP syndrome: patterns of disease progression and regression. Am J Obstet Gynecol 1991;164:1500-13.

9- Sibai BM. Diagnosis, controversies, and management of the syndrome of hemolysis, elevated liver enzymes, and low platelet count. Obstet Gynecol 2004;103:981-91.

10-Vigil-De Gracia P. Pregnancy complicated by pre-eclampsia-eclampsia with HELLP syndrome. Int J Obstet Gynecol 2001;72:17-23.

11-Vigil-De Gracia P, Tenorio-Marañón RF, Cejudo-Caranza E, Helguera-Martinez A, García-Cáceres E. Diferencias entre pre-eclampsia, syndrome de HELLP y eclampsia: Evaluación materna. Gin Obstet Mex 1996;64:337-382.

12-Audibert F, Friedman SA, Frangieh AY, Sibai BM. Clinical utility of strict criteria for the HELLP (hemolysis, elevated liver enzymes, and low platelets) syndrome. Am J Obstet Gynecol 1996;175:460-4.

13-Martin JN Jr , Rinehart B, May WL, Magann EF, Terrone DA, Blake PG. The spectrum of severe preeclampsia: comparative analysis by HELLP syndrome classification. Am J Obstet Gynecol 1999;180:1373-84.

14-Vigil-De Gracia P. Acute fatty liver and HELLP syndrome: two distinct pregnancy disorders. Int J Gynecol Obstet 2001;73:215-20.

15-Martin JN Jr, Thigsen BD, Rose CH, Cushman J, Moore A, May WL. Maternal benefit of high-dose intravenous corticosteroids therapy for HELLP. Am J Obstet Gynecol 2003;189:830-4.

16-Vigil-De Gracia P. Addition of platelet transfusions to corticosteroids does not increase the recovery of severe HELLP syndrome. Eur J Obstet Gynecol Rep Biol 2006;128:194-8.

17-Van Pampus MG, Wolf H, Ilsen A, Treffers PE. Maternal outcome following temporizing management of the HLLLP syndrome. Hypertens Pregnancy 2000;19:211-20.

18-Abramovici D, Friedman SA, Mercer BM, Audibert F, Kao L, Sibai BM. Neonatal outcome in severe preeclampsia at 24 to 36 weeks' gestation: does HELLP (hemolysis, elevated liver enzymes, and low platelet count) syndrome matter? Am J Obstet Gynecol 1999;180:221-5.

19-Amorium MMR, Santas LC, Faundes A. Corticosteroid therapy for prevention of respiratory distress syndrome in severe preeclampsia. Am J Obstet Gynecol 1999;180:1283-8.

20-Rath W, Loos W, Kuhn W, Graeff H. The importance of early laboratory screening methods for maternal and fetal outcome in cases of HELLP syndrome. Eur J Obstet Gynecol Reprod Biol 1990;36:43-51.

21-Visser W, Wallenburg HCS. Temporising management of severe preeclampsia with and without the HELLP syndrome. Br J Obstet Gynecol 1995;102:111-7.

22-MacKenna J, Dover NL, Brame RG. Preeclampsia associated with hemolysis, elevated liver enzymes, and low platelets: an obstet emergency? Obstet Gynecol 1983;62:751-4.

23-Magann EF, Bass D, Cahuhan SP, Sullivan, Martin JN Jr. Antepartum corticosteroids: disease stabilization in patients with the syndrome of hemolysis, elevated liver enzymes, and low platelets (HELLP). AM J Obstet Gynecol 1994;171:1148-53.

24-Magann EF, Perry KG Jr, Meydrech EF, Harris RL, Chauchan SP, Martin JN Jr. Postpartum corticosteroids: accelerated recovery from yhe syndrome of hemolysis, elevated liver enzymes, and low platelets (HELLP). Am J Obstet Gynecol 1994;1711154-8.

25-Vigil-De Gracia P, García-Cáceres E. Dexamethasone in the postpartum treatment of HELLP syndrome. Int J Gynaecol Obstet 1997;59:217-21.

26-Yalcin OT, SEner T, Hassa H, Ozalp S, Okur A. Effects of postpartum corticosteroids in patients with HELLP syndrome. Int J Gynaecol Obstet 1998;61:141-8.

27-Isler CM, Barrilleaux PS, Magann EF, Bass D, Martin JN, Jr. A prospective, randomized trial comparing the efficacy of dexametahose and betamethasone for the treatment of antepartum HELLP syndrome. Am J Obstet Gynecol 2001;184:1332-9.

28-Fonseca JE, Mendez F, Catano C, Arias F. Dexamethasone treatment does not improve the outcome of women with HELLP syndrome: a double blind, placebo controlled, randomized clinical trial. Am J Obstet Gynecol 2005;1591-8.

29-Tita A, Patrick R. Corticosteroids and HELLP. Am J Obstet Gyneco 2006;195:e7.

30-Vigil-De Gracia P. Dexamethasone treatment and HELLP syndrome. Am J Obstet Gynecol 2006;195:e10.

31-Añez-Aguayo MY, Vigil-De Gracia P. Dexamethasone in HELLP syndrome: experence in Bolivia. J Matern Fetal Neonatal Med. 2020 Jan;33(1):1-4. doi: 10.1080/14767058.2018.1482272.

32-O´Brien J. Dexamethasone, HELLP syndrome, and study design. Am J Obstet Gynecol 2006;195:e13.

33- Woudstra DM, Chandra S, Hofmeyr GJ, Dowswell T.. Corticosteroids for HELLP(hemolysis, elevated liver enzymes, low platelets) syndrome in pregnancy. Cochrane Database Syst Rev 2010, Issue 9.

34-Clenney TL, Viera AJ. Corticosteroids for HELLP (haemolysis, elevated liver enzymes, low platelets) syndrome. BMJ 2004;329:270-2.

35-Martin JN Jr, Rose CH, Briery CM. Undertanding and managing HELLP syndrome: the integral role of aggressive glucocorticoids for mother and child. Am J Obstet Gynecol 2006;195:914-34.

36-Vigil-De Gracia, Silva S, Montufar C, Carrol I, De Los Rios S. Anesthesia in pregnan women with HELLP syndrome. Int J Gynecol Obstet 2001;74:23-7

37-Guzman J, Echevarría G, Kuzmanic G, Storaker M, Calvo M, Bravo MP. Síndrome de HELLP: Implicaciones anestésicas. Rev Chilena anestesia 2005;34: septiembre.

38-Vigil-De Gracia P. Maternal Deaths due to Eclampsia and HELLP syndrome. Int J Obstet Gynecol 2009;104:90-4.

39-Martin JN, Owens MY, Keiser SD et al. Standardized Mississippi protocol treatment of 190 patients with HELLP syndrome: Slowing disease progression and preventing new major maternal morbidity. Hyperten Pregnancy 2012: 31(1)79-90.

40-Vigil-De Gracia P, Ortega-Paz L. Retinal detachment in assocation with preeclampsia, eclampsia, and HELLP synrome. Int J Gynecol Obstet 2011:114(3):223-5.

41-Vigil-De Gracia P, Ortega Paz L. Preeclampsia/eclampsia and hepatic rupture. Int J Gynecol Obstet 2012 Sep;118(3):186-9. doi: 10.1016/j.ijgo.2012.03.042.

42- Vigil-De Gracia P, Rojas-Suarez J, Ramos E, Reyes O, Collantes J, Quintero A, Huertas E, Calle A, Turcios E, Chon VY. Incidence of eclampsia with HELLP syndrome and associated mortality in Latin America. Int J Gynaecol Obstet. 2015 Jun;129(3):219-22.

CAPÍTULO 21

TRASTORNOS HEMATOLÓGICOS EN EL EMBARAZO

Adriana Martinz

Johany Concepción

CONTENIDO

ANEMIAS POR DEFICIENCIAS DURANTE EL EMBARAZO

INTRODUCCIÓN

La anemia es la patología hematológica más común en la paciente obstétrica. Usualmente se debe a la deficiencia de hierro o a las pérdidas sanguíneas agudas. Es conocido que los requerimientos de hierro y folato se incrementan durante el embarazo y un fallo en el mantenimiento de niveles adecuados puede resultar en efectos adversos tanto para el feto como para la madre.

Es objetivo de este capítulo es hacer una revisión de las causas más comunes de anemia por deficiencia, cómo diagnosticarlas y definir las pautas de tratamiento durante el embarazo y en el postparto.

EPIDEMIOLOGÍA

El desarrollo de anemia durante la gestación es un problema común. Los cambios fisiológicos del embarazo, específicamente el incremento del volumen plasmático en un 10 a 15% a partir de la semanas 6 de gestación, en muchas ocasiones resultan en un tipo de anemia conocido como dilucional. A pesar del incremento de la masa eritrocitaria, el volumen plasmático continúa expandiéndose, en preparación para el parto, hasta la semana 34, provocando un descenso en la hemoglobina a valores entre 10 y 11 g/dl.

Existe también un incremento en los requerimientos de hierro y se conoce que hasta un 40% de las mujeres inician el embarazo con valores disminuidos en los depósitos de hierro que se reflejan en niveles de ferritina sérica menores a 30 microgramos/litro. Esto contribuye al desarrollo de anemia por deficiencia de hierro.

Los requerimientos de hierro durante el embarazo, para suplir tanto el incremento de la masa eritrocitaria como las pérdidas sanguíneas agudas del parto, oscilan desde 0.8 mg/día hasta 7.5 mg/día.[1]

La prevalencia de anemia en mujeres afro americanas es dos veces mayor que en población caucásica (35.38/1000 vs 18.02/1000). Igualmente, los registros más altos de anemia se encuentran en las adolescentes embarazadas, en población de escasos recursos y con dietas bajas en alimentos ricos de hierro; también en población con baja ingesta de alimentos que favorecen la absorción del hierro (naranjas, uvas, fresas, brócoli y pimentones) y alta ingesta de alimentos que la limitan como lácteos, soya, café y té.[2,3]

El desarrollo de anemia durante el embarazo está asociado con un riesgo incrementado de depresión postparto, hemorragia postparto con necesidad de transfusión masiva, niños con bajo peso al nacer, parto pretérmino, aborto, mortalidad perinatal y retraso en el neurodesarrollo.[4]

DEFINICIÓN DE ANEMIA

La definición de anemia es diferente en la población gestante comparativamente con la no obstétrica y el valor mínimo de hemoglobina suele modificarse de acuerdo a las características poblacionales.

La Organización Mundial de la Salud y el Colegio Americano de Ginecología y Obstetricia (ACOG), establecen el diagnóstico de anemia en el embarazo según trimestre [4,5,6]:

- Primer trimestre: Hemoglobina menor de 11 g/dl, hematocrito menor de 33%.

- Segundo trimestre y tercer trimestre: Hemoglobina menor de 10.5 g/dl, hematocrito entre 31-32%.
- Postparto: Hemoglobina menor de 10 g/dl, hematocrito menor de 30%.

Las anemias pueden categorizarse también de acuerdo a [4,7]:

- Mecanismo que la produce:
  - Disminución en la producción de hematíes (deficiencias en nutrientes como hierro, vit B12 y folato, mielosupresión, alteraciones hormonales).
  - Aumento en la destrucción de los hematíes (anemias hemolíticas).
  - Pérdidas sanguíneas.
- Morfología eritrocitaria:
  - Macrocitosis con incremento del Volumen Corpuscular Medio (mayor de 100 fL) propio de la anemia por deficiencia de folato.
  - Microcitosis con disminución del Volumen Corpuscular Medio (menor de 80 fL) propio de la anemia por déficit de hierro.
- Adquiridas o Hereditaria.

TIPOS DE ANEMIAS POR DEFICIENCIA

Por deficiencia de hierro: es la deficiencia más común.

En condiciones previas a la gestación, suele deberse a una disminución de la ingesta de alimentos ricos en hierro, a pérdidas crónicas de sangre como las provocadas por sangrados uterinos anormales con hipermenorrea o metrorragia o en el caso de pacientes con periodos intergenésicos cortos.

Una falta de adecuada suplementación de hierro durante el embarazo puede conllevar al desarrollo de anemia por déficit. Fisiológicamente la mujer embarazada incrementa su necesidad de hierro desde 1 mg/día en primer trimestre del embarazo hasta 7 mg/día hacia final de la gestación, tanto para permitir la expansión de su masa eritrocitaria como la de la unidad feto-placentaria. Las dosis profilácticas de hierro oral se encuentran entre 40 a 60 mg/día.[8,9]

Hay condiciones propias del embarazo como la hiperémesis gravídica o patologías subyacentes no propiamente obstétricas como las gastropatías crónicas, enfermedades inflamatorias intestinales o antecedentes de cirugías bariátricas, que disminuyen la absorción de hierro y favorecen el desarrollo de anemia por deficiencia exponiendo a la paciente a condiciones de riesgo como hemorragia postparto, sepsis e incremento de mortalidad en general.[10]

Por deficiencia de folato: es la causa más común de anemia megaloblástica en el embarazo, usualmente asociada a dietas bajas en proteína animal. El requerimiento diario de folato se encuentra entre 400 y 800 mcg, iniciando en periodo preconcepcional y manteniéndolo durante todo el embarazo. La ingesta de ácido fólico a dosis de 1 mg/día ha demostrado disminuir el desarrollo de anemia megaloblástica y previene los defectos de tubo neural en el feto. Esta dosis se ve incrementada a 4 mg/día en pacientes con antecedentes de hijos con dichas malformaciones.[11]

Por deficiencia de vitamina B12: Causa de anemia macrocítica. Común en pacientes con gastrectomías o enfermedad de Crohn. Se registra en el 6% de las pacientes que utilizan inhibidores de bombas de protones por reflujo gastro esofágico y gastritis crónica. La ingesta diaria adecuada de Vitamina B12 oscila entre 0.4 mcg a 2.4 mcg, incrementándose solo levemente durante el embarazo.[12,13]

TAMIZAJE Y TRATAMIENTO DE LAS ANEMIAS POR DEFICIENCIA

Toda mujer en edad reproductiva o que se encuentra embarazada debe ser tamizada por anemia. El Colegio americano de Ginecología y Obstetricia (ACOG), el CDC y el Royal College de Ginecología y Obstetricia, contemplan la biometría hemática completa como el estudio de elección para tamizar a la mujer gestante por anemia. A partir de dicho examen se elaboran diferentes algoritmos de manejo de acuerdo a la deficiencia detectada (Cuadro 1).[11,14,15]

Cuadro 1. Biometría hemática completa en primer control prenatal **HEMOGLOBINA MENOR DE 11 g/dl**	
ANEMIA POR DÉFICIT DE HIERRO	**ANEMIA POR DÉFICIT DE VIT B12 o FOLATO**
• Microcitosis (VCM menor de 80 fl) • Hipocromía (Disminución de MCHC)	• Macrocitosis (VCM mayor de 100 fl)
FERRITINA SÉRICA MENOR DE 30 ng/dl	

• **Terapia con hierro oral**: **60–200 mg de hierro elemental** /día o días alternos sino tolerado diario
• Repetir hemograma completo y ferritina sérica luego de 3 semanas de tratamiento o a la semana 24 de gestación
 	
• **Terapia con hierro IV (1-2 dosis) en caso de:**
  o Persistir Hemoglobina menor de 10 g/dl o niveles de Ferritina inferiores a 30 mg/dl a pesar de tratamiento o superadas
	• **Terapia oral con ácido fólico:0.4-1 mg/día**
	• **Terapia oral con VIT B12: 1-2 mg/día**
	
	• **Terapia INTRAMUSCULAR o SUBCUTÁNEA con VIT B12 en caso de:**
	  o Anemia perniciosa

las 30 semanas de embarazo o Condición que impida la absorción de hierro o Falta de adherencia al tratamiento oral • Repetir hemograma completo luego de 3 semanas o a la semana 24 de gestación	• Tratamiento cada semana por 4 semanas luego cada mes por tiempo indefinido • **APORTE NUTRICIONAL**
Continuar suplementación de hierro oral hasta 6 semanas post parto	
TRANSFUNDIR GLOBULOS ROJOS EMPACADOS solo en caso de: • Pérdidas agudas que condicionen alteraciones hemodinámicas/clínicas • Hemoglobina menor de 6 g/dl intraparto	

RESUMEN

El desarrollo de anemia es una de las complicaciones más comunes encontradas en la mujer gestante, siendo las anemias por deficiencia y las pérdidas sanguíneas las causas predominantes.

Es recomendable que toda mujer reciba suplemento de hierro y ácido fólico desde antes de la concepción con la finalidad de disminuir el riesgo de complicaciones maternas y fetales.

Tamizar a la paciente embarazada, a través de una biometría hemática completa al inicio del control prenatal es la medida más rápida y menos costosa para plantear una sospecha diagnóstica y dirigir el tratamiento.

Independientemente de la deficiencia que condicione la anemia (hierro, vitamina B12 o folato), el tratamiento tiene como objetivo llegar al parto con valores de hemoglobina superiores a 10 g/dl. La elección de la terapéutica oral vs la parenteral depende de la gravedad de la anemia y del tiempo con el que se cuente para optimizar la hemoglobina, considerando que ambas terapéuticas ocupan un lapso de 3 a 4 semanas para producir cambios significativos en los exámenes de laboratorio.

HEMOGLOBINOPATÍAS EN EL EMBARAZO

INTRODUCCIÓN

Las hemoglobinopatías son alteraciones cualitativas o cuantitativas de la globina, secundarias a mutaciones genéticas, cuya consecuencia puede ser una modificación estructural (hemoglobinopatías estructurales) o una disminución de la síntesis de una cadena globínica estructuralmente normal (talasemias).

De acuerdo a la Organización Mundial de la Salud, la prevalencia mundial de las hemoglobinopatías es de aproximadamente 5%, siendo las más comunes, las variantes S, C y las alfa y beta talasemias.

El manejo de la paciente embarazada no es muy distinto al de la población no gestante, sin embargo, sabemos que existe un riesgo aumentado de complicaciones médicas y obstétricas derivadas de la presencia de estas patologías.

Es objetivo de esta sección hacer una revisión de las hemoglobinopatías más comunes con particular énfasis en sus complicaciones y cómo la presencia del feto influye en el manejo de las mismas.

SINDROMES DREPANOCÍTICOS

Este nombre hace referencia a una serie de patologías de carácter autosómico recesivo que involucran la sustitución de valina por ácido glutámico en la sexta posición de la cadena beta de la globina, dando origen a la variante hemoglobina S.

Un individuo heterocigoto se conoce como portador del gen, siendo su hemoglobina de tipo AS mientras que el individuo homocigoto padece de la hemoglobinopatía SS, también conocida como enfermedad de células falciformes.

Los síndromes drepanocíticos incluyen también individuos con otras variantes en la cadena de la globina como las hemoglobinopatías SC, donde la C se genera de la sustitución de lisina por ácido glutámico en la cadena beta, y la variante S-beta talasemia donde existe, además, una disminución en la producción de la cadena beta de la globina. Estas modificaciones conllevan una alteración de la morfología del drepanocito, el cual pierde su estructura circular y adquiere una forma semilunar, comprometiendo su elasticidad y su capacidad de adaptarse al calibre de los capilares más pequeños. Esto compromete el transporte de oxígeno y se genera un fenómeno de obstrucción de la micro circulación por parte de los drepanocitos, que convella hipoperfusión tisular, isquemia y trombosis.[16] Existe también un componente hemolítico – endotelial de la patología, donde el drepanocito produce aumento de la hemoglobina libre, desregulación del metabolismo de la arginina, aumento del estrés oxidativo, disminución local de óxido nítrico y liberación de mediadores inflamatorios (interleukina 1, bradikinina, histamina y sustancia P, así como prostaglandina E2 e I2) que contribuyen a la transmisión del dolor a través de las fibras nociceptivas.[17]

Epidemiológicamente los síndromes drepanocíticos son más comunes en población de origen africana, griega e italiana. Entre individuos afro-americanos, 1 de cada 12 es portador del gen, mientras que 1 de cada 400 padece de la enfermedad.[3]

El diagnóstico se hace a través de electroforesis de hemoglobina, examen que debe ser solicitado desde el primer control prenatal.

Los cambios fisiológicos del embarazo incrementan la demanda metabólica de la mujer, incrementan la viscosidad sanguínea y el embarazo per se suele conocerse como un estado pro-coagulable. Estas adaptaciones empeoran a la paciente que padece de algún desorden drepanocítico, haciéndola más susceptible a crisis propias de su enfermedad y aumentando su morbi-mortalidad. Igualmente el embarazo se ve afectado por el estado de hipoxia crónico, favoreciendo el desarrollo de fetos con restricción de crecimiento intrauterino, parto pretérmino y pérdidas gestacionales tempranas.[18,19,20]

Una vez diagnosticado el embarazo, el control prenatal de una paciente con hemoglobinopatía debe incluir la suplementación usual de hierro y ácido fólico, el uso de tromboprofilaxis y la vigilancia estrecha y multidisciplinaria de la paciente con la finalidad de captar tempranamente complicaciones fetales como la restriccion de crecimiento intrauterino. En la madre se sugiere una evaluación exahustiva de la enfermedad, la tasa de recurrencias de crisis y las complicaciones desarrolladas a lo largo de la vida, para conocer la necesidad de exámenes especiales como ecoocardiograma para valorar la presencia de hipertensión pulmonar, o el historial transfusional en búsqueda de aloinmunización, enfermedades virales y sobrecarga de hierro.[16,21]

No existe un consenso en cuanto al valor de hematocrito que se desea alcanzar al momento del parto. Fisiológicamente el feto en un estado hipóxico generado por anemias inferiores a 6 – 6.5 g/dl no tiene la capacidad de enfrentar la labor de parto, por lo que se recomienda mantener a la paciente en niveles superiores hasta 10 g/dl. Igualmente, la necesidad de transfusiones será sujeta también a la condición materna, planteando como objetivo mantener el porcentaje de HbS inferior a 40% durante el periodo ante e intra parto.[4,22]

La interrupción del embarazo debe ser sujeta a evolución materno-fetal; llevando la gestación de ser posible hasta las 38-40 semanas. La vía del parto ha de ser establecida por indicación obstétrica.[22]

MANEJO DE LAS CRISIS FALCÉMICAS

Los eventos adversos más comunes en la paciente con síndrome drepanocítico son:

- Infecciones
- Crisis dolorosas/vaso oclusivas/hemolíticas
- Sindrome torácico agudo
- Enfermedad cerebro vascular isquémica
- Tromboembolismo pulmonar

De estas complicaciones, las crisis dolorosas son la causa más común de ingreso hospitalario durante el embarazo. Usualmente desencadenadas por factores como la deshidratación, actividad física extenuante, estress y cuadros infecciosos.[23]

La paciente que desarrolla crisis recurrentes suele utilizar hidroxiurea para reducir la frecuencia de los eventos y ha demostrado disminuir la morbi mortalidad global de la paciente con sindrome drepanocítico. Su uso en el embarazo es controversial, basándose en niveles de evidencia bajos, proporcionados por series de casos donde no se registraron afecciones fetales por consumo del medicamento. Su categoria D está establecida por estudios in vitro y pruebas en animales, sin pruebas realizadas en humanos.[24]

Crisis dolorosas/vaso-oclusivas/hemolíticas. El cuadro clínico se caracteriza por:

- Fase prodrómica: previamente a la crisis, las pacientes presentan síntomas de adormecimiento, dolores y parestesia en los sitios que serán afectados por el dolor, lo cual puede tener una duración hasta de dos días.
- Fase de infarto inicial: crisis típica de dolor que aumenta gradualmente a un punto máximo hacia el segundo o tercer día, esto es producido por la formación de los eritrocitos falciformes.
- Fase posterior al infarto: presencia de dolor grave persistente, aquí predominan los signos y síntomas inflamatorios.
- Fase de resolución: se presenta posterior a la crisis, el dolor tiene una disminución progresiva durante uno a dos días.[17,25]

El manejo es intrahospitalario y va dirigido a:

- **Control del dolor**: Los medicamentos analgésicos de elección son los opioides, siendo la morfina a dosis de 1-4 mg IV, IM o SC el que ha demostrado mejor control del dolor. Requiere de vigilancia estrecha del patrón de sedación y respiratorio de la paciente, se recomienda cada 20-30 minutos durante la fase aguda. De manera coadyuvante se recomienda la implementación de acetaminofén y, si la paciente se encuentra entre las 12 y las 28 semanas de embarazo, se pueden utilizar AINES. El uso de morfina puede ameritar la administración de algún antihistamínico y estimulante de la motilidad gastro-intestinal. Una vez desaparecido el dolor, se recomienda pasar a tratamiento oral, con opioides de baja potencia (codydramol, co-codamol o dihydrocodeina) y continuar el aporte con paracetamol.[22,26]

- **Corrección del factor precipitante:** el principal factor desencadenante de crisis dolorosa es la deshidratación, seguido por la presencia de alguna infección. Las infecciones de vías respiratoria y de vías urinarias son la primera causa de hospitalización en la paciente gestante que ingresa por patología médica. La terapéutica antibiótica va dirigida al foco infeccioso si existe sospecha clínica. No es recomendable utilizar como guía el conteo leucocitario ya que el mismo puede encontrarse elevado por presencia de células inmaduras nucleadas en sangre periférica.[22,26]
- **Aporte y transporte de oxígeno:** Comienza con el ingreso de la paciente a través de oxígeno suplementario; recordando que el apoyo ventilatorio de la gestante debe iniciarse de manera más temprana y que la saturación de oxígeno debe mantenerse mayor de 95% para favorecer un adecuado flujo útero-placentario.[22,26]
- **Terapia con fluidos:** las vía de elección para la rehidratación del paciente falcémico en crisis es la intravenosa. La reducción de la natremia y el control de la hipostenuria favorecen la conservación de la morfología del eritrocito y el mantenimiento del volumen intravascular efectivo. Los fluidos recomendados son la Dextrosa en agua al 5% y la solución salina ½ normal. Particular atención a la sobrecarga hídrica en fase de hidratación agresiva.[27]

- **Terapia transfusional:** actualmente se limita a mantener el porcentaje de Hb a mayor del 60%, mantener niveles de Hemoglobina superiores a 6.5 g/dl.[18,22,23,26]

Síndrome torácico agudo. Es la primera causa de muerte en el paciente falcémico. El cuadro clínico se caracteriza por fiebre, dolor pleurítico/torácico y disnea.

Se debe al desarrollo de infartos pulmonares por vaso oclusión, los cuales pueden sobre infectarse. El tratamiento no se aleja del soporte indicado para la crisis dolorosa, haciendo particular énfasis en el apoyo ventilatorio temprano dado el componente multifactorial de la hipoxia y en el inicio súbito de cobertura antibiótica cubriendo también Chlamydia pneumoniae, Mycoplasma pneumonia y virus sincitial respiratorio. El recambio eritrocitario está indicado en caso de deterioro clínico y ante la urgencia de elevar hemoglobina A a porcentaje superiores al 30% con hematocrito no mayor de 30.[18,22,26]

Tromboembolismo pulmonar. Hace parte del diagnóstico diferencial del síndrome torácico agudo. El tratamiento es de soporte e incluye el uso de heparina de bajo peso molecular a dosis terapéuticas.[18,23]

Accidente cerebro vascular. Si bien el comportamiento simula el de un ECV isquémico, con una clínica neurológica igual, ante un evento cerebro vascular secundario a vaso oclusión cerebral por drepanocitosis, el tratamiento no es la trombolisis. En esta eventualidad el tratamiento de urgencia que debe ofrecerse es el recambio eritrocitario.[18,23]

TALASEMIAS

A diferencia de los síndromes drepanocíticos, en las talasemias existe una delección cromosómica se refleja en la producción de cadenas de globina, resultando en una anemia de tipo microcítico. Se clasifican en alfa y beta de acuerdo a cual es la cadena afectada.

La herencia de la talasemia muestra un patrón autosómico dominante y su frecuencia dentro del conjunto de la población mundial es muy elevada, presentando una distribución que se correlaciona con las zonas donde existe o ha existido paludismo endémico.

La gravedad del cuadro depende del genotipo y la cantidad de cadenas de globina comprometidas. La beta talasemia mayor o enfermedad de Cooley corresponde a las formas de mayor expresividad clínica caracterizada por síndrome hemolítico crónico muy intenso con anemia grave y esplenomegalia.[18]

Para fines de planificación, es importante conocer el componente genético del individuo, para poder establecer en una mujer embarazada el riesgo y la gravedad de la enfermedad transmitida al feto.

Obstétricamente son causa de hidrops fetal, pérdidas gestacionales tempranas y restricción de crecimiento intrauterino. La información obstétrica que se maneja sobre el comportamiento de una gestación en el contexto de una madre con talasemia es limitada dado que no suelen embarazarse. En el caso de las variantes más graves, la sobrevida disminuye de manera importante encontrándose entre los 10-20 años y el individuo fallece antes de alcanzar edad reproductiva.

EL manejo de las talasemias se orienta hacia régimenes de hipertransfusión y terapia de quelación de hierro, la cual debe ser interrumpida en caso de embarazo. EL objetivo sugerido es el mantenimiento de la hemoglobina en valores cercanos a 10 g/dl.[16,28,29]

RESUMEN

Las hemoglobiopatías son una serie de trastornos hematológicos de carácter hereditario caracterizados por anomalías estructurales en las cadenas de globina (síndrome drepanocíticos) y anomalías genéticas que compromenten la síntesis de las cadenas (talasemias).

Ambos tipos se caracterizan por desarrollo de anemias hemolíticas y la presencia de un embarazo empeora los signos y síntomas y las necesidades de terapia transfusional.

El manejo va dirigido a las complicaciones y a los eventos adversos propios de la enfermedad recordando que en el caso de las talasemias la terapia transfusional es menos restringida que en los síndromes drepanocíticos.

TROMBOCITOPENIA Y EMBARAZO

INTRODUCCIÓN

Se define como trombocitopenia durante el embarazo un conteo de plaquetas por debajo de 150 x 10^9/L, es común y ocurre en el 7 – 12% de los embarazos al momento del parto.[30,31]

A medida que progresa el embarazo hay un decremento gradual del número de plaquetas; en el tercer trimestre, existe una diferencia significativa en la media de los niveles plaquetarios en comparación a las mujeres no embarazadas.

En un estudio retrospectivo de cohorte publicado en 2018, con 4568 embarazos no complicados, se evidenció que al momento del parto 9.9% de las embarazadas tenían un conteo plaquetario por debajo de 150 x 10^9/L y el 1.0% de estos embarazos presentaban un conteo por debajo de 100 x 10^9/L, concluyendo que la media de los niveles plaquetarios disminuye en todas las mujeres embarazadas y recomendando que se debe considerar otra causa etiológica en aquellas con conteo menor a 100 x 10^9/L.[31]

DIAGNÓSTICO DFERENCIAL Y MANEJO

Las causas de trombocitopenia son por aumento en la destrucción o disminución en la producción (Cuadro 2). La etiología más frecuente durante el embarazo es la trombocitopenia gestacional que ocurre en un 80% de los casos[30].

Cuadro 2. Causas de Trombocitopenia en el Embarazo	
Causas Específicas del Embarazo	**Incidencia**
Trombocitopenia aislada	
Trombocitopenia Gestacional	70 - 80%
Trombocitopenia asociada a Enfermedad Sistémica	
Preeclampsia	15 - 20%
Síndrome de HELLP	<1%
Hígado graso del embarazo	<1%
Causas no Específicas del Embarazo	
Trombocitopenia aislada	
Trombocitopenia inmune primaria	1 – 4%
Trombocitopenia inmune secundaria (HIV, HCV, H pylori)	<1%
Inducida por drogas	<1%
Enfermedad von Willebrand IIb	<1%
Congénita	<1%
Trombocitopenia asociada a Enfermedad Sistémica	<1%
Trombocitopenia trombótica/Síndrome Hemolítico urémico	<1%
Lupus eritematoso sistémico	<1%
Síndrome antifosfolípido	<1%
Enfermedad de médula ósea (Leucemia aguda)	<1%
Hiperesplenismo	<1%
Deficiencia nutricional (folatos/ vitamina B12)	<1%

A continuación se amplía sobre las más frecuentes.

1. **Trombocitopenia Gestacional:** Es la trombocitopenia más común y afecta el 5 – 11% de las mujeres embarazadas. Su fisiopatología no está del todo dilucidada; sin embargo, se propone que es el resultado de varios procesos, entre los principales: hemodilución y aumento del aclaramiento.

Características principales de la Trombocitopenia Gestacional:

a. Su inicio puede ser en cualquier momento del embarazo mayormente desde el segundo trimestre.
b. Presentación asintomática (sin historia de sangrado).
c. Sin antecedente de trombocitopenia fuera de la gestación.
d. El conteo plaquetario retorna a su normalidad 1- 2 meses posteriores al parto.
e. La incidencia de trombocitopenia fetal o neonatal es muy baja.

Mediante estudios se ha demostrado que una trombocitopenia por encima de 115 x 10^9/L, en embarazadas sanas, se debe considerar no patológico por lo cual no amerita una intervención médica[32]. En la práctica clínica se ha tomado el corte de 100 x 10^9/L como segura[33].

El riesgo de trombocitopenia gestacional es 14.2 veces mayor en el subsiguiente embarazo [31].

Durante la gestación se da seguimiento mediante conteo del número de plaquetas basado en razonamiento clínico. Se recomienda realizar un conteo entre 1 a 3 meses post parto para determinar la resolución de la trombocitopenia[34].

2. **Trastornos Hipertensivos del Embarazo (Pre-eclampsia y Síndrome de HELLP):** Es la segunda causa más frecuente de trombocitopenia en el embarazo. La trombocitopenia en mujeres con pre-eclampsia, se atribuye a la activación y el consumo de plaquetas, sin embargo, su origen no está totalmente dilucidado. (Ver capítulo relacionado)

3. **Trombocitopenia inmune primaria:** Es un diagnóstico de exclusión. Afecta aproximadamente 1 en 1000 – 10000 embarazos y se caracteriza por un conteo plaquetario menor a 100 x 10^9/L en ausencia de otras etiologías[35].

   Características principales de la Trombocitopenia inmune:

   a. Diagnóstico previo o presentación durante todo el embarazo especialmente en primer trimestre.
   b. La mayoría de las pacientes no presentan síntomas o signos de sangrado (6 - 91%), los casos reportados con sangrado han sido clasificados como leves a moderados[36]. La incidencia de hemorragia post parto es de 21% en mujeres que presentan niveles plaquetarios <50 x 10^9/L en el transcurso del embarazo[37].
   c. La incidencia de trombocitopenia fetal es de 8 – 15% debido al traspaso placentario de anticuerpos IgG antiplaquetarios, menos del 1% de los fetos presenta complicaciones por hemorragia severa[36].

Los expertos recomiendan que el seguimiento en pacientes con el diagnóstico pero asintomáticas se puede dar con un conteo de plaquetas en cada trimestre, de presentarse síntomas o disminución de plaquetas estos controles serán más seguidos[34].

La evidencia actual no específica un límite de plaqueta en el que se indique un tratamiento, pero si se recomienda iniciar tratamiento cuando la paciente presente síntomas de sangrados, cuando el conteo plaquetario caiga por debajo de 30 x 10^9/L o con el objetivo de incrementar el conteo plaquetario hasta niveles seguros para procedimientos[35].

Corticoides e inmunoglobulina intravenosa son los fármacos de primera línea en el tratamiento de la trombocitopenia inmune. La dosis de prednisona recomendada en embarazo es de 10 – 20 mg/día y se debe ajustar a la dosis mínima efectiva, se recomienda que se dé al menos por 21 días hasta encontrar la dosis adecuada, la respuesta máxima se observa entre 1 a 4 semanas posterior al inicio[30,35].

Cuando no se logra aumentar el conteo plaquetario con corticoides la segunda opción es usar inmunoglobulina intravenosa a una dosis única inicial de 1g/Kg, la respuesta máxima se observa entre 2 – 7 días[30]. La esplenectomía es una opción de manejo cuando falla los de primera línea, sin embargo, se intenta no aplicarla durante el embarazo por la dificultad de la técnica quirúrgica y el riesgo fetal que esto representa[35]. La transfusión de plaquetas es solo usada como una medida inmediata y temporal para preparar a la paciente para una cirugía de urgencias o en el manejo de una hemorragia[30,35].

Durante la labor de parto se recomienda no realizar procedimientos en los fetos de madres con trombocitopenia autoinmune, se debe evitar el uso de electrodos de monitorización en cuero cabelludo y parto con extracción al vacío[35]. La implementación del parto por cesárea no ha demostrado ser más seguro que el parto vaginal, por lo tanto, la indicación de la misma es puramente por condiciones obstétricas[35]. En relación, a la aplicación de bloqueo neuroaxial estudios han demostrado que el nivel de seguridad que tiene el menor riesgo de hematoma epidural es arriba de 70 x 10^9/L[38].

RESUMEN

La trombocitopenia en embarazo tiene como diagnóstico diferencial: a la trombocitopenia gestacional, trombocitopenia inmune y la relacionada a preeclampsia, esta última con un cuadro característico de la patología. Siendo estas las tres más comunes. A continuación, un cuadro comparativo de las dos primeras (Cuadro 3)[39].

Cuadro 3. Trombocitopenias cuadro comparativo		
Criterio	**Trombocitopenia Gestacional**	**Trombocitopenia autoinmune**
Incidencia	75%	3%
Momento usual de inicio	Finales de 2do a 3er trimestre	1er trimestre a inicios de 2do trimestre
Curso clínico	Asintomático	Tasa elevada de sangrado espontáneo den conteo plaquetario < 20 $\times 10^9$/L
Historia	No historia previa de sangrado	Historia de tendencia al sangrado previamente
Conteo plaquetario	≥ 100 x 10^9/L	< 100 x 10^9/L
Trombocitopenia fetal	No	Posible
Conteo plaquetas posterior al parto	Normaliza en 2 semanas	Posible aumento
Tratamiento	Ninguno	Inicialmente prednisona o prednisolona a 20-30 mg/día hasta un mínimo de 21 días

Los rangos de plaquetas para procedimientos en las pacientes con trombocitopenia inmune se han establecido por medio de la evidencia actual y se recomiendan los siguientes (Cuadro 4)[38,40]:

Cuadro 4. Niveles plaquetarios para procedimientos	
Procedimiento	**Nivel de seguridad**
Cesárea	> 50 x 10^9/L
Epidural	> 70 x10^9/L

LINFOMAS Y LEUCEMIA EN EMBARAZO

INTRODUCCIÓN

Las patologías hematológicas malignas más comunes en el embarazo son los linfomas con una incidencia de 1:1000-6000 y las leucemias 1:75000 – 100000[41].

LINFOMAS

Diagnóstico y manejo: Se realiza mediante biopsia excisional o biopsia por aguja gruesa para confirmación histológica. Complementando con estudios radiológicos según edad gestacional y pruebas de laboratorios dirigidas[42].

Linfoma Hodgkin: Es más común que el linfoma no Hodgking en el embarazo. Alrededor del 3% de esta enfermedad se diagnóstica durante el embarazo y su evolución no es diferente que en las mujeres no embarazadas[42,43].

La decisión de inicio de tratamiento dependerá de[43]:

a. Estadio de la enfermedad.
b. Edad gestacional.
c. Sitio anatómico afectado.
d. Estado de salud de la embarazada.

Si el diagnóstico se hace cercano al término, ya sea etapa temprana o avanzada lo recomendable es esperar la finalización del embarazo.

Si el diagnóstico ocurre en primer trimestre, existen dos opciones[44]:

1. Si es un estadio temprano, lenta progresión y asintomática; se puede esperar bajo vigilancia hasta segundo trimestre para inicio de tratamiento.

2. Interrupción del embarazo e iniciar inmediatamente tratamiento según estadio y riesgo de la paciente. Si el estadio es avanzado el tratamiento debe iniciarse inmediatamente posterior al procedimiento.

Linfoma no Hodgkin: Su incidencia es de 5.39 en 100 000 nacimientos[45]. Su prevalencia ha aumentado debido a mayor edad de las mujeres al embarazarse y a su relación con la infección por el virus de inmunodeficiencia humana[46].

La afección placentaria o fetal es muy rara. La afección extranodal a órganos ginecológicos es más común en la mujer embarazada, se postula que es debido al crecimiento dependiente de estimulación hormonal y a estados hiperproliferativos pre existentes en esos tejidos[42].

Las pacientes embarazadas con linfoma no Hodgkin tienen riesgo aumentado para: Pre-eclampsia (OR: 1.57), parto pretérmino (OR: 2.56), transfusiones post parto (OR: 2.73), infecciosas (OR: 2.81), tromboembolismo venoso (OR: 2.70), complicaciones en heridas (OR: 1.29), muerte fetal intra útero (OR: 2.71), alteraciones de la coagulación (OR: 1.61)[45].

El tratamiento del linfoma no Hodgkin dependerá del subtipo y la edad gestacional.

LEUCEMIAS

Diagnóstico y manejo: Se realiza con citometría de flujo de antígenos de superficie en sangre periférica o por biopsia de médula ósea. La biopsia y aspiración de médula ósea en el embarazo es segura[42].

La ***leucemia mieloblástica aguda*** es la más frecuente de las leucemias durante el embarazo (2/3) y el resto es ***leucemia linfoblástica aguda***. Es muy rara la leucemia mieloblástica crónica porque ésta se presenta a edad avanzada[47].

Las leucemias agudas incrementan el riesgo de aborto, parto pretérmino, restricción de crecimiento intrauterino y la morbilidad perinatal[48]. Las células leucémicas pueden infiltrar la placenta produciendo una disminución del flujo placentario lo que conlleva a hipoxia y disminución de nutrientes[44].

Si el diagnóstico se realiza durante el primer trimestre recomiendan interrumpir el embarazo y dar tratamiento. Entre las 24 y 32 semanas se debe valorar el riesgo de la toxicidad de los medicamentos versus los riesgos de la prematuridad al realizar una interrupción electiva. Si el embarazo sobrepasa las 32 semanas es razonable interrumpir el embarazo antes de iniciar tratamiento. La relación riesgo-beneficio debe considerarse cuidadosamente antes de usar cualquier droga en el embarazo. El uso de quinolonas, tetraciclinas y sulfonamidas debe evitarse en el embarazo. En lo posible la finalización del embarazo debe planearse 3 semanas posteriores a la administración de quimioterapia para disminuir el riego de mielo supresión neonatal. El parto planificado es más fácil de manejar que la labor espontánea; se recomienda la inducción del parto, la cesárea electiva solo está recomendada por indicación obstétrica. La anestesia neuroaxial se debe evitar en pacientes con trombocitopenia ($< 80 \times 10^9/L$) y/o neutropenia ($< 1 \times 10^9/L$)[49].

En presencia de leucocitosis severa o de signos y síntomas de leucostasis se puede considera el uso de aféresis la cual es bien tolerada durante el embarazo[50]. El trasplante de células madres está contraindicado durante el embarazo[51].

RESUMEN

Las patologías hematológicas malignas durante el embarazo son de baja incidencia y prevalencia, sin embargo, al realizarse el diagnóstico su manejo es complejo y amerita una evaluación interdisciplinaria con el objetivo de maximizar la posibilidad de cura y la supervivencia de la paciente y minimizar los efectos adversos propios de los tratamientos en el feto.

REFERENCIAS BIBLIOGRÁFICAS

1. Breymann Christian Iron deficiency anemia in pregnancy. Seminars in Hematology 2015;52(4):339-347
2. World Health Organization. Preconception care to reduce maternal and childhood mortality and morbidity. WHO HQ; Geneva, 2013.
3. Mohamed MA, Ahmad T, Macri C, Aly H. Racial disparities in maternal hemoglobin concentrations and pregnancy outcomes. J Perinat Med 2012; 40:141.
4. American College of Obstetricians and Gynecologists. ACOG Practice Bulletin No. 95: anemia in pregnancy. Obstet Gynecol 2008; 112:201. Reaffirmed 2019.
5. WHO recommendations on antenatal care for a positive pregnancy experience. World Health Organization; Luxembourg, 2016.
6. Pavord S, Myers B, Robinson S, et al. UK guidelines on the management of iron deficiency in pregnancy. Br J Haematol 2012; 156:588.
7. Angastiniotis M, Modell B. Global epidemiology of hemoglobin disorders. Ann N Y Acad Sci 1998;850: 251–69. (Level II-3)
8. https://www.cdc.gov/mmwr/preview/mmwrhtml/00051880.htm (Accessed on January 24, 2018).
9. Bothwell TH. Iron requirements in pregnancy and strategies to meet them. Am J Clin Nutr 2000; 72:257S.

10. Daru, J., Zamora, J., Fern_andez-F_elix, B.M., Vogel, J., Oladapo, O.T., Morisaki, N., Tuncalp, O.,Torloni, M.R., Mittal, S. & Jayaratne, K. Risk of maternal mortality in women with severeanaemia during pregnancy and postpartum: a multilevel analysis. The Lancet Global Health,2018, 6, e548–e554.
11. Pavord S, Daru J, Prasannan N, et al. UK guidelines on the management of iron deficiency in pregnancy. Br J Haematol 2019.
12. Campbell BA. Megaloblastic anemia in pregnancy. Clin Obstet Gynecol 1995; 38:455.
13. US Preventive Services Task Force, Bibbins-Domingo K, Grossman DC, et al. Folic Acid Supplementation for the Prevention of Neural Tube Defects: US Preventive Services Task Force Recommendation Statement. JAMA 2017; 317:183.
14. https://ods.od.nih.gov/factsheets/VitaminB12-HealthProfessional/#h2 (Accessed on May 19, 2017).
15. Kitsati N, Liakos D, Ermeidi E, et al. Rapid elevation of transferrin saturation and serum hepcidin concentration in hemodialysis patients after intravenous iron infusion. Haematologica 2015; 100:e80.
16. ACOG Practice Bulletin No. 78: hemoglobinopathies in pregnancy. Obstet Gynecol 2007: 109(1)
17. Rojas-Martínez, A., Calderón, E., Vidal, M. A., Arroyo, F., García-Hernández, R., & Torres, L. M. Crisis drepanocítica y tratamiento del dolor. Revista de La Sociedad Española Del Dolor 2015, 22(4):165–167.

18. Jeffrey P. Phelan, Luis D. Pacheco, Michael R. Foley, George R. Saade , Gary A. Dildy, Michael A. Belfor, Critical care obstetrics, sixth edition, 2019 John Wiley & Sons Ltd, Cap 30; 391-399

19. Dipty Jain Prachi Atmapoojya, Roshan Colah,and Pooja Lodha Sickle Cell Disease and PregnancyMediterr J Hematol Infect Dis. 2019 1;11(1):e2019040.

20. Villers MS, Jamison MG, De Castro LM, James AH. Morbidity associated with sickle cell disease in pregnancy. AmJ Obstet Gynecol. 2008;199(2):125–e1.

21. Hassell K. Pregnancy and sickle cell disease. Hematology/Oncology Clinics. 2005;19(5):903–16

22. Royal College of Obstetricians and Gynaecologists, Management of Sickle Cell Disease in pregnancy, RCOG Green-top Guideline No. 61,July 2011

23. Rappaport, V. J., Velazquez, M., & Williams, K. (2004). Hemoglobinopathies in pregnancy. Obstet Gynecol Clin North Am, 31(2), 287–317.

24. Ballas, S. K., McCarthy, W. F., Guo, N., DeCastro, L., Bellevue, R., … Waclawiw, M. A. (2009). Exposure to Hydroxyurea and Pregnancy Outcomes in Patients With Sickle Cell Anemia. JAMA, 101(10), 1046–1051.

25. Dunlop R, Bennett K. Pain management for sickle cell disease. Cochrane Database Syst Rev 2006;2

26. Rees DC, Olujohungbe AD, Parker NE, Stephens AD, Telfer P, Wright J; British Committee for Standards in Haematology General Haematology Task Force by the Sickle Cell Working Party. Guidelines for the management of acute painful crisis in sickle cell disease. Br J Haematol 2003;120:744–52.

27. Okomo, U., & Meremikwu, M. M. (2017). Fluid replacement therapy for acute episodes of pain in people with sickle cell disease. Cochrane Database of Systematic Reviews.

28. Jensen CE, Tuck SM, Wonke B. Fertility in beta thalassemia major: a report of 16 pregnancies, preconceptual evaluation and a review of the literature. Br J Obstet Gynaecol 1995;102:625–9. (Level III)

29. Aessopos A, Karabatsos F, Farmakis D, Katsantoni A, Hatziliami A, Youssef J, et al. Pregnancy in patients with well-treated beta-thalassemia: outcome for mothers and newborn infants. Am J Obstet Gynecol 1999;180:360–5.

30. American College of Obstetricians and Gynecologist' Committee on Practice Bulletins – Obstetrics. Practice Bulletin No. 207: Thrombocytopenia in Pregnancy. Obstet Gynecol. 2019;133(3):e181-e191.

31. Reese JA, Peck JD, Deschamps DR, McIntosh JJ, Knudtson EJ, Terrell DR, et al. Platelet counts during pregnancy. N Engl J Med 2018;379:32-43.

32. Boehlen F, Hohlfeld P, Extermann P, Perneger TV and De Moerloose P. Platelet Count at Term Pregnancy: A Reappraisal of the Threshold. Obstet Gynecol 2000;95:29-33

33. Rodeghiero F, Stasi R, Gernsheimer T, et al. Standardization of terminology, definitions and outcome criteria in immune thrombocytopenic purpura of adults and children: report from an international working group. Blood. 2009;113(11):2386-2393.

34. Gernsheimer T, James AH, Stasi R. How I treat thrombocytopenia in pregnancy. Blood 2013;121:38-47.

35. Provan D, Stasi R, Newland AC, Blacnchette VS, Bolton-Maggs P, Bussel JB, et al. International consensus report on the investigation and management of primary immune thrombocytopenia. Blood 2010;115:168-86.
36. Webert KE, Mittal R, Sigouin C, Heddle NM, Kelton JG. A restrospective 11 year analysis of obstetrics patients with idiopathic thrombocytopenic purpura. Blood 2003;102:4306-11.
37. Care A, Pavord S, Knigth M, Alfirevic Z. Severe primary autoinmmune thrombocytopenia in pregnancy: a national cohort study. BJOG 2018;125:604-12.
38. Lee LO, Bateman BT, Kheterpal S, Klumpner TT, Housey M, Aziz MF, et al. Risk of epidural hematoma after neuraxial techniques in thrombocytopenic parturients: a report from the Multicenter Perioperative Outcomes Group. Multicenter Perioperative Outcomes Group Investigators. Anesthesiology 2017;126:1053-63.
39. Bergman F, Rath W. The differential diagnosis of thrombocytopenia in pregnancy. Dtsch Arrztebl Int 2015;112:795-802.
40. Neunert C, Lim W, Crowther M, Cohen A, Solberg L jr, Crowther MA. The American Society of Hematology 2011 evidence – based practice guideline for immune thrombocytopenia. American Society of Hematology. Blood 2011;117:4190-207.
41. Hossam M, Mohamed S, Gamal F. Hematologic malignancies during pregnancy: A review. Journal of Advanced Research 2016;7(4): 589-596.

42. Paydas Semra. Management of hemopoieticneoplasias during pregnancy. Crit Rev Oncol Hematol 2016 Aug;104:52-64.

43. Eyre TA, Lau IJ, Mackillop L, Collins GP. Management and controversies of classical Hodgkin lymphoma in pregnancy. British Journal of Haematology, 2015, 169, 613–630.

44. Lavi N, Horowitz NA, Brenner B. An update on the management of hematologic malignancies in pregnancy. Women's Health 2014; 10: 255-266.

45. El-Messidi A, Patenaude V, Abenhaim HA. Incidence and outcome of women with non-Hodgkin's lymphoma in pregnancy: A population-based study on 7.9 million births. J Obstet Gynaecol Res 2015; 41: 582-589.

46. Pereg D, Koren G, Lishner M. The treatment of Hodgkin's lymphoma in pregnancy. Haematologica 2007; 92: 1230-1237.

47. Shapira T, Pereg D, Lishner M. How I treat acute and chronic leukemia in pregnancy. Blood Rev 2008; 22: 247-259.

48. Chelghoum Y, Vey N, Raffoux E, Huguet F, Pigneux A, Witz B, Pautas C, de Botton S, Guyotat D, Lioure B,Fegueux N, Garban F, Saad H, Thomas XAcute leukemia during pregnancy: a report on 37 patients and a review of the literature. Cancer 2005; 104: 110-117.

49. Ali S, Jones GI, Culligan DJ, Marsden PJ, Russell N, Embleton ND, Craddock C. Guidelines for the diagnosis of acute myeloid leukemia in pregnancy.

50. Ali R, Ozkalmekas F, Ozkocaman V, Ozçelik T, Ozan U, Kimya Y, Tunali A. Successful pregnancy and delivery in a patient with chronic myelogenous leukemia (CML) and management of CML with leukapheresis during

pregnancy: a case report and review of the literature. Jpn J Clin Oncol 2004; 34: 215-217.

51. Brenner B, Avivi I, Lishner M. Malignancies in pregnancy. Lancet 2012; 379: 580-587.

CAPÍTULO 22

CARDIOPATÍAS Y EMBARAZO

Néstor Julio Ureña Almanza

CONTENIDO

INTRODUCCIÓN

Se estima que la enfermedad cardiovascular está presente entre el 1 al 4% de los embarazos y el aumento está principalmente asociado a un incremento en enfermedades cardiacas congénitas y adquiridas en la mujer llegando a la edad fértil, edad materna avanzada y factores de riesgos que incluyen: diabetes mellitus, hipertensión arterial crónica, embarazos múltiples entre otros[1].

Este notable incremento de las enfermedades cardiacas en el embarazo trae como consecuencias aumento de la morbilidad y mortalidad fetal y materna de causa no obstétrica ya que en el embarazo ocurren cambios hemodinámicos profundos que pueden descompensar una patología cardiaca subyacente[2] que además en nuestro medio es común encontrar un subregistro. Aunque la muerte materna por cardiopatía es rara, es una de las principales causas de defunción en las embarazadas de países del primer mundo, por ejemplo, en Estados Unidos es ahora la principal causa de muerte en el periodo postparto con 4.23 muertes por 100,000[3,4] el doble que en el Reino Unido con una tasa de 2 muertes por cada 100,000[5]. En nuestro país hasta el 2016 las enfermedades del corazón representaron un 6.5% de las muertes maternas no relacionadas llevándose los primeros lugares las muertes relacionadas con el embarazo, parto o puerperio (hemorragia)[6].

Las presentaciones más comunes de cardiopatía materna adquirida durante el embarazo y puerperio son insuficiencia cardíaca, infarto agudo del miocardio, arritmia y disección aórtica. En tanto que la enfermedad hipertensiva mundial en el embarazo es, con mucho, el trastorno cardiovascular más frecuente, que complica del 2 al 8% de todos los embarazos en el mundo occidental, predominantemente en América Latina y el Caribe[7]. La cardiopatía reumática es frecuente en los países en desarrollo, pero ahora es rara en el mundo occidental[8]. Se observa una variación similar en la cardiomiopatía periparto, con una incidencia creciente en la sociedad occidental, estimada más recientemente en 1: 2229 [9].

CAMBIOS FISIOLÓGICOS CARDIOVASCULARES DEL EMBARAZO

Los cambios cardiovasculares que ocurren en el embarazo deben tomarse en cuenta ya que en una mujer con patología cardiaca previa podría tener riesgos durante el control prenatal y en el parto o cesárea. Estos cambios hemodinámicos son dramáticos y se mantienen incluso en el postparto, se considera una prueba de estrés natural para el sistema cardiovascular para soportar una carga de alto volumen. Incluso antes de la placentación hay vasodilatación sistémica alrededor de las 5 semanas de gestación; la resistencia vascular sistémica (RVS) se reduce progresivamente en un 35-40% hasta la mitad del segundo trimestre, luego se estabiliza antes de aumentar en el tercer trimestre[10]. Esta variación explica de igual manera el cambio de la presión arterial media en los primeros dos trimestres antes de recuperarse a los valores previos al embarazo en el tercer trimestre. Los cambios descritos anteriormente se deben a las propiedades vasodilatadores de estrógenos, progesterona y relaxina que aumentan en el embarazo y reducen la sensibilidad del receptor vasopresor. También parece haber una mayor producción de óxido nítrico que contribuye a la vasodilatación y disminución de la RVS[11].

Estructuralmente hablando, hay un aumento progresivo del volumen y la masa diastólica final del ventrículo izquierdo[10,12]. Sin embargo, disminuye en el tercer trimestre[12]. Desde el primer trimestre hay un aumento de la frecuencia cardiaca materna que persiste durante todo el embarazo, en promedio 30 latidos/min[13]. Todas estas adaptaciones son para soportar el aumento del volumen sanguíneo en promedio 40% alcanzando su valor máximo a las 24 semanas[2].

Como se esperaba, dadas las demandas fisiológicas de la circulación útero-placentaria y el feto en desarrollo, hay un aumento en el gasto cardíaco, con el mayor aumento de hasta un 45% desde el inicio durante el primer trimestre[14,15]. El aumento del gasto cardiaco se desacelera al final del segundo trimestre y cae un poco más tarde en el tercer trimestre[10]. Un resumen de los cambios hemodinámicos se puede ver en la tabla 1.

Con todos estos cambios que ocurren en un embarazo normal se puede comprender la descompensación hemodinámica cuando existe una cardiopatía de fondo y peor aun cuando no se ha diagnosticado y se descubre en el control prenatal.

Cambios hemodinámicos intraparto y postparto

Hay cambios notables en el gasto cardiaco, frecuencia cardiaca, presión arterial y el volumen plasmático en este periodo[16,17]. Aunque la frecuencia cardíaca y la presión arterial normalmente disminuyen dentro de las primeras 48 horas luego del parto, la presión arterial puede aumentar nuevamente entre los días 3 y 6 debido a los cambios de líquidos[18] (Tabla 1). Durante este período, los médicos deben controlar a los pacientes en busca de complicaciones hipertensivas y las relacionadas con la sobrecarga de líquidos[19]. El aumento de la presión hidrostática y la disminución de la presión osmótica coloide hacen que las mujeres con enfermedad cardiovascular sean susceptibles al edema pulmonar en el momento del parto e inmediatamente después del mismo, particularmente en mujeres con enfermedad cardiovascular grave y la administración excesiva de líquidos intravenosos o pre-eclampsia, o ambas. Hay que tener extrema precaución con la cantidad de líquidos que se administra a las mujeres con enfermedad cardiovascular en el parto, ya que una de las medidas en nuestros hospitales es la “hidratación” de las mujeres en la labor de parto.

Los niveles elevados de péptido natriurético auricular en plasma materno en la primera semana posparto permiten la diuresis postparto[20]. La hemodinámica materna generalmente regresa a un estado previo al embarazo de 3 a 6 meses después del parto.

Cambios metabólicos y hematológicos

Ya es conocido el estado de hipercoagulabilidad del embarazo, la anemia dilucional, la éstasis venosa, compresión de la vena cava inferior y vasos pélvicos por el útero grávido con disminución de la movilidad. Esto con mayor riesgo de tromboembolismo que puede agravar la enfermedad cardiovascular en el embarazo. En cuanto al estado metabólico el embarazo viene siendo un estado catabólico, que conduce a resistencia a la insulina y el perfil lipídico aterogénico con ácidos grasos séricos elevados, agravantes del riesgo[21].

Tabla 1. CAMBIOS CARDIOVASCULARES EN UN EMBARAZO NORMAL[21]

	Primer trimestre	**Segundo trimestre**	**Tercer trimestre**	**Estadío 1 de labor**	**Estadío 2 de labor**	**Postparto temprano**	**3-6 meses postparto**
GASTO CARDIACO	↑ 5-10%	↑↑ 35-45%		↑ 30%	↑↑ 50%	↑↑↑ 60-80% inmediatamente disminuye en la primera hora	Retorno a valores previos al embarazo
FRECUENCIA CARDIACA	↑ 3-5%	↑ 10-15%	↑ 15-20%	↑ 40-50% durante la contracción		↓ 5-10% en 24 horas, continúa disminuyendo durante las primeras 6 horas	
PRESIÓN ARTERIAL	↓ 10%	↓ 5%	↑ 5%	↑ 15-25% PS ↑ 10-15% PD Durante la contracción		↓ 5-10% PS en 48 horas Puede aumentar nuevamente Entre los 3 y 6 días	
VOLUMEN PLASMÁTICO	↑	↑↑ 40-50%		↑	↑↑	↑↑↑ 500 ml debido a autotransfusión	

Abreviaturas: PS: presión arterial sistólica, PD: presión arterial diastólica.

FACTORES DE RIESGO

Algunos factores están relacionados con la enfermedad cardiaca en el embarazo, tal como:

1. Raza: Las mujeres negras no hispanas tienen un riesgo 3.4 veces mayor de morir por complicaciones del embarazo relacionadas con enfermedades cardiovasculares en comparación con las mujeres blancas no hispanas independientemente de otras variables[22].

2. Edad: La edad mayor de 40 años aumenta el riesgo de muerte materna relacionada con enfermedades del corazón 30 veces el riesgo que para las mujeres menores de 20 años[23,24].
3. Hipertensión: los trastornos hipertensivos afectan hasta un 8 % de los embarazos. La hipertensión severa y de inicio temprano durante el embarazo pone a las mujeres en un mayor riesgo de compromiso cardíaco durante o después del parto[25,26]. En embarazos complicados por hipertensión, la incidencia de infarto al miocardio e insuficiencia cardíaca es 13 y 8 veces mayor, respectivamente, que en embarazos sanos[25].
4. Obesidad: la obesidad previa al embarazo aumenta el riesgo de muerte materna debido a una causa cardíaca[27], especialmente si se asocia con apnea obstructiva del sueño de moderada a grave[28]. En el Reino Unido desde 2006 hasta el 2008, el 60% de las muertes maternas en las que se conocía el índice de masa corporal (IMC) fue en mujeres con sobrepeso u obesidad[29].

La presencia de uno o más factores de riesgo debe llamar la atención que puede elevar la morbi-mortalidad materna durante el control prenatal y así tomar más precaución, valorar riesgos y complementar evaluaciones pertinentes.

Las mujeres con enfermedad cardiovascular previa deberían tener una evaluación idealmente antes de quedar embarazadas por un cardiólogo con el objetivo de considerar los potenciales riesgos para el feto y la madre, además de optimizar la condición cardiaca subyacente[21].

EVALUACIÓN CLÍNICA

Un historial detallado enfatizando en los antecedentes familiares cardiovasculares, examen clínico, síntomas o antecedentes de cirugías cardiacas previas es la clave para sospechar la enfermedad en el embarazo. Durante la evaluación se deben incluir preguntas como: antecedentes de trastornos estructurales, vasculares o del ritmo, muerte súbita. Con el avance de la tecnología y la disponibilidad de nuevos estudios, existe la posibilidad de conocer la mutación del gen MYH7 que predispone a miocardiopatía que tiene consecuencias de alto impacto en la morbi-mortalidad materna y así preparar al equipo en dicho embarazo. Definitivamente estos embarazos con riesgos deben atenderse en centros de atención especializados con equipos multidisciplinarios para mejorar los resultados. La Organización Mundial de la Salud (OMS) recomienda, que como mínimo estas unidades de alta complejidad deben estar integradas por: obstetras, sub-especialistas en materno-fetal, cardiólogo y un anestesiólogo.

Se ha sugerido una triada para el éxito en el control de la embarazada con cardiopatía: detección del riesgo cardiovascular, educación del paciente y planificación del equipo multidisciplinario[30].

En ciertas circunstancias puede existir enfermedad cardiovascular donde el embarazo médicamente no está recomendado y se deben discutir otras alternativas, hasta de métodos anticonceptivos por el riesgo de comprometer su vida. Un ejemplo de esto es el estadio IV de la OMS que tiene una alta mortalidad y el embarazo está contraindicado, en la tabla 2 se detallan las diferencian entre síntomas comunes del embarazo y los que sugieren una enfermedad cardiaca grave, además en la tabla 3 según la OMS la clasificación de la embarazada con una enfermedad cardiaca preexistente.

Idealmente antes de la concepción se debe asesorar a la pareja sobre los riesgos potenciales y reales que existen en el embarazo de las diferentes cardiopatías, además del uso de medicamentos teratogénicos como la warfarina y los inhibidores de la enzima convertidora de angiotensina (IECA), pueden cambiarse a medicamentos más seguros cuando sea necesario. Ofrecer las opciones de anticoncepción segura es relevante para quienes deciden no quedar embarazadas.

Tabla 2. *Cómo diferenciar los signos y síntomas comunes del embarazo normal frente a los que son anormales e indicativos de enfermedad cardíaca subyacente.*[31]

	CUIDADOS DE RUTINA Seguridad	**PRECAUCIÓN Evaluación no urgente**$^{\Psi\otimes}$	**ALTO Evaluación rápida**$^{\Sigma}$
HISTORIA ECV	No	No	Sí
SÍNTOMAS REPORTADOS	Ninguno o leve	Sí	Sí
Respiración corta	No interfiere con actividades de la vida diaria; solo con ejercicios pesados	Con ejercicios moderados, asma de nuevo inicio, tos persistente, AOS moderada o severa	En reposo, disnea paroxística nocturna u ortopnea; Rx de tórax con infiltrado bilateral o neumonía refractaria
Dolor en el pecho	Reflujo que resuelve con tratamiento	Atípico	En reposo o con mínimos esfuerzos
Palpitaciones	Pocos segundos, autolimitados	Breve, episodios autolimitados, aturdimiento o síncope	Asociado con casi síncope
Síncope	Mareos sólo con estar de pie de forma prolongada o deshidratación	Vasovagal	Con exfuerzo o no provocado
Fatiga	Leve	Leve o moderado	extremo
SIGNOS VITALES			
FC (lat/min)	<90	90-119	>120
PS (mmHg)	120-139	140-159	>160 ó PS baja sintomática
FR (por min)	12-15	16-25	≥25
Saturación de oxígeno	>97%	95-97%	<95% (a menos que sea crónica)
EXAMEN FÍSICO			
ingurgitación yugular	No visible	No visible	Visible >2cm encima de la clavícula
Corazón	S3 apenas audible, soplo sistólico	S3, soplo sistólico	Soplo sistólico fuerte, soplo diastólico, S4
Pulmón	Claros	Claros	Sibilancias, crépitos y efusión
Edema	Leve	moderado	severo

Abreviaturas: FR frecuencia respiratoria, PS presión sistólica, FC frecuencia cardiaca, AOS apnea obstructiva del sueño, Rx radiografía.

ΨSi no está claro, cualquier combinación de factores en la columna amarilla que sume 4 o más amerita una evaluación adicional.

ΣDebe generar preocupación por insuficiencia cardíaca y debe ser evaluado de inmediato

⊗ Datos obtenidos de: https://www.cmqcc.org/resources-toolkits/toolkits/improving-health-care-response-cardiovascular-disease- pregnancy-and. [32]

La evaluación del riesgo debe incluir una historia clínica completa y un examen físico, un electrocardiograma (ECG) de 12 derivaciones y un ecocardiograma transtorácico. La resonancia magnética cardíaca y hallazgos de Tomografía computarizada cardiaca deben revisarse e incorporarse a la evaluación de riesgos; especialmente en mujeres con aortopatías y lesiones congénitas complejas.

Es útil la prueba de esfuerzo para medir la capacidad funcional y la respuesta de la presión arterial al ejercicio para la estratificación del riesgo en mujeres con lesiones valvulares, como estenosis aórtica.

Un monitor Holter (monitor cardiaco ambulatorio de 24 a 48 horas) es útil para evaluar los síntomas de palpitaciones, mareos, aturdimiento y síncope durante el embarazo[21]. En cuanto al dímero D no es de utilidad de rutina en el embarazo.

Pruebas cardiopulmonares, con mediciones de saturación de oxígeno, capacidad funcional, pico de VO_2 (consumo máximo de oxígeno) e índice cronotrópico, proporciona información útil en mujeres con enfermedad cardiaca congénita compleja. Los niveles séricos y basales de péptido natriuréticos de tipo B durante el embarazo pueden incorporarse en el embarazo en mujeres con potencial de desarrollar insuficiencia cardíaca (IC) durante el embarazo debido a enfermedad miocárdica, enfermedad cardíaca valvular y enfermedad cardiaca congénita compleja[1].

Tomar en cuenta la clasificación NYHA para enfermedad cardiaca por insuficiencia que se muestra en la Figura 1.

Figura 1.

NYHA

Clase	Implicaciones clínicas	Limitación de actividades
I	Buena tolerancia al ejercicio asintomática	Ninguna
II	Sintomática con ejercicio moderado	Con actividad ordinaria
III	Sintomática con ejercicio leve o con actividades ordinarias	Con menos que actividades ordinarias
IV	Sintomática en reposo	Incapaz de realizar cualquier tipo de actividad física

CLASIFICACIÓN DEL RIESGO DE LA GESTACIÓN EN CARDIOPATÍA MATERNAS

Existen varias clasificaciones del riesgo, sin embargo, la que consideramos que correlaciona las complicaciones maternas y valora el riesgo en el embarazo es la modificada de la OMS. Se dividen en 4 grupos, de menor a mayor riesgo de morbimortalidad materna, se muestran en la tabla 3. Una clase IV supone un riesgo extremadamente alto, estando el embarazo contraindicado. Si tiene lugar el embarazo, se debe plantear su interrupción.

Tabla 3. Clasificación modificada de riesgo de embarazo de la Organización Mundial de la Salud para mujeres con enfermedad cardiovascular preexistente[21]

Clasificación modificada de riesgo de embarazo de la OMS (Riesgo de embarazo por afección médica) Seguimiento sugerido	**Lesión cardiaca específica**	**Cuidado materno**
OMS I **No hay un aumento detectable del riesgo de mortalidad materna y ningún aumento o leve de la morbilidad** **(2-5% de riesgo de tasa de eventos cardíacos maternos)** **Seguimiento: evaluación de cardiología una o dos veces durante el embarazo**	-Sin complicaciones, pequeño o leve -Estenosis pulmonar -Conducto arterioso del paciente -Prolapso de la válvula mitral -Lesiones simples reparadas con éxito (comunicación interauricular o ventricular, conducto arterioso permeable, drenaje venoso pulmonar anómalo) -Latidos ectópicos auriculares o ventriculares, aislados	-Asesoramiento previo al embarazo o embarazada -Atención en el hospital local -Parto en el hospital local
OMS II **Pequeño aumento del riesgo de mortalidad materna o aumento moderado de la morbilidad** **(6–10% de frecuencia de eventos cardíacos maternos)** **Seguimiento: cardiología, cada trimestre**	-Defecto septal auricular o ventricular no operado -Tetralogía reparada de Fallot o coartación aórtica -La mayoría de las arritmias (arritmias supraventriculares) -Síndrome de Turner sin enfermedad cardíaca congénita.	Asesoramiento previo al embarazo o embarazada asesoramiento o consulta al equipo cardiaco del embarazo Atención en el hospital local Parto en el hospital local
OMS II Y III **Aumento intermedio del riesgo de mortalidad materna o aumento moderado a severo de la morbilidad** **(11–19% tasa de eventos cardíacos maternos)** **Seguimiento: cardiología, cada trimestre**	-Insuficiencia ventricular izquierda leve (FE>45%) -Miocardiopatía hipertrófica -Enfermedad valvular nativa o bioprotésica no considerada OMS I o IV (estenosis mitral leve, estenosis aórtica moderada) -Marfan u otro síndrome EATH sin dilatación aórtica -Aorta <45 mm en patología de la válvula aórtica bicúspide -Coartación reparada sin residuos (no Turner) -Defecto del tabique auriculoventricular	- Asesoramiento previo al embarazo o embarazada -Asesoramiento sobre el embarazo por el Equipo cardiaco del embarazo -Atención en un hospital de nivel apropiado (miembros críticos del Equipo de Embarazo Cardíaco disponibles según la enfermedad cardíaca) -Parto en un hospital del nivel apropiado⊕
OMS III **Riesgo significativamente mayor de mortalidad materna o morbilidad severa** **(Tasa de eventos cardíacos maternos del 20–27%)** **Seguimiento: cardiología, cada 1 a 2 meses**	-Insuficiencia ventricular izquierda moderada (EF 30–45%) -Miocardiopatía periparto previa sin deterioro residual del ventrículo izquierdo -Válvula mecánica -Ventrículo derecho sistémico con buena o levemente disminución de la función ventricular -Circulación de Fontan sin complicaciones, -Enfermedad cardíaca cianótica no reparada -Otras enfermedades cardíacas complejas -Estenosis mitral moderada -Estenosis aórtica asintomática severa -Dilatación aórtica moderada (40–45 mm en el síndrome de Marfan u otro EATH; 45–50 mm en la válvula aórtica bicúspide; síndrome de Turner ITO 20–25 mm / m2; Tetralogía de Fallot, 50 mm) -Taquicardia ventricular	- Asesoramiento previo al embarazo o embarazada -Consulta del equipo cardiaco del embarazo / asesoramiento -Atención en un hospital de nivel apropiado -Nacimiento en un nivel hospitalario apropiado⊕
OMS IV **Embarazo contraindicado** **Discutir el aborto terapéutico** **Riesgo extremadamente alto de mortalidad materna o morbilidad severa** **(>27% tasa de eventos cardíacos**	-Hipertensión arterial pulmonar -Disfunción ventricular sistémica grave (EF <30%, NYHA III-IV) -Miocardiopatía periparto previa con cualquier disfunción ventricular izquierda residual -Estenosis mitral severa	-Consulta / asesoramiento al equipo cardiaco del embarazo -Atención a un nivel apropiado de miembros del hospital del Equipo cardiaco del Embarazo disponibles según la enfermedad cardíaca)

maternos) **Seguimiento: seguimiento de cardiología todos los meses (mínimo)**	-Estenosis aórtica sintomática severa -Ventrículo derecho con función ventricular moderada a severamente disminuida -Dilatación aórtica severa (>45 mm en el síndrome de Marfan u otro EATH; >50 mm en la válvula aórtica bicúspide; síndrome de Turner ITO >25 mm / m^2; Tetralogía de Fallot >50 mm) -Ehlers-Danlos vasculares -Coartación nativa grave -Circulación de Fontan con cualquier complicación.	-Parto en un hospital del nivel apropiado♣

EATH: Enfermedad aórtica torácica hereditaria, ITO: índice de tamaño aórtico.

⊕OMS Clase de riesgo III. Miembros críticos del Equipo de Embarazo Cardíaco disponibles dependiendo de la enfermedad cardíaca. Por ejemplo: un paciente con válvula mecánica requiere atención en un centro con un equipo de cardiólogos / medicina materno-fetal que monitorea y ajusta la anticoagulación semanalmente, entrega en un centro con anestesia obstétrica y opciones avanzadas de atención cardíaca que incluyen acceso a cirugía cardíaca de emergencia en caso de válvula protésica aguda La trombosis requiere intervención de emergencia.
♣OMS Clase de riesgo IV. Por ejemplo, un paciente con hipertensión pulmonar grave requiere atención y parto en un centro con medicina materno-fetal, anestesia obstétrica y cardíaca, un especialista en hipertensión pulmonar y opciones avanzadas de atención de insuficiencia cardíaca, como un dispositivo de asistencia ventricular y manejo de oxigenado de membrana extracorpórea.

Las mujeres embarazadas con antecedentes, hallazgos cardíacos positivos o ambos, deben recibir atención prenatal, intraparto y posparto en un entorno hospitalario que represente un nivel de atención materna apropiado que esté en el Nivel II o superior, dependiendo de la lesión o lesiones cardíacas específicas que están presentes. Es indispensable una unidad con equipo cardiaco del embarazo con la complejidad que indican las recomendaciones de la OMS para ofrecer a la población y disminuir la morbimortalidad materna asociado a las cardiopatías del embarazo en nuestro país.

Las complicaciones perinatales aumentan aún más en mujeres con factores de riesgo obstétricos concomitantes, como antecedentes de parto prematuro o ruptura de membranas, incompetencia cervical o parto por cesárea, RCIU, sangrado antes del parto con > 12 semanas de gestación, enfermedad febril, anormalidades uterinas /placentarias durante el presente embarazo[33].

A pesar de los avances significativos en la comprensión del riesgo de embarazo con el desarrollo de índices de riesgo y una gran cantidad de estudios sobre los resultados, el juicio clínico sigue siendo un aspecto muy importante de la estratificación del riesgo.

ENFERMEDAD VALVULAR

Es una enfermedad común en mujeres jóvenes y una porción importante de la población cursa con enfermedad valvular congénita o adquirida. Esta condición podría conocerse antes del embarazo, pero puede detectarse por primera vez en el control prenatal usualmente cuando hay presencia de soplos que no son fisiológicos.

Aunque muchas mujeres con enfermedad valvular, especialmente la enfermedad valvular menos grave, se recuperan bien durante el embarazo, pero algunas lesiones valvulares de riesgo en las que el embarazo se considera prohibido, incluida la estenosis mitral grave (EM), la estenosis aórtica (EA) sintomática grave y las lesiones valvulares asociado con disfunción ventricular izquierda (VI) grave o hipertensión pulmonar significativa[34]. Estas mujeres deben recibir asesoramiento adecuado antes de la concepción y, cuando sea posible, se les debe ofrecer una intervención valvular antes del embarazo. Se aconseja a las pacientes con lesiones de alto riesgo, como las asociadas con hipertensión pulmonar (p. Ej., Síndrome de Eisenmenger), obstrucción cardíaca severa del lado izquierdo, disfunción ventricular severa, cianosis, circulación defectuosa de Fontan y lesiones asociadas con arritmias complejas evitar el embarazo[21].

Hay que tomar en cuenta los cambios hemodinámicos del embarazo pueden conducir a mayores gradientes de la válvula mitral y aórtica en los ecocardiogramas transtorácicos, con una sobreestimación de la gravedad de la lesión valvular[34].

El reposo en cama y la terapia médica deben iniciarse si se produce una descompensación clínica durante el embarazo. La valvuloplastia percutánea con balón para lesiones estenóticas es el tratamiento preferido en mujeres con síntomas refractarios[34]. Cuando sea posible, se debe realizar una valvuloplastia con balón después del primer trimestre para evitar la exposición a la radiación del feto durante la organogénesis. Solo operadores con experiencia deben realizar valvuloplastia. El blindaje abdominal se puede usar para minimizar la exposición a la radiación fetal. La cirugía de válvula solo se considera si otras terapias han fallado porque está asociada con un riesgo significativo de mortalidad fetal del 20% al 30%[35,36].

Para las mujeres que permanecen estables durante el embarazo, un parto a término es óptimo. Por lo general, se recomienda una **inducción planificada** en mujeres con lesiones estenóticas graves, en quienes se recomienda la monitorización de arritmias y la inserción de la línea arterial para una medición precisa de la PA. La monitorización hemodinámica durante el trabajo de parto y el parto, y durante 12 a 24 h después del parto, se utiliza para garantizar que la hemodinámica y el estado del volumen estén optimizados y que las complicaciones se eviten, cuando sea posible. Un parto vaginal con buen manejo del dolor es el modo de parto preferido para la mayoría de las mujeres con valvulopatía. Algunos expertos aconsejan el parto por cesárea para mujeres con EA (estenosis aórtica) grave[34].

Para las mujeres con lesiones valvulares estenóticas moderadas o graves que tienen un parto vaginal, se utiliza una segunda etapa del trabajo de parto asistida con el objetivo de minimizar el esfuerzo expulsivo materno. Los agentes tocolíticos con efectos beta-miméticos no deben usarse en mujeres con EM para prevenir el aumento de la presión auricular izquierda mediado por taquicardia. Atosiban, un antagonista de la oxitocina, es un agente alternativo. La profilaxis antibiótica no se recomienda en mujeres con valvulopatía nativa[1]. Las mujeres con lesiones estenóticas graves generalmente se benefician de la monitorización posparto en una unidad de cuidados coronarios o de bajada durante al menos 24 h para un control cercano de su volumen. La cardiopatía congénita en la mujer debe provocar una ecocardiografía fetal y, por el contrario, la identificación de la cardiopatía congénita en un feto o un recién nacido puede provocar la detección de la cardiopatía congénita de los padres[21].

ESTENOSIS MITRAL (EM)

La EM reumática es la lesión valvular más frecuente en mujeres en edad fértil. A menudo hay alguna regurgitación mitral asociada. Durante el embarazo, los aumentos en la frecuencia cardíaca, el gasto cardiaco, la masa de glóbulos rojos y el volumen plasmático pueden conducir a un aumento de la presión auricular izquierda y la descompensación cardíaca. Algunas mujeres con EM reumática presentarán síntomas por primera vez durante el embarazo debido a estos cambios hemodinámicos. Las complicaciones cardíacas más comunes durante el embarazo son la disminución de la capacidad funcional, las arritmias auriculares, como la fibrilación auricular y el edema pulmonar. La gravedad de la enfermedad está relacionada con la clase funcional NYHA.

Las arritmias auriculares y la insuficiencia cardíaca a menudo ocurren en el tercer trimestre, cuando los cambios hemodinámicos del embarazo son más pronunciados. Las complicaciones también ocurren en el momento del parto y el parto o dentro de la primera semana después del parto. Las mujeres con fibrilación auricular tienen riesgo de accidente cerebrovascular y eventos isquémicos transitorios.

Las complicaciones fetales y neonatales también aumentan en mujeres con EM, con altas tasas de parto prematuro, restricción del crecimiento intrauterino, bajo peso al nacer y muertes fetales.

Las mujeres que desarrollan síntomas deben recibir betabloqueantes para alargar el tiempo de llenado diastólico y disminuir la presión auricular izquierda. El edema pulmonar debe tratarse con betabloqueantes intravenosos y agentes diuréticos. Las que desarrollan fibrilación auricular deben estar completamente anticoaguladas y se debe restaurar el ritmo sinusal cuando sea posible. La valvuloplastia mitral percutánea con balón solo se considera si otras terapias han fallado porque está asociada con un riesgo significativo de mortalidad fetal del 20% al 30%[1].

INSUFICIENCIA MITRAL (IM)

La cardiopatía reumática, la cardiopatía coronaria y el prolapso de la válvula mitral son las causas más comunes de IM en mujeres en edad fértil. Se cree que la disminución de la resistencia vascular periférica y la Presión arterial durante el embarazo es la razón por la cual las mujeres asintomáticas con IM leve, moderada e incluso severa con tamaño del ventrículo izquierdo y función sistólica normal tienden a tener buenos resultados durante el embarazo. Sin embargo, el aumento en el volumen plasmático y el gasto cardiaco pueden conducir a insuficiencia cardíaca o arritmias en el embarazo en mujeres con IM severa, especialmente en aquellas con dilatación o disfunción ventricular significativa[1].

ESTENOSIS AÓRTICA (EA)

Más comúnmente debido a la enfermedad de la válvula bicúspide. La enfermedad de la válvula bicúspide puede estar asociada con dilatación de la raíz aórtica o coartación de la aorta, y esto puede conferir riesgos adicionales de embarazo. Con menor frecuencia la EA se debe a enfermedad cardiaca reumática.

El aumento del gasto cardiaco en el embarazo puede ser mal tolerado en el contexto de una obstrucción de salida. En el momento de la labor y el parto, el alivio de la compresión de la vena cava inferior, las autotransfusiones del útero contraído y la administración excesiva de líquido intravenoso también pueden ser mal tolerados.

Las mujeres con EA leve o moderada a menudo tienen buenos resultados, mientras que las mujeres con EA grave pueden desarrollar angina, taquiarritmias y edema pulmonar. La mortalidad materna es rara, sin embargo, cuando la enfermedad es grave tiene una alta tasa de parto prematuro, bajo peso al nacer y muerte fetal.

Las mujeres que desarrollan síntomas durante el embarazo deben ser admitidas para descansar en cama. El edema pulmonar debe tratarse con agentes diuréticos. Sin embargo, la diuresis agresiva puede causar hipovolemia, hipotensión y disminución de la perfusión placentaria, y debe evitarse. El ritmo sinusal debe restaurarse en mujeres que desarrollan arritmia. A diferencia de la EM, no existe una terapia médica efectiva para la EA. Para las mujeres con síntomas persistentes a pesar del reposo en cama y la terapia médica, se debe considerar la valvuloplastia aórtica percutánea con balón si la válvula es adecuada para el procedimiento, no hay insuficiencia aórtica significativa y hay un equipo experimentado disponible para realizar el procedimiento (39). La cirugía valvular solo debe considerarse cuando las mujeres embarazadas son resistentes al tratamiento médico y la valvuloplastia con balón no se puede realizar.

INSUFICIENCIA AÓRTICA (IA)

Similar a la EA, la causa más común en mujeres jóvenes es la enfermedad de la válvula aórtica bicúspide. Con menos frecuencia, las mujeres tienen una aortopatía con una aorta dilatada, o tienen IA residual después de una valvuloplastia o endocarditis. El aumento en el volumen plasmático y el gasto cardiaco del embarazo pueden llevar a complicaciones en mujeres que tienen IA severa con disfunción sistólica del ventrículo izquierdo (VI). Las mujeres con IA, el tamaño del VI preservado y la función sistólica generalmente se recuperan bien durante el embarazo. Las que desarrollan complicaciones deben recibir terapia médica para la insuficiencia cardíaca o las arritmias.

INSUFICIENCIA PULMONAR (IP)

Se observa con mayor frecuencia en mujeres jóvenes después de la reparación de la tetralogía de Fallot. Con menos frecuencia, la IP severa está presente después de la valvuloplastía para la estenosis pulmonar (PS). Algunas mujeres con tetralogía de Fallot tienen IP mixta y obstrucción del tracto de salida del ventrículo derecho. El aumento en el volumen plasmático y el gasto cardiaco durante el embarazo puede ocasionar insuficiencia cardíaca derecha en mujeres con IP severa, particularmente en aquellas mujeres con dilatación y disfunción ventricular derecha preexistentes[38]. En general, a las mujeres con función ventricular derecha normal les va bien durante el embarazo. Sin embargo, las mujeres con IP severa y disfunción sistólica ventricular derecha o hipertrofia y aquellas con estenosis de la rama de la arteria pulmonar tienen mayor riesgo de desarrollar insuficiencia cardíaca derecha[38].

ESTENOSIS PULMONAR (EP)

En mujeres jóvenes, es raro y principalmente secundario a anomalías congénitas de la válvula pulmonar. Incluso en mujeres con EP grave, las complicaciones cardíacas durante el embarazo son muy raras. Se han informado complicaciones no cardíacas en mujeres con EP, incluidos trastornos relacionados con la hipertensión, partos prematuros y complicaciones tromboembólicas[1].

INSUFICIENCIA TRICUSPÍDEA (IT)

La enfermedad valvular tricuspídea aislada en mujeres jóvenes es rara. Las causas de insuficiencia tricuspídea en mujeres jóvenes incluyen lesiones cardíacas congénitas, como anomalía de Ebstein, cardiopatía reumática y endocarditis. La mayoría de las mujeres con insuficiencia tricuspídea, incluidas aquellas con anomalía de Ebstein, toleran bien los cambios hemodinámicos del embarazo.

ENFERMEDAD CONGÉNITA COMPLEJA DEL CORAZÓN

Debido al éxito de la cirugía cardíaca congénita, la cardiopatía congénita ahora comprende hasta el 80% de todos los embarazos en mujeres con afecciones cardíacas en el mundo occidental[39]. Sin embargo, el riesgo materno de mortalidad (0.5%) y morbilidad es relativamente bajo y es de 4 a 5 veces menor que el reportado en cardiopatía valvular o miocardiopatía[40]. La morbilidad materna (principalmente arritmias e insuficiencia cardíaca [IC]) se informa en el 11% (4,5% a 20%)[39]. Estos datos provienen de poblaciones heterogéneas, que varían desde la cardiopatía congénita más simple hasta la más compleja. Hay subcategorías en las que el riesgo tanto para la madre como para el feto aumenta notablemente.

El sistema más confiable de estimación de riesgo en las cardiopatías congénitas es la clasificación modificada de riesgo de la OMS, tabla 3, como su sistema de estimación de riesgo. Según esta clasificación, la circulación de Fontan, disfunción ventricular derecha y la enfermedad cianótica no corregida son afecciones congénitas de alto riesgo.

CIRCULACIÓN DE FONTAN

Los pacientes nacidos con un corazón funcionalmente univentricular a menudo se alivian mediante la creación de una modificación de la circulación de Fontan. En todas las modificaciones de la circulación de Fontan, el ventrículo único se usa como ventrículo sistémico y bombea sangre altamente saturada en la aorta, mientras que la sangre desoxigenada fluye pasivamente desde las venas sistémicas hacia los pulmones. Esta circulación se caracteriza por presiones venosas sistémicas elevadas, mayor riesgo de trombosis venosa, susceptibilidad a arritmias auriculares que a menudo se tolera mal y una capacidad deteriorada para satisfacer las demandas de aumento del gasto cardíaco relacionado con una disminución de la precarga del ventrículo. Además de la disfunción del ventrículo único, la disfunción valvular y la enteropatía perdedora de proteínas son complicaciones frecuentes[40]. Las complicaciones maternas ocurren en aproximadamente el 10%[41]. Las arritmias auriculares son las complicaciones más frecuentes[41]. Se han informado complicaciones tromboembólicas en pacientes con y sin tratamiento anticoagulante[41]. Otras complicaciones cardíacas son la insuficiencia cardíaca y el deterioro de la clase funcional. La insuficiencia cardíaca ocurre cuando el ventrículo anormal a menudo anatómica y funcionalmente no puede satisfacer el requisito de aumento del gasto cardíaco, y puede verse agravado por la insuficiencia valvular auriculoventricular. Además, la circulación transpulmonar pasiva depende de las propiedades ventriculares diastólicas adecuadas y puede ser insuficiente para transportar el volumen plasmático aumentado por el embarazo. Los expertos coinciden en que las pacientes de Fontan con función ventricular deprimida, cianosis, insuficiencia valvular atrioventricular significativa o enteropatía con pérdida de proteínas deben ser aconsejada de no embarazarse.

En cuanto a la disfunción ventricular usualmente se debe a la reparación auricular secundaria a la cirugía para corrección de la transposición de las grandes arterias. Tiene una alta tasa de mortalidad neonatal, abortos espontáneos y complicaciones maternas asociadas. Otras complicaciones asociadas pueden conllevar a deterioro de la clase funcional NYHA, La disfunción severa del ventrículo derecho o la regurgitación tricuspídea es una razón para desaconsejar el embarazo[41].

ENFERMEDAD CARDIACA CIANÓTICA NO CORREGIDA SIN HIPERTENSIÓN PULMONAR

La enfermedad cardíaca cianótica generalmente se trata quirúrgicamente en la infancia. Se dispone de datos limitados sobre el embarazo en mujeres con cardiopatía cianótica inoperable sin hipertensión pulmonar. Más del 50% de todas las complicaciones se deben a la insuficiencia cardíaca; Otras complicaciones incluyen eventos tromboembólicos, arritmias y endocarditis. El resultado fetal se asocia con la saturación materna de oxígeno en reposo; con una saturación de ≥90%, la tasa de nacidos vivos es del 92%, mientras que con una saturación ≤85%, la tasa de nacidos vivos es solo del 12%. Para mantener la saturación más alta posible durante el embarazo, lo que puede mejorar el resultado fetal, se recomienda restringir la actividad física[39]. Además, el oxígeno suplementario puede mejorar la saturación de oxígeno en algunas mujeres, que pueden beneficiarse de esto durante el embarazo. Las mujeres con baja saturación deben ser informadas de que sus posibilidades de un embarazo exitoso son bajas. Debido a que tanto el riesgo de tromboembolismo como el riesgo de sangrado pueden ser elevados, se deben sopesar los pros y los contras de la terapia de anticoagulación, y se necesita un enfoque individualizado. Cuando la hemostasia es directa, se debe considerar la tromboprofilaxis con heparina de bajo peso molecular (HBPM). El parto vaginal es posible en embarazos no complicados, pero el deterioro de la condición de la madre o el feto puede ser una razón para un parto por cesárea precoz.

HIPERTENSIÓN PULMONAR

La hipertensión pulmonar se define como una presión arterial pulmonar media de $\geq$ 25 mm Hg en reposo. Puede ser de distintos tipos como: idiopática, hereditaria, relacionada con drogas / toxinas, o relacionada con trastornos del tejido conectivo o cardiopatía congénita, principalmente con shunt de derecha a izquierda (síndrome de Eisenmenger); hipertensión pulmonar debido a enfermedad cardíaca izquierda, enfermedad pulmonar, enfermedad tromboembólica o de etiología poco clara.

La hipertensión arterial pulmonar tiene un pronóstico grave en mujeres embarazadas, con una alta tasa de mortalidad. La circulación pulmonar no puede adaptarse al aumento del gasto cardíaco, lo que resulta en un aumento de las presiones de la arteria pulmonar y la falla del VD. El estado protrombótico del embarazo promueve la trombosis vascular pulmonar y la embolia pulmonar, lo que agrava la hipertensión pulmonar. Las mujeres con síndrome de Eisenmenger corren el riesgo de embolia sistémica y de un aumento de la derivación de derecha a izquierda, lo que conduce a la desoxigenación debido a la caída en la resistencia sistémica del embarazo asociado a la resistencia pulmonar fija y alta[42].

El pronóstico de pacientes con hipertensión pulmonar debido a cardiopatía del lado izquierdo (estenosis mitral o insuficiencia ventricular) es más favorable, aunque todavía es una condición de alto riesgo en el embarazo. La mortalidad materna en la hipertensión arterial pulmonar se ha relacionado con el diagnóstico tardío, la cesárea con anestesia general y la primiparidad[39]. El pronóstico materno puede ser mejor en pacientes con hipertensión pulmonar leve (presión pulmonar sistólica máxima < 50 mm Hg o media <40mmHg) o que esté bajo en la clase funcional NYHA. El parto planificado temprano y la institución oportuna de terapias dirigidas probablemente contribuyen a un mejor resultado materno. A pesar, que el pronóstico ha mejorado, la mortalidad sigue siendo alta, y no hay una forma confiable de identificar a las mujeres que pueden estar en menor riesgo. Por lo tanto, todas las mujeres con hipertensión pulmonar establecida deben ser desaconsejadas durante el embarazo, o cuando se produce el embarazo, se debe ofrecer la interrupción[39].

En el estado protrombótico del embarazo, la anticoagulación debe considerarse de forma individual. En las mujeres con síndrome de Eisenmenger o várices esofágicas, ya que el riesgo de sangrado probablemente supera los beneficios. Los pacientes con signos de IC deben ser tratados con agentes diuréticos. Las terapias específicas de hipertensión pulmonar utilizadas antes del embarazo generalmente deben continuarse. Los bloqueadores de los receptores de endotelina (bosentan, ambrisentan) son teratogénicos en animales, y a menudo se recomienda reemplazar estos medicamentos en mujeres embarazadas por derivados de sildenafil y / o prostaciclina, pero es necesario un enfoque individual. El bloqueador de los canales de calcio más utilizado en la hipertensión pulmonar es la nifedipina[42]. Estas terapias se deben recomendar al menos 3 meses antes del parto para mejorar los resultados perinatales. Sobre la base de informes publicados recientemente, para las mujeres con hipertensión pulmonar moderada o severa, generalmente es aconsejable un parto planificado temprano alrededor de las 32 a 34 semanas. Las mujeres que son estables con enfermedad leve pueden ser programadas para un parto posterior (35 a 37 semanas)[39].

La aplicación experta de la anestesia epidural o raquídea / epidural, evitando la disminución de la resistencia vascular periférica, probablemente se prefiera a la anestesia general, que se ha asociado con un peor resultado. Cuando es posible desde un punto de vista obstétrico, el parto vaginal parece ser una opción igualmente segura en manos experimentadas bajo anestesia epidural o raquídea / epidural. La mayoría de las mujeres se benefician de la terapia diurética (adicional) inmediatamente después del parto. En el puerperio, recomendamos un período de observación en el hospital de al menos 1 semana.

AORTOPATÍA EN EL EMBARAZO

La disección aórtica es un evento raro, pero a menudo catastrófico, y ocurre en pacientes con algunos trastornos incluidos como síndrome de Marfan (SDM), síndrome de Ehlers-Danlos, síndrome de Loeys-Dietz, síndrome de Turner (ST) y la válvula aórtica bicúspide (VAB). El riesgo de disección aórtica asociado con estas afecciones aumenta notablemente durante el embarazo.

SÍNDROME DE MARFAN (SMF)

Es un trastorno hereditario autosómico dominante del tejido conectivo causado por una mutación en el gen para (SMF) en el cromosoma 15q21. La gran mayoría (80%) de los pacientes tienen afectación cardiovascular, que con mayor frecuencia incluye dilatación aórtica, regurgitación aórtica y prolapso de las válvulas mitral y tricúspide. La principal causa de morbilidad y mortalidad es la disección aórtica.

El diagnóstico puede ser desafiante, y a menudo permanece sin diagnosticar antes del embarazo y se reconoce solo después que ocurren complicaciones potencialmente mortales en el embarazo.

SMF y el embarazo se asocia con un riesgo sustancialmente mayor de disección aórtica, probablemente causado por un aumento en el volumen sanguíneo, la frecuencia cardíaca y el volumen sistólico, y por cambios hormonales en la pared aórtica enferma. Estudios recientes demuestran que hay una tasa de complicaciones menores cuando el diámetro de la aorta es < 40 mm y en la mayoría de las mujeres, la disección aórtica ocurre durante el tercer trimestre o después del parto, sin embargo, puede ocurrir en cualquier momento de la gestación[39].

Además, SMF se asocia con una alta tasa (40%) de complicaciones obstétricas y/o neonatales, como el parto prematuro (15%), principalmente debido a la ruptura prematura de membranas y al aumento de la mortalidad neonatal.

TRATAMIENTO QUIRÚRGICO

Para el manejo de la enfermedad cardiovascular durante el embarazo que requieren una cirugía profiláctica electiva para prevenir la disección aórtica en mujeres con SMF con dilatación de la raíz aórtica> 45 mm que están contemplando el embarazo, agregando la condición de que todavía existe el riesgo de disección, incluso después de la cirugía. En pacientes con un diámetro aórtico de 40 a 45 mm, se puede considerar la intervención quirúrgica en casos con crecimiento rápido y antecedentes familiares de disección aórtica prematura[39].

El uso profiláctico de betabloqueantes ha demostrado que retrasan el crecimiento de la raíz aórtica y reducen significativamente las tasas de disección aórtica y muerte. Sin embargo, un meta-análisis publicado recientemente de todos los ensayos prospectivos demostró que, aunque los betabloqueantes fueron eficaces en la reducción de la tasa de crecimiento de la raíz aórtica, no tuvieron influencia en la tasa de disección y el tamaño aórtico final.

En cuanto a la vía de interrupción del embarazo el parto vaginal puede realizarse en pacientes con SMF y válvula aortica bicúspide (VAB) que tienen un diámetro aórtico de <40 mm y en aquellas con BAV y diámetro aórtico < 45 mm. Para minimizar el estrés del parto, es esencial realizar una anestesia epidural y tomar medidas para acortar la segunda etapa del parto. Los pacientes con SMF y dilatación aórtica > 40 mm o dilatación progresiva de la aorta durante el embarazo o antecedentes de reparación aórtica por disección previa tienen un alto riesgo de disección aórtica y, por lo tanto, deben tener un parto por cesárea electiva[39].

MIOCARDIOPATÍA DILATADA (MCD)

Se caracteriza por dilatación del ventrículo izquierdo y función sistólica alterada. Una variedad de factores causales, como defectos genéticos, agentes infecciosos y agentes tóxicos, están vinculados; sin embargo, en aproximadamente el 50% de los pacientes, la causa sigue siendo desconocida y, por lo tanto, se denomina idiopática.

Los diferentes tipos son: miocardiopatía hipertrófica (MCH), la miocardiopatía ventricular derecha arritmogénica (MCVDA), la no compactación ventricular izquierda, las formas restrictivas (MCR) y la miocardiopatía dilatada (MCD)[43].

La miocardiopatía periparto (MCPP) es una miocardiopatía de Novo única que se inicia con el embarazo en mujeres jóvenes previamente sanas, pero puede compartir muchas características ecocardiográficas y clínicas e incluso predisposición genética con la MCD. Ocurre durante el embarazo o el período posparto, y se caracteriza por el desarrollo de insuficiencia cardíaca debido a una disfunción sistémica del VI marcada, con o sin agrandamiento del VI[39]. Se caracteriza por una fracción de eyección <45% hacia el final del embarazo sin otra causa de insuficiencia cardiaca.

La mortalidad en la miocardiopatía periparto varía de 2% a 50%[43]. Los factores predisponentes conocidos de son multiparidad, etnia africana, desnutrición, edad avanzada o la edad temprana, pre-eclampsia y factores de riesgo tradicionales para enfermedades cardiovasculares, como diabetes y tabaquismo.

La etiología más probable es multifactorial, que incluye inflamación, desequilibrio angiogénico y factores genéticos que inducen apoptosis y daño vascular.

La miocardiopatía periparto es un diagnóstico de exclusión, es importante obtener información sobre los factores de riesgo y otras afecciones médicas, y los signos típicos de insuficiencia cardíaca que suelen estar presentes[43].

En la fase aguda si la paciente está embarazada, la primera decisión es si puede continuar el embarazo o si debe interrumpirse. Si el embarazo se continúa, el tratamiento debe ajustarse mientras se considera al feto para ganar más edad gestacional. En cuanto a la fase crónica se basa en el tratamiento de la insuficiencia cardiaca.

La bromocriptina bloquea la prolactina. En un pequeño estudio aleatorizado, la bromocriptina aceleró la recuperación de la fracción de eyección en comparación con el tratamiento convencional. El tratamiento más prolongado (hasta 6 semanas) tiende a resultar en una recuperación completa y se recomienda en pacientes con una fracción de eyección de <25% o en pacientes con shock cardiogénico[43]. En casos no complicados, se puede considerar el tratamiento con dosis bajas. La bromocriptina se debe combinar con al menos una dosis profiláctica de heparina no fraccionada o heparina de bajo peso molecular porque los informes de casos han descrito complicaciones cardíacas de trombosis coronaria con bromocriptina.

Si un paciente no puede estabilizarse hemodinámicamente, es necesario el parto urgente por cesárea. El parto vaginal y la lactancia son desaconsejados con clase NHYA III – IV debido a su alta demanda metabólica, sólo se acepta si están termodinámicamente estables[43].

En la tabla 4 se hace un resumen las cardiopatías de alto riesgo en el embarazo con sus recomendaciones de manejo, vía de terminación o cuando no está recomendado el embarazo.

Tabla 4. Enfermedad cardiaca de alto riesgo en el embarazo (ECDAR)[1]				
-Asesoramiento previo a la concepción y estratificación del riesgo de embarazo para todas las mujeres con ECDAR en edad fértil. -En mujeres que consideran el embarazo: cambiar a medicamentos más seguros y enfatizar la importancia de un monitoreo cercano. -En mujeres que evitan el embarazo: Discutir opciones anticonceptivas seguras y efectivas o la interrupción al comienzo del embarazo de ser necesario.				
ENFERMEDAD VALVULAR	**ENFERMEDAD CARDIACA COMPLEJA**	**HIPERTENSIÓN PULMONAR**	**AORTOPATÍA**	**CARDIOMIOPATÍA DILATADA**

Embarazo no recomendado en mujeres con: **• Enfermedad grave de la válvula mitral y aórtica.** **• Válvulas protésicas mecánicas si no es posible una anticoagulación efectiva.**	Embarazo no recomendado en mujeres con: • Disfunción ventricular significativa. • Disfunción grave de la válvula atrioventricular. • Falla en la circulación de Fontan • Saturación de O2 <85%	Embarazo no recomendado para: • Todas las mujeres con hipertensión arterial pulmonar establecida.	Embarazo no recomendado en algunas mujeres con: • Síndrome de Marfan (SMF) • Válvula aórtica bicúspide (VAB) • Síndrome de Turner • Crecimiento rápido del diámetro aórtico o antecedentes familiares de disección aórtica prematura.	Embarazo no recomendado en mujeres con: • Fracción de eyección ventricular izquierda <40% • Antecedentes de miocardiopatía periparto.
Manejo del embarazo: **• Seguimiento cercano** **• Terapia farmacológica para insuficiencia cardíaca o arritmias.** **• Valvuloplastía con balón o reemplazo de válvula quirúrgica en casos refractarios.**	Manejo del embarazo: • Seguimiento cercano	Manejo del embarazo: • Seguimiento cercano • Institución temprana de vasodilatadores pulmonares.	Manejo del embarazo: • Tratar la hipertensión • Betabloqueantes para reducir la frecuencia cardíaca • Evaluación de eco frecuente • Cirugía durante el embarazo o después de una cesárea si hay un gran aumento en la dimensión aórtica	Manejo del embarazo: • Seguimiento cercano • Bloqueadores beta • Agentes diuréticos para sobrecarga de volumen • Vasodilatadores para la mejora hemodinámica y sintomática.
Vía de interrupción: **• Se prefiere el parto vaginal** **• Cesárea en caso de inestabilidad fetal o materna** **• Parto temprano por deterioro clínico y hemodinámico.** **• Considerar la monitorización hemodinámica durante la labor y el parto.**	**Vía de interrupción:** • Se prefiere el parto vaginal • Cesárea en caso de inestabilidad fetal o materna • Considerar la monitorización hemodinámica durante la labor y el parto.	**Vía de interrupción:** • Se prefiere el parto vaginal • Cesárea en caso de inestabilidad fetal o materna • El momento del parto depende del estado clínico y de la función ventricular derecha. • Parto prematuro es aconsejable • Diuresis después del parto para evitar la sobrecarga del volumen del VD • Hospitalización prolongada después del parto.	**Vía de interrupción:** • Cesárea en casos de dilatación aórtica significativa SMF> 40 mm VAB> 45 mm Turner: IA> 20 mm / m2	**Vía de interrupción:** • Se prefiere el parto vaginal • Cesárea en caso de inestabilidad fetal o materna • Considerar la monitorización hemodinámica durante la labor y el parto. • Parto temprano por deterioro clínico y hemodinámico.

Elkayam, U. et al. J Am Coll Cardiol. 2016;68(5):502–16.

Estrategias de manejo para mujeres con valvulopatía, cardiopatía congénita compleja, hipertensión pulmonar, aortopatía y miocardiopatía dilatada.

IA: índice aórtico, VAB: válvula aórtica bicúspide, ECDAR: enfermedad cardiaca de alto riesgo, SMF: síndrome de Marfán, VD: ventrículo derecho

Resumen

Los cambios cardiovasculares en el embarazo pueden agravar la enfermedad cardiaca durante la gestación, por esto es importante diferenciar los síntomas comunes de la mujer y aquellos que prenden la alerta de posibles anomalías que pueden aumentar la morbimortalidad, tal cual se clasifican en la Tabla 2. Durante la consulta de planificación familiar es importante una historia clínica detallada con los antecedentes y se tiene que tomar en cuenta el riesgo OMS en el embarazo, ya que en el estadío IV puede haber un compromiso de la vida y no es aconsejable el embarazo, incluso se recomienda inducir el aborto en caso que ya esté gestando.

En la valoración de los riesgos, son útil los estudios adicionales que aportan una información acerca del compromiso cardiovascular durante el embarazo, como lo son: electrocardiograma, ecocardiograma, resonancia magnética y tomografía computarizada cardiaca, además de la prueba de esfuerzo para medir la capacidad funcional.

Durante el desarrollo del capítulo se enfatiza en las diferentes alteraciones entre ellas la enfermedad valvular y sus recomendaciones; en donde el parto vaginal viene siendo la mejor opción ya que la cesárea puede ser más riesgosa, sin embargo, esto debe ser de forma planificada en centros de un nivel apropiado para su atención.

La vigilancia de estas cardiopatías no culmina sólo en la interrupción del embarazo, el periodo de puerperio debe ser de estricta monitorización como mínimo una semana, pues el cambio hemodinámico del mismo puede conllevar a descompensación de la cardiopatía.

La presencia de hipertensión pulmonar o miocardiopatía dilatada son de mucho cuidado en el embarazo, ya que, aunque se ha mejorado mucho en las opciones terapéuticas a lo largo de los años, aún sigue siendo impredecible su gravedad. Definitivamente el sistema de salud en nuestro país tiene un gran reto proporcionando hospitales de un nivel apropiado y personal entrenado para el manejo de pacientes con cardiopatías en el embarazo como lo recomienda la OMS al tener una unidad de alta complejidad, con un equipo entrenado en este tipo de afecciones.

REFERENCIAS BIBLIOGRÁFICAS

1. Uri Elkayam MD, Sorel Goland MD, Petronella G. Pieper MD. High risk cardiac disease in pregnancy. Part 1. University of southern California; University medical center Goreningen Netherlands, Mount Sinai Hospital and University, Toronto Ontairo, Canada. . Journal of the American college of cardiology. Vol 68. NO 4. 2016
2. Reza Ashrafi, Stephanie L. Curtis. Heart Disease and Pregnancy. Cardiology and Therapy. Dec, 6(2): 157-173. 2017
3. Benjamin Ej, Virani SS, Callaway CW. American Heart Association Council on Epidemiology and prevention statistics Committee and stroke statistics subcommittee. Heart disease and stroke statistics-2018 update: a report from the American Heart Association. Circulation 137e67-e492. 2018
4. McAloon CJ, Boylan LM, Hamborg T. An analysis of the World Health Organization gobal health estimates data. The changing face of cardiovascular disease 2000-2012. Int J Cardiol 224: 256-64. 2016

5. Knight M, Nair M, Tuffnell D. United Kingdon, Oxford University: National Perinatal Epidemiology Unit. Saving Lives, improving Mother´s care – surveillance of maternal deaths in the UK 2012-2014. 2016
6. República de Panamá. Contraloría general de la República, Instituto Nacional de Estadística y Censo. 2016
7. Sliwa K, Böhm M. The European Society of Cardiology. Incidence and prevalence of pregnancy- related heart disease. Cardiovascular research 101, 554-560. 2014
8. Michael D Seckeler, Tracey R Hoke. Department of Pediatrics, Division of Cardiology, University of Virginia, Charlottesville, VA, USA. The Worldwide epidemiology of acute rheumatic fever and rheumatic heart disease.3, 67-84. 2011
9. Denise Hilfiker-Kleiner, Arash Haghikia, Justus Nonhoff. European Heart Journal. Peripartum cardiomyopathy: current management and future perspectives. 36, 1090-1097. 2015
10. Victoria Meah, John Cockcroft, Karianne Backx. Cardiff Metropolitan University, UK. Wales Heart Research Institute, Cardiff, UK. Cardiac output and related haemodynamics during pregnancy: a series of meta- analyses. 2016
11. Stephen Sladek, Ronald Magness, Kirk Conrad. Magee-Womens Research Institute and Departament of Obstetric, University of Pittsburgh, Penssylvania. Department of Obstetric and gynecology, University of Wisconsin, Madison, Wisconsin. The American Physiological Society. Nitric oxide and pregnancy. 1997.

12. Rubin Ducas, Jason Elliot, Steven Melnyk. Section of cardiology, department of internal medicine, Faculty of Medicine, University of Manitoba. Bergen Cardiac Care Center St Boniface, Canada. Cardiovascular magnetic resonance in pregnancy: insights from the cardiac hemodynamic imaging and remodeling in pregnancy (CHIRP) study. Journal of cardiovascular Magnetic Resonance.16:1 . 2014

13. Amita Mahendru, Thomas Everett, Ian Wilkinson. Fetal medicine department, Rosie Hospital, Addenbrooke´s Hospital, Cambridge. Departmen Gynecology and Obstetric; Queen Charlottes and Chelsea Hospital, Imperial College, Hammersmith Campus, London UK and Biomedical Sciences, Katholieke Universiteit, Leuven, Belgium. A longitudinal Study of maternal cardiovascular function from preconception to the postpartum period. Journal of Hypertension 32: 849-856. 2014

14. Stephen Robson, Stewart Hunter, Richards Boys. Department of Obstetrics, University of Newcastle upon Tyne, Princess Mary Maternity Hospital. Serial study of factors influencing changes in cardiac output during human pregnancy. The American Physiological Society.256:H1060-5. 1989

15. Stewart Hunter, Stephen Robson. Department of Pediatrics Cardiology, Freeman Hospital, Newcastle upon Tyne. Adaptation of the maternal heart in pregnancy. Br Heart J. 68: 540 -3. 1992

16. Khun JC, Falk RS, Langesaeter E. Department of Anaesthesiology, Critical care and Emergencies, Baerum Hospital, Vestre Viken Health Trust, Gjettum, Norway. Haemodynamics change during of labor: continuous minimally invasive

monitoring in 20 healthy parturients. International journal of obstetrics Anesthesia. 31, 74-83. 2017

17. Sohnchen N, Melzer K, Tejada BM. Department of Obstetrics and Gynecology, University Hospitals of Geneva and Faculty of medicine, University of Geneva Switzerland. Maternal heart rate changes during labor. Eur J obstet Gynecol Reprod Biol, 158: 173-8. 2011
18. Walters BN, Walters. King Edward memorial Hospital for women, Subiaco, Western Australia. Hypertension in the puerperium. Lancet 2:330. 1987
19. Sibai BM. Department of Obstetrics and Gynecology, Division of Maternal-Fetal Medicine, University Cincinnati, Ohio, US. Etiology and management of postpartum hypertension-preeclampsia. Am J Obstet Gynecol. 206: 470-5. 2012
20. Castro LC, Hobel CJ, Gornbein J. Division of Maternal-Fetal-Medicine, Department of Obstetrics and Gynecology, Cedars-Sinai Medical Center and the department of biomathematics, The University California, Los Angeles, School of Medicine. Plasma levels of atrial natriuretic peptide in normal and hypertensive pregnancies: Metanalysis. Am J Obstet Gynecol 171: 1642-51. 1994
21. Hollier Lisa, Martin James, Connolly Heidi.The American College of Obstetricians and Gynecologists. Practice Bulletin: Pregnancy and Heart Disease. Number 212 Vol 133, No5:e322. 2019
22. Andrea Creanga, Carla Syverson, Kristi Seed.Division of reproductive Health, National Center for Chronic Disease Prevention and Health Promotion, Center for disease control and prevention, Atlanta, Georgi and The department of Gynecology and Obstetrics, John Hopkins School Medicine, Baltimore,

Maryland. Pregnancy-related mortality in the United States. 2011-2013. Obstet Gynecol.130 (2):366-373. August, 2017

23. Lewis Gwyneth, Clutton-Brock Thomas, Cooper Griselda. The seventh Report of the Confidential Enquiries into Maternal Deaths in the United Kingdom. Savin Mother´s Lives: Reviewing maternal deaths to make motherhood safe 2003-2005. CEMACH 2007
24. Andra James, Margaret Jamison, Mimi Biswas. The Divisions of Maternal-Fetal Medicine and Epidemiology, Department of Obstetrics and Gynecology and the Division of Cardiology, Department of Medicine, Duke University Medical Center , Durham , NC. Acute Myocardial Infarction in Pregnancy A United States population- Based Study. American Heart Association. Circulation.113:1564-1571. 2006
25. Karen Malchiorre, Rajan Sharma, Basky Thilaganathan. Department of Obstetric and Gynecology, Santo Espirito Hospital, Pescara, Italy and Department of Cardiology and Cardiothoracic Surgery and Fetal-Maternal Medicine Unit, Department of Obstetric and Gynecology, ST George´s University of London, UK. Cardiovascular Implications in Preeclampsia An Overview. American Heart Association. Circulation 130: 703-714. 2014
26. Mi-Jeong Kim, Jongoo Seo, Kyoung-Im Cho. Division of cardiology, department of internal medicine, Incheon St Mary´s Hospital. The catholic University of Korea, Seoul, Korea. Echocardiographic Assessment of structural and hemodynamic changes in Hypertension- related pregnancy. Korean Society of Echocardiography. J cardiovascular ultrasound. 24(1): 28-34. 2016

27. Norman Jane, Reynolds Rebecca. Tommy´s Centre of Maternal and Fetal Health. Queen´s Medical Research Institute University of Edinburgh. Edinburgh, UK. Symposium I: consecuences of obesity and overweight during pregnancy. The consecuences of obesity and excesess weight gain in pregnancy. Proceeding of the nutrition Society 70, 450-456. 2011

28. Lois Judette, Mogos Mulumbrhan, Salemi Janson. Division of Maternal-Fetal Medicine, Department of Obstetrics and Gynecology, Morsani College of Medicine, University of South Florida, Tampa, EU. Obstructive Sleep Apnea and Severe Maternal- Infant Morbidity/Mortality in the United State, 1998-2009. SLEEP Vol 37, No 5. 2014

29. Cantwell Roch, Clutton-Brock Thomas, Cooper Griselda. The Eighth report of the confidential Enquiries into Maternal Deaths in the United Kingdon. Savin Mother´s lives: reviewing maternal deaths to make motherhoods safer: 2006-2008. BJOG 118(suppl 1): 1-203. 2011.

30. Wolfe Diana, Hameed Afshan, Taub Cynthia. The Albert Einstein College of Medicine and Montefiore Medical Center, Bronx, NY. Addressing maternal mortality: the pregnant cardiac patient. Am J Obstet Gynecol 167. E1-167.e8. 2019

31. Modifiqued. Thorne Sara. Departmen Cardiology, University Hospital Birmingham NHS trust, Queen Elizabeth Hospital, Edgbaston, UK. Pregnancy and native heart valve disease. 102: 1410-1417. 2016

32. Afshan Hameed, Morton Christine, Moore Allana. University of California, Irving School of Medicine, Stanford University School of Medicine. California Maternal

Quality Care Collaborative. Improving Health Care Response of Cardiovascular Disease in Pregnancy and Postpartum. November 2017

33. Siu Samuel, Colman Jack, Sorensen Sheryll. Department of Medicine, Division of Cardiology, Department of Obstetrics and Gynecology And Department of Pediatrics. University of Toronto, Ontairo, Canada. Adverse Neonatal and Cardiac Outcomes Are More Common in Pregnant Women With Cardiac Disease. Circulation 105: 2179-2184. 2002
34. Regitz-Zagrosek Vera, Roos-Hesselink Jolien, Bauersachs Johann. European Society of Cardiology. 2018 the Task Force ESC Guidelines for the management of cardiovascular diseases during pregnancy. European Heart Journal 39,3165-3241. 2018
35. Weiss Branko, Von Segesser Ludwig, Alon Eli.Department of Anesthesiology, University Hospital, Rämistrasse, Zurich, Zwitzertland. Outcome of cardiovascular surgery and pregnancy: A systematic review of the period 1984-1996. Am J Obstet Gynecol 179:1643-53. 1998
36. John Anita, Gurley Fionnuala, Schaff Hartzel. Divison of Cardiology, Children´s National Medical Center, George Washington Unviersity, Washington DC. Cardiopulmonary Bypass During Pregnancy. Ann Thorac Surg 91:1191-7. 2011
37. Nishimura Rick, Otto Catherine, Bonow Robert. American Heart Association and American College of Cardiology Foundation. Guideline for the management of Patients with Valvular Heart Disease: Executive Summary. Circulation.129:e521-e643. 2014
38. Greutman Matthias, Von Klempere Katherine, Brooks Ruth. The grown up congenital heart disease Unit, the heart hospital, university college London

Hospitals. Pregnancy Outcome in women with congenital heart disease and residual haemodynamic lesions of the right ventricular outflow tract. European Heart Journal 31, 1764-1770. 2010

39. Uri Elkayam MD, Sorel Goland MD, Petronella G. Pieper MD. High risk cardiac disease in pregnancy. Part 2. University of southern California; University medical center Goreningen Netherlands, Mount Sinai Hospital and University, Toronto Ontairo, Canada. . Journal of the American college of cardiology. Vol 68:502-16. 2016

40. Roos-hesselink Jolien, Ruys Titia, Stein Jörg. Department of Cardiology, Erasmus medical Center, Rotterdam, The Netherlands. Department of Paediatric Cardiology, Innsbruk Medical University, Innsbruk, Austria. Department of Cardiology, Lund University Hospital, Lund Sweden. Department of Cardiology, Cincinnati Children´s Hospital,Cincinnati, OH, USA. Outcomen of pregnancy in patients with structural or ischaemic heart disease: result of a registry of the European Society of Cardiology. European Heart Journal 34: 657-665. 2013

41. Gouton Marielle, Nizard Jacky, Patel Mehul. Department of Cardiology, Adult Congenital Heart Disease, Hospital Europeen George Pompidou, 20 Rue Leblanc, Paris, France. Maternal and fetal outcomes of pregnancy with Fontan Circulation: a multicentric observacional study. International Journal of Cardiology 187:84-89. 2015

42. Galie Nazzareno, Humbert Marc, Vachiery Jean-Luc. Association for European Paediatric and Congenital Cardiology, International Society for Heart and Lung Transplantion. 2015 Guidelines for the diagnosis and treatment of pulmonary Hypertension. European Heart Journal 37, 67-119. 2016

43. Schaufelberger, Maria. Molecular and Clinical Medicine, University of Gothenburg, Gothenburg, Sweden. Cardiomyopathy and Pregnancy. British Cardiovascular Society. Heart 0:1-9. 2019

CAPÍTULO 23

TROMBOFILIAS Y EMBARAZO

Yolanda J. Pinto Llerena

CONTENIDO

INTRODUCCIÓN

Las trombofilias consisten en trastornos de la coagulación asociados con una predisposición a la trombosis, aumentando el riesgo de eventos trombóticos y complicaciones del embarazo[1,2,].

Las trombofilias pueden clasificarse en hereditarias o adquiridas. En las trombofilias hereditarias se produce una alteración en genes que codifican para factores de la coagulación o para proteínas que intervienen en la fibrinólisis. Las trombofilias hereditarias representan < 1% de los casos, entre estas destacan Factor V Leiden (FVL) Factor II (protrombina) G20210A, Proteína C, Proteína S, Deficiencia de Antitrombina, Disfibrinogenemias, Hiperhomocisteinemia [3]. Las Trombofilias Adquiridas se asocian a la presencia de autoanticuerpos y está relacionada con enfermedades autoinmunes. El ejemplo característico es el Síndrome Antifosfolípido [2,4].

FISIOPATOLOGÍA

Durante el embarazo están presentes los factores de la Tríada de Virchow de la Trombosis: la hipercoagulabilidad, estasis venosa, y lesión endotelial. Los cambios hormonales del embarazo retrasan el retorno venoso en las extremidades inferiores, y el útero grávido contribuyen a la estasis venosa. La lesión endotelial es el componente clave de la implantación y el parto es un estado de profundo daño endotelial. Existen cambios fisiológicos en la producción de factores de la coagulación para la prevención de hemorragias, lo que inclina el balance hacia el proceso trombótico, de allí que se considere al embarazo como un Estado Protrombótico [2,4,5].

Tabla 1. Cambios Hemostáticos en el Embarazo

Anticoagulación/Fibrinólisis	Procoagulación
Proteína S ⇓ Proteína C Activada ⇓ en el tercer trimestre Inhibidos 1 del activador del plasminogeneo ⇓	Protrombina (Facto II) ⇑ Factor V ⇑ Factor VII ⇑ Factor VIII ⇑ Factor IX ⇑ Factor X ⇑ Fibrinogeno ⇑ Dímero D ⇑ Activación plaquetaria sistémica en embarazo tardío ⇑

Si aunado a los cambios fisiológicos del embarazo, existe una predisposición genética a trastornos de la coagulación debido a alteraciones en la cantidad o función de los factores de la coagulación, aumenta el riesgo de complicaciones en el embarazo, tales como, abortos, muerte fetal intrauterina, pre-eclampsia, trombosis venosa profunda y tromboembolismo pulmonar[6-8].

CLASIFICACIÓN

TROMBOFILIAS HEREDITARIAS

FACTOR V LEIDEN (FVL)

Es la más común de las trombofilias hereditarias. Está presente en *5-9%* de blancos descendientes de europeos y 3% de Afroamericanos [1]. Se debe a una mutación en el cromosoma 1q23, ocasionando la sustitución de arginina por glutamina en la posición 506 de la proteína, distorsionando el sitio de escisión donde actúa la proteína C. Esto conlleva a que el Factor V activado sea resistente a la regulación negativa por la proteína C es incapaz de modular la actividad del factor VIII. Los portadores de la mutación de forma homocigota representan el 1% de los casos, mostrando la afectación más severa [2-4].

MUTACIÓN EN LA PROTROMBINA (PGM)

La mutación de la Protrombina G20210A consiste en una sustitución de guanina por adenina en el gen que codifica para la protrombina lo que incrementa los niveles sanguíneos de este factor. Está presente entre 2% y 4% de los blancos europeos, es menos común entre las mujeres de descendencia africana y asiática[1]. La mutación de la protrombina se asocia a trombosis venosa profunda en el embarazo, pero existen datos contradictorios de su asociación con pérdida gestacional recurrente [2,4].

DEFICIENCIA DE PROTEÍNA C

La proteína C es producida en el hígado y es dependiente de vitamina K. La prevalencia de la mutación de la proteína C se estima en 0.2% a 0.3%. Es más común entre personas de descendencia asiática o africana. Se hereda en un patrón autosómico dominante. La proteína C activada inactiva el factor Va y VIIIa. Existen 2 tipos de deficiencia. El tipo I es más común y produce una disminución de la cantidad y la actividad de la proteína C y el Tipo II tiene niveles normales de proteína C pero la actividad de la proteína esta disminuida [5].

DEFICIENCIA DE PROTEÍNA S

Tiene una prevalencia estimada de 0.03% a 0.13% en blancos. La proteína S libre disminuye significativamente entre el segundo y el tercer trimestre del embarazo de 38.9% ± 10.3% a 31.2% ± 7.4%. Su función es acelerar el efecto de la proteína C sobre el factor Va y VIIIa, suprimiendo la formación de trombina. Se divide en 3 tipos. El tipo I tiene niveles bajos de proteína S libre y total y una función disminuida. El tipo II tiene niveles libre y total normales y función disminuida. El tipo III tiene niveles normales de proteína total, pero la proteína S libre y la actividad están disminuidas [2,3].

MUTACIÓN DEL METILENETETRAHIDROFOLATO REDUCTASA (MTHFR)

MTHFR es una enzima involucrada en el metabolismo del folato. Reduce la homocisteína a metionina [1]. La homocigosidad del polimorfismo MTHFR C677T está presente en 10% a 16% de todos los europeos. El alelo C677T tiene una prevalencia de 7% de portadores en África sub sahariana y hasta 44% en italianos. Los homocigotos para la mutación C677T muestran una hiperhomocisteinemia cuando hay deficiencia de folato y niveles normales si las cantidades de folato son normales. A pesar de esto la hiperhomocisteinemia es una condición rara debido a la fortificación de alimentos con folato. La homocisteinemia actúa como pro coagulante, sin embargo, su asociación con trombosis venosa profunda es débil. Al evaluar la relación entre MTHFR y la homocisteinemia con resultados adversos en el embarazo, los datos no favorecen una asociación [2,4].

COMPLICACIONES

Se ha estudiado ampliamente la relación de trombofilias hereditarias y pérdida gestacional recurrente. En un meta-análisis que incluyó 31 estudios de casos y controles, cohortes y estudios transversales, Rey et al [6,7]. Determinaron una asociación entre FVL y Pérdida Gestacional Recurrente antes de las 13 semanas (OR = 2.01; IC 95%, 1.13-3.58). También se encontró una asociación al evaluar estudios que incluían todas las edades gestacionales en las que se excluyeron otras causas de pérdida fetal (OR = 3,04; IC 95%, 2.16-4.3) [7]. En un meta-análisis de

2010 de 10 estudios de cohorte prospectivos, Rodger et al [10]. encontraron una asociación pequeña pero estadísticamente significativa entre la FVL y la pérdida del embarazo en todas las edades gestacionales (OR = 1.52; IC 95%, 1.06-2.19) [8]. Cuando se evalúa PGM y perdida gestacional, Rey et al.[7] se encontró pérdida del primer trimestre (OR = 2,32; IC del 95%, 1,12-4,79) y pérdida fetal recurrente antes de las 25 semanas (OR = 2.56, IC 95%, 1.04-6.29). Una revisión sistémica que incluyó 4 estudios prospectivos no encontró una asociación con pérdida fetal (OR = 1.13; IC 95%, 0.64-2.01) [10]. A pesar de que esta mutación PGM es un factor de riesgo para trombosis venosa en el embarazo, su asociación con perdida fetal no muestra resultados concluyentes.

El estudio de la Cohorte prospectiva europea sobre trombofilia (EPCOT) evaluó a 843 mujeres y determinó que no existe una relación significativa entre la deficiencia de proteína C y la pérdida fetal a cualquier edad gestacional OR 1.4 (IC 95%, 0.9-2.2).[9] Rey et al.[7], encontraron que el riesgo de pérdida gestacional recurrente en todas las edades gestacionales no es significativo (OR = 1.57; 95 % CI, 0.23-10.54). Un metaanálisis sugiere una relación entre la proteína C y deficiencia de proteína S y pre-eclampsia, pero se trata de estudios con pocos participantes[11].

Un meta-análisis que evaluó la relación entre la restricción del crecimiento intrauterino con mutación homocigota y heterocigota de FVL y la mutación homocigota y heterocigota para Protrombina y la homocigosidad MTHFR no encontró relación. Tampoco se demostró relación entre trombofilias hereditarias y desprendimiento placentario. Falta más estudios que evalúen esta condición [8,10].

Aunque los estudios de casos y controles sugieren una asociación entre FVL y preeclampsia, el metaanálisis de estudios prospectivos no muestra una relación significativa (OR = 1.23; IC 95%, 0.89-1.70)[10].

Existe una rara complicación fetal denominada púrpura fulminante neonatal, caracterizada por coagulación intravascular diseminada y necrosis cutánea hemorrágica, causada por niveles extremadamente bajos de proteína C [3].

Table 2. Summary of associations between heritable thrombophilia and adverse pregnancy outcome.

	VTE	Early pregnancy loss	Recurrent first-trimester loss	Second-trimester loss	Late pregnancy loss	Pre-eclampsia	Placental abruption	FGR
Factor V Leiden	↑	↑	↑/↔	↑	↑	↑	↑	↔
Prothrombin G20210A	↑	↑	↑/↔	↑	↑	↑	↑	↔
Protein C deficiency	↑	↔	↔		↔	↑	↔	↔
Protein S deficiency	↑	↔	↔		↑	↔	↔	↔
Antithrombin deficiency	↑	↔	↔		↔		↔	↔
Hyperhomocysteinemia	↔	↔	↔		↔	↑	↔	↔

Data taken from Robertson et al.[26] and Rey et al.[28]
VTE: venous thromboembolism; FGR: fetal growth restriction.

TROMBOFILIAS ADQUIRIDAS: SÍNDROME ANTIFOSFOLÍPIDICO (SAF)

Es una enfermedad sistémica autoinmune que se caracteriza por la aparición de trombosis, venosas y arteriales, complicaciones obstétricas y títulos elevados de anticuerpos antifosfolipídicos (AAF) [11]. Se presenta de forma aislada (primaria) en más del 50% de los casos o puede estar asociado a otra enfermedad autoinmune (secundaria); 30 a 40% de los pacientes con lupus presentan AAF, de las cuales un 20 a 50% llegan a presentar manifestaciones clínicas [11-12].

FISIOPATOLOGÍA

En el síndrome antifosfolípido, el objetivo principal de los anticuerpos es la β2-glicoproteína I (β2GPI), una proteína plasmática que se une a los fosfolípidos en las superficies celulares. Esta unión entre el anticuerpo y la proteína regula la expresión de las moléculas de adhesión celular protrombótica, suprime la actividad del inhibidor de la vía del factor tisular, reduce la actividad de la proteína C activada, y activa complemento [12].

La disrupción del endotelio mediada por el complemento a nivel del trofoblasto explica las complicaciones del embarazo y la microtrombosis placentaria. Además, la interacción entre anticuerpos antifosfolípidos con células deciduales también contribuye a las complicaciones del embarazo [12-13].

DIAGNÓSTICO

Para el diagnóstico de la patología es necesaria la presencia de un criterio clínico y un criterio de laboratorio [11-12,14-15].

Tabla 3.

Criterios Clínicos	**Criterios de Laboratorio**
1. TROMBOSIS VASCULAR 1 o más episodios de trombosis arterial, venosa o de pequeños vasos, en cualquier órgano o tejido. 2. MORBILIDAD EN EL EMBARAZO a. 1 o más muertes inexplicables de fetos de 10 o más semanas de gestación, morfologicamente normales, documentado por USG o por examen directo del feto, o. b. 1 o más partos pretérminos antes de las 34 semanas, con neonatos morfológicamente normales, asociado a eclampsia o preeclampsia severa o hallazgos consistentes con insuficiencia placentaria, o c. 3 o más abortos espontáneos, consecutivos e inexplicables antes de las 10 semanas de gestación. (Patología materna anatómica, hormonal y cromosómica de ambos padres ha sido excluida).	• Anticoagulante lúpico presente en 2 o más ocasiones al menos separadas 12 semanas, o • Anticuerpos Anti cardiolopinas de isotipos IgG y/o IgM en suero o plasma en titulaciones intermedias a altas (40 GPL o MPL, o mayor a P99) en dos o más ocasiones, separadas al menos 12 semanas, o • Anti-B2 glicoproteína isotipo IgG y/o IgM en suero o plasma (títulos > P99 de la población general) en dos o más ocasiones separadas al menos 12 semanas.

COMPLICACIONES

El SAF se asocia a diversas complicaciones vasculares entre ellas, accidentes cerebrovasculares, migraña, trombosis coronaria, trombosis venosa profunda y tromboembolismo pulmonar, microangiopatía trombótica y fenómeno de Raynaud, entre otras. El SAF aumenta entre un 5 a 12% el riesgo de trombosis en el embarazo o puerperio[11-12,16].

Hasta 5-20% de mujeres con pérdida gestacional recurrente presentan anticuerpos antifosfolípidos (AAF). También se asocia a pérdidas fetales. 11 a 17% de pacientes con pre-eclampsia presentan AAF, sobre todo en pre-eclampsia severas antes de las 34 semanas. Entre un 15 a 30% de las pacientes con SAF presentan Restricción de Crecimiento Intrauterino[12,,16-17].

El SAF catastrófico es un cuadro grave caracterizado por síndrome de HELLP y falla multiorgánica durante el embarazo o el puerperio. También se asocia a Infartos placentarios, Trombosis Venosa Pélvica y Microangiopatía trombótica Miometrial. Las muertes maternas materna en 40 a 50 % de los casos [18].

MANEJO EN EL EMBARAZO

En pacientes con antecedentes obstétricos adversos, como pre-eclampsia o restricción de crecimiento intrauterino se recomienda las ecografías cada 3-4 semanas a partir de las 18-20 semanas de gestación para evaluar el crecimiento fetal y volumen de líquido amniótico[17].

Se recomienda una consulta médica regular y coordinada cada 2-4 semanas, especialmente en mujeres con lupus eritematoso sistémico, en el segundo y tercer trimestres con el objetivo de detectar hipertensión materna y proteinuria (pre-eclampsia) [11,17].

Las pruebas de bienestar fetal como el monitoreo fetal deben iniciar a las 32 semanas de gestación, o antes si se sospecha insuficiencia placentaria, y debe continuar al menos cada semana hasta el parto [11,17,20].

Vía de Parto

Se recomienda la vía de parto vaginal. La cesárea se recomienda sólo en casos que exista una indicación. Si entre las semanas 38 a 39 de gestación no se ha desencadenado un trabajo de parto espontáneo, se indica la inducción del parto [17,20].

TRATAMIENTO

Hereditarias

Una revisión sistemática de 9 ensayos clínicos entre mujeres con pérdida gestacional recurrente (definida como 2 o más abortos consecutivos) con o sin trombofilia hereditaria evalúo tratamiento con heparina no fraccionada, heparina de bajo peso molecular (HBPM) y aspirina con respecto al número de nacidos vivos. Incluyo a 1228 mujeres; aspirina vs placebo, el RR para nacimientos vivos fue de 0,94 (IC del 95%, 0,80-1,11; n = 256), HBPM vs Aspirina RR 1,08 (IC del 95%, 0,93-1,26 ; n = 239), y HBPM y aspirina vs Placebo RR 1,01 (IC 95%, 0,87-1,16; n = 322). En conclusión, la anticoagulación independientemente del medicamento no muestra un efecto beneficioso sobre el número de nacidos vivos [2,4]. El ensayo TIPPS evaluó el uso de dalteparina anteparto para la prevención de TVP, abortos y complicaciones del embarazo en mujeres trombofilia hereditaria; fueron aleatorizadas a recibir dalteparina vs placebo. Los resultados indican que la dalteparina no redujo la aparición de TVP, abortos o complicaciones del embarazo [19]. Debido a la falta de evidencia, no se recomienda la anticoagulación para mujeres con trombofilia hereditaria con el fin de mejorar el resultado del embarazo, a menos que la paciente tenga antecedentes de trombosis venosa profunda [2,4-6]. Algunas guías sugieren que es adecuado el uso de HBPM dosis profiláctica en pacientes con mutación Factor V de Leyden y mutación de protrombina independiente de sus antecedentes de trombosis venosa [20].

Adquiridas: SAF

El tratamiento es determinado por los antecedentes de la paciente.

Paciente con **antecedente de trombosis venosas o arteriales,** una vez se confirma embarazo, suspender anticoagulantes orales antes de las 6 semanas de gestación. Utilizar heparina de bajo peso molecular (HBPM) dosis terapéutica todo el embarazo hasta 6 semanas postparto. Continuar con Anticoagulantes orales en el postparto [11-12,17].

Paciente **sin antecedente de trombosis venosas o arteriales,** pero con antecedente de óbito o pérdidas fetales recurrentes, puede considerarse HBPM y aspirina todo el embarazo hasta 6 semanas postparto. En pacientes con pérdida fetal esporádica o sin criterios de Pérdida gestacional recurrente puede utilizarse HBPM y aspirina en el embarazo y 6 semanas postparto[11,17].

La eficacia de la prednisona en SAF y embarazo es incierta. No se aconseja su uso para el tratamiento de SAF primario. La Inmunoglobulina Intravenosa se ha evaluado en estudios randomizados controlados pequeños que comparan inmunoglobulina más aspirina y HBPM vs aspirina y HBPM y no ha mostrado ser superior [11].

En el periodo postparto referir a reumatología, hematología o medicina interna.

En caso de anticoncepción no utilizar contraceptivos que contengan estrógenos.

Manejo Intraparto

Se recomienda:

- Compresión neumática Intermitente o medias de compresión graduada hasta egreso en el postparto[11-12].
- Profilaxis intraparto con Heparina No Fraccionada (HNF) debe considerarse en pacientes de muy alto riesgo [12].
- Recomendar a las pacientes con anticoagulación profiláctica suspender la administración al inicio de la labor. HNF profiláctica suspendida >4 h antes del parto o cesárea es seguro. HBPM dosis profiláctica suspendida >12 h o 24 h de dosis terapéutica: no contraindica anestesia espinal [11-12,20].

RESUMEN

Las trombofilias consisten en trastornos de la coagulación asociados con una predisposición a la trombosis, aumentando el riesgo de eventos trombóticos y complicaciones del embarazo. Pueden clasificarse en hereditarias y adquiridas. Entre las trombofilias que representan mayor riesgo de complicaciones están mutación de Factor V de Leyden, Mutación de Protrombina y Síndrome Antifosfolípido. Entre las complicaciones se presentan abortos recurrentes, muertes fetales, pre-eclampsia, restricción de crecimiento intrauterino y trombosis venosa profunda. La base del tratamiento es la anticoagulación con aspirina y heparina.

REFERENCIAS BIBLIOGRÁFICAS

1. Jong, P.G. Inherited thrombophilia and pregnancy complications. Seminars in Reproductive Medicine 2011.

2. Ashley M. Pritchard,Paul W. Hendrix, And Michael J. Paidas. Hereditary Thrombophilia and Recurrent Pregnancy Loss. Clinical Obstetrics And Gynecology 2016.
3. William B. Davenport, William H. Kutteh. Inherited Thrombophilias and Adverse Pregnancy Outcomes. Obstet Gynecol Clin N Am 41 (2014).
4. Practice Bulletin. Inherited Thrombophilias in Pregnancy. . ACOG 2013
5. Laura Ormesher, Louise Simcox, Clare Tower1,2 and Ian A Greer. Management of inherited thrombophilia in pregnancy. Women's Health Vol 12, 2016.
6. Rodger MA, Walker MC, Smith GN, et al. Is thrombophilia associated with placenta-mediated pregnancy complications? A prospective cohort study. *Thromb Haemost* 2014.
7. Rey E, Kahn SR, David M, et al. Thrombophilic disorders and fetal loss: a meta-analysis. Lancet. 2003;361:901–908.
8. Rodger MA, Betancourt MT, Clark P, et al. The association of factor V Leiden and prothrombin gene mutation and placenta-mediated pregnancy complications: a systematic review and meta-analysis of prospective cohort studies. *PLoS Med* 2010.
9. Singla, Sumeet; Jain, Sandhya. Recurrent Pregnancy Loss and Inherited. Nature Singapor 2018.
10. Rodger MA, Carrier M, Le Gal G, et al. Metaanalysis of low molecular-weight heparin to prevent recurrent placenta-mediated pregnancy complications. *Blood* 2014; 123: 822–828.

11. ACOG. Practice bulletin no. 132: antiphospholipid syndrome. Obstet Gynecol 2012;120:1514-21.
12. David Garcia, M.D., and Doruk Erkan, M.D. Diagnosis and Management of the Antiphospholipid Syndrome. NEJM 2018;378:2010-21.
13. Giannakopoulos B, Krilis SA. The pathogenesis of the antiphospholipid syndrome. NEJM 2013.
14. Kelchtermans H, Pelkmans L, de Laat B, Devreese KM. IgG/IgM antiphospholipid antibodies present in the classification criteria for the antiphospholipid syndrome: a critical review of their association with thrombosis. J Thromb Haemost 2016;14:1530-48.
15. Devreese KM, Pierangeli SS, de Laat B, Tripodi A, Atsumi T, Ortel TL. Testing for antiphospholipid antibodies with solid phase assays: guidance from the SSC of the ISTH. J Thromb Haemost 2014;12:792-5.
16. Alijotas-Reig J, Ferrer-Oliveras R, Ruffatti A, et al. The European Registry on Obstetric Antiphospholipid Syndrome (EUROAPS): a survey of 247 consecutive cases. Autoimmun Rev 2015;14:387-95.
17. Di Prima, Fosca; Valenti, Oriana; Hyseni, Entela; Giorgio, Elsa; Faraci, Marianna; Renda, Eliana; De Domenico, Roberta; Monte, Santo. Antiphospholipid Syndrome during pregnancy: the state of the art . Journal of Prenatal Medicine 2011
18. Asherson RA, Cervera R, de Groot PG, et al. Catastrophic antiphospholipid syndrome: international consensus statement on classification criteria and treatment guidelines. Lupus 2003;12:530-4.

19. Rodger MA, Hague WM, Kingdom J, et al. Antepartum dalteparin versus no antepartum dalteparin for the preven- tion of pregnancy complications in pregnant women with thrombophilia (TIPPS): a multinational open-label randomised trial. *Lancet* 2014; 384(9955): 1673–1683.

20. *Green-top guideline no. 37a*. London: Royal College of Obstetricians and Gynaecologists, 2015.

CAPÍTULO 24

HÍGADO GRASO AGUDO DEL EMBARAZO

Paulino Vigil De Gracia

CONTENIDO

INTRODUCCIÓN

El hígado graso agudo del embarazo (HGAE) es una patología con significante mortalidad y morbilidad materna y perinatal que fue reconocida como una entidad clínica exclusiva de la mujer embarazada para el año 1940 por Sheehan [1]. Antes de este reconocimiento podemos encontrar casos donde se describe a la enfermedad como: Atrofia amarilla obstétrica aguda, degeneración grasa aguda del embarazo y metamorfosis aguda del hígado asociada con el embarazo. De hecho para 1884, la literatura reporta que Lomer [2] describe 30 casos de HGAE, luego de hacer autopsias, sin embargo no se reconoce como una patología exclusiva de la mujer embarazada. Por lo tanto, si es una patología inespecífica observada en embarazos y descrita hacen más de 135 años. Interesantemente, los primeros casos ~~adecuadamente~~ descritos de tal patología fueron publicados en 1982 por Burroughs y col [3], allí se describen 12 casos admitidos a la unidad de patología hepática en un Hospital Royal Free en Londres.

En términos generales se puede considerar que el HGAE es una patología obstétrica de aparición ocasional. Las publicaciones más recientes nos demuestran que el diagnóstico de esta patología se realiza cada vez más frecuente; con una incidencia de un caso por cerca de 10 mil nacimientos [4-7]. Sorprendentemente, el análisis cronológico de la literatura de las últimas tres décadas demuestra que la incidencia de HGAE aumenta progresivamente, probablemente porque está diagnosticando más esta patología y no por un aumento real de esta enfermedad.

Todo profesional que atiende embarazadas debe estar muy familiarizado con esta enfermedad, debido a que el diagnóstico oportuno y la interrupción inmediata del embarazo mejora considerablemente el pronóstico materno y perinatal.

ETIOPATOGÉNESIS

La causa del HGAE es desconocida. La esteatosis microvesicular que se observa con esta patología también se observa en casos inducidos por drogas, por tóxicos y por enfermedades virales. Esta esteatosis fue inicialmente observada en paciente con HGAE recurrente y trastornos en la beta-oxidación de los ácidos grasos [8]; en estos casos se ha encontrado deficiencia en la cadena larga de la dehidrogenasa 3-hidroxiacyl Coa o LCHAD por sus siglas en inglés. La beta-oxidación de los ácidos grasos y particularmente la actividad de la LCHAD fue estudiada por Treem y colaboradores (1996) [9] en doce casos con HGAE. En ocho de esas mujeres se encontró deficiencia en la actividad de LCHAD y se mostró que eran heterocigotos en relación a esta deficiencia. De esta forma una deficiencia en la beta oxidación enzimática fetal en una madre con una deficiencia heterocigoto podría teóricamente llevar a una esteatosis hepática materna al final del embarazo. Los pacientes con defectos en la oxidación de los ácidos grasos no tienen suficiente β-oxidación mitocondrial de los ácidos grasos para la ketogénesis una vez que se han agotado los depósitos de glucógeno. Esta es la razón por la cual la hipoglicemia es un signo muy importante en estos casos, afectando principalmente el cerebro, corazón, hígado y músculos esqueléticos que dependen de la producción de esa energía [10]. Sin embargo, estos hallazgos no explican todos los casos de HGAE descritos por Treem y colaboradores [9] y no han sido encontrados en 14 casos estudiados por Mansouri y colaboradores en Francia (1996) [11].

Publicaciones recientes [12], muestra que la frecuencia de la morbilidad materna de enfermedad hepática es mayor en madres cuyos hijos estaban afectados producto de los defectos en la oxidación de los ácidos grasos. A pesar de éstos aportes, seguimos con muchas dudas con respecto a la etiopatogénesis del hígado graso agudo del embarazo.

Existe algunos factores de riesgo, entre ellos el embarazo múltiple, feto masculino y desorden de la oxidación ácida grasa fetal como ya mencionada.

PATOLOGÍA

El hallazgo más relevante en las pacientes con HGAE es la no-alteración de la arquitectura del hígado y lo característico es que se observa un hepatocito con microvesículas de grasa dándole una imagen edematosa. El hepatocito presenta su núcleo a nivel central, pero rodeado de esas microvesículas, lo cual es muy característico de esta patología. Con respecto al lóbulo hepático es más común encontrar este infiltrado de grasa en la parte central y media del lóbulo. Estos depósitos de grasa se pueden observar utilizando para su tinción el aceite rojo O. La microscopía electrónica también es de gran ayuda en el diagnóstico de esta patología.

Desde el punto de vista patológico, generalmente el hígado graso agudo del embarazo mejora una vez se interrumpe el embarazo y nunca se asocia con progresión hacia la cirrosis [13]. Para la confirmación de HGAE la forma más certera es la biopsia hepática, pero hoy día, existen pruebas que nos ayudan con el diagnóstico rápido de hepatitis; además el ultrasonido y la tomografía ayudan a excluir otras patologías. Los avances en cuanto a hallazgos clínicos nos permiten, no realizar biopsia a todos los pacientes para confirmar la existencia de un HGAE [4,6,14]. Podemos decir que sería necesario realizar una biopsia hepática cuando el cuadro clínico es muy confuso, cuando la paciente no mejora o empeora luego de la interrupción del embarazo y cuando se requiere confirmar este diagnóstico en pacientes que presentan la enfermedad en estadios iniciales con un embarazo lejos del termino. Es importante considerar que la biopsia hepática es un procedimiento invasivo, por lo tanto genera sus riesgos. El sangrado posterior a la biopsia es una de las mayores complicaciones y la posibilidad aumenta ante la alta incidencia de coagulación intravascular diseminada presente en estas pacientes. Razón por la cual es preferible omitir la biopsia hepática, aún con dudas clínicas, ante la existencia de coagulación intravascular diseminada.

MANIFESTACIONES CLÍNICAS

El hígado graso agudo del embarazo es una enfermedad de la segunda mitad del embarazo, con mayor ocurrencia entre las 32 y 36 semanas de gestación, presentándose con mayor frecuencia en embarazos múltiples. Los síntomas iniciales de esta enfermedad son nauseas y vómitos apareciendo generalmente entre días y una o dos semanas antes del ingreso al hospital. Con frecuencia, estas pacientes refieren que han sido tratadas por profesionales de la salud previamente por alguno de estos síntomas. Al ser hospitalizadas es común encontrar ictericia, sin embargo, este no es la queja principal. Además, inicialmente es frecuente encontrar moderada elevación de las enzimas hepáticas, hipoglicemia, hipofibrinogenemia, hipocolesterolemia, hipotrigliceridemia, coagulopatía y alteraciones renales [15]. Otras pacientes acuden por malestar general, anorexia e incluso en algunos ingresos la razón es sufrimiento fetal agudo. Hay pacientes donde se encuentran los hallazgos típicos de preeclampsia como lo son: hipertensión, proteinuria y edema, sin embargo cerca de la mitad de las mujeres con HGAE no presentan estos hallazgos [16,17]. Otras manifestaciones clínicas son asterexis, encefalopatía e incluso coma y delirio, pero estas manifestaciones son en casos muy severos o donde el diagnóstico es tardío. Se puede observar sangrados digestivos altos, ascitis, poliuria, polidipsia e incluso cuadro clínico típico de pancreatitis [15-19]. De igual forma pueden presentar sagrados vaginales post parto o por el sitio de la episiotomía y de los desgarros o por la herida de la cesárea, todos estos sangrados se pueden presentar ante la existencia de coagulación intravascular diseminada. Algunas pacientes se pueden presentar asintomáticas [20].

En general podemos decir que toda paciente con hígado graso agudo del embarazo generalmente evoluciona clínicamente en tres etapas:

I: Llega en busca de ayuda en el tercer trimestre del embrazo con historia de náuseas, vómitos y se observa leve ictericia y refiere tener estos síntomas desde hace 1 a 14 días.

II: Durante el curso de su enfermedad evolucionan con evidente ictericia, mal estado general, anorexia, letargo e incluso encefalopatía, ascitis y a veces sangrados por algún sitio como las encías, gástrico, vaginal o sitios de punción venosa.

III: Luego de la terminación del embarazo la recuperación es lenta, tomando entre una y dos semanas. La recuperación depende de las complicaciones asociadas a esta enfermedad. Si no se da el manejo de soporte adecuado, es en esta tercera parte donde se presentan la mayoría de las muertes maternas [6,15].

HALLAZGOS DE LABORATORIO

Existen múltiples exámenes que se pueden evaluar durante la insuficiencia hepática producida por el HGAE y en general estos hallazgos de laboratorios toman dos direcciones: se elevan o disminuyen. Desde el momento que la paciente solicita ayuda en la sala de urgencias es posible encontrar alteraciones de laboratorios y estos hallazgos usualmente empeoran a medida que progresa la enfermedad e incluso en el periodo post parto [15]. Es común encontrar al ingreso de la paciente al hospital alteraciones de las pruebas de función renal: elevación de la creatinina, de los productos azoados, del ácido úrico; alteración del perfil de coagulación: elevación del tiempo de protrombina, elevación del tiempo parcial de troboplastina, descenso del conteo de plaquetas (al ingreso es mínimo pero luego empeora), descenso del fibrinógeno, hipoglucemia, hipotrigliceridemia, hipocolesterolemia, hipoproteinemia, elevación de las transaminasas, elevación de la dehidrogenasa láctica, hiperbilirrubinemia, elevación del amonio [13-20].

A medida que progresa la enfermedad es más común encontrar alteradas las funciones hepáticas, renales y hematológicas.

Podemos señalar que desde el punto de vista de laboratorios:

A- **Disminuye**: Glicemia, fibrinógeno, plaquetas, colesterol, triglicéridos, proteínas totales especialmente albúmina, antitrombina.

B- **Aumenta**: Creatinina, nitrógeno ureico, ácido úrico, tiempo de protrombina, tiempo parcial de tromboplastina, aspartato aminotransferasa, alanina aminotransferasa, dehidrogenasa láctica, fosfatasa alcalina, bilirrubinas, amonio, leucocitos. Obviamente el grado de descenso o elevación depende de la severidad y del lo temprano o tardío del diagnóstico.

MORTALIDAD Y MORBILIDAD MATERNA

La mortalidad materna ha variado ampliamente en las tres últimas décadas. Para antes de la década de los setenta la mortalidad era muy cerca del 90% [16] sin embargo, en la actualidad esta cerca de un 14% [7,18-20]. Podemos señalar que en las pasadas décadas se publicaron tres grandes series donde no se reportan muertes maternas. Una de estas series es de Chile en donde Reyes y colaboradores para 1994 [5] reportan 12 casos en 17 años y no hubo muertes maternas. También para 1994 en los Estados Unidos de Norte América Usta y colaboradores [22] publicaron una serie de 14 casos en 8 años y no reportan muertes maternas, igualmente en éste País para el año 1996 Castro y colaboradores [4] publican una serie de 28 casos en 12 años e igualmente no tuvieron muertes maternas. Para el año 2006, se publican dos largas series, una en Marruecos [7] y otra en Francia [14] y en ambas investigaciones no se reporta mortalidad materna. La revisión más reciente demuestra una mortalidad general con más de 440 casos en cerca del 14% [21]. Esta elevada sobrevida lleva, por otro lado, a que la morbilidad sea elevada; así podemos señalar que son complicaciones frecuentes la insuficiencia renal aguda y la coagulación intravascular diseminada incluso hay investigadores como Castro y colaboradores [18] y Vigil-De Gracia y Lavergne [6], que consideran que estas complicaciones se observan siempre en pacientes con HGAE. Las otras complicaciones que se observan con gran frecuencia son la hipoglucemia, las hemorragias, encefalopatía, infecciones, ascitis, complicaciones en la herida de cirugía y la pancreatitis, recientemente reportada [23].

El pronóstico materno y la severidad de las complicaciones dependen principalmente de un diagnóstico oportuno, de la interrupción oportuna del embarazo y de los avances en el tratamiento de las formas severas.

Es interesante conocer que la recurrencia de esta patología parece ser poco probable, de hecho, se han reportado pocos casos, pero todos en los últimos años. Pueden existir tres explicaciones a este hecho: primero que realmente la recidiva en otro embarazo sea poco probable, segundo que en su gran mayoría las sobrevivientes de esta enfermedad hayan decidido no tener más hijos y tercero que no todos los casos con recidiva se hayan publicado.

RESULTADOS PERINATALES

La mayoría de las pacientes con HGAE se presentan durante el tercer trimestre y afortunadamente a estas edades gestacionales los resultados perinatales son mejores, sin embargo, ese éxito va a depender de los resultados perinatales del hospital donde se da la atención, del diagnóstico oportuno de la enfermedad y del grado en que esta enfermedad afecta el feto.

Hasta 1985, la mortalidad perinatal se calculaba alrededor de un 50% [7,15], sin embargo, los estudios más recientes incluyendo una revisión de 447 casos de HGAE encuentra que esta mortalidad es inferior al 20% 18,20,21. Probablemente el factor que más contribuye a la sobrevida perinatal son la interrupción oportuna del embarazo y los avances en neonatología. Los resultados de los infantes de estas madres también son considerados buenos, sin embargo, la posibilidad de la deficiencia de la enzima que realiza la beta-oxidación de los ácidos grasos a nivel mitocondrial imposibilita predecir el buen éxito del infante, razón por la cual estos infantes deben tener un seguimiento especial.

DIAGNÓSTICO DIFERENCIAL

La principal confusión clínica del HGAE lo es el síndrome de HELLP, tanto es así que hay investigadores que señalan en sus series que entre el 50% y 100% de sus pacientes cursan con preeclampsia[13,15,20-22]. Lo cierto, es que hay manifestaciones clínicas muy similares entre estas dos patologías y esto ha generado que algunos investigadores aseveren que se trata de una misma enfermedad con diferentes variantes, donde el hígado graso es la variante más severa; incluso existen hallazgos histopatológicos que avalan esta aseveración [23], sin embargo, otros consideramos que la preeclampsia y el HGAE son dos entidades diferentes pues tienen hallazgos clínicos e histopatológicos diferentes [15,20,21]. Indiscutiblemente, la principal confusión clínica durante el ingreso y hospitalización de estas pacientes es la preeclampsia/síndrome de HELLP, por ejemplo en la serie publicada por Usta y colaboradores en 1994 [21], el 64% de las pacientes ingresaron con el diagnóstico de preeclampsia/HELLP y en nuestra serie lo fue en un 40%[15].

Las otras patologías que se pueden confundir con el HGAE lo son Hepatitis viral (A, B, C, D, E) no obstante, con la historia clínica y los marcadores de hepatitis existentes hoy día es más fácil realizar este diagnóstico; otras patologías lo son colestasis del embarazo, coledocolitiasis, lupus eritematoso sistémico, púrpura trombocitopénica trombótica, intoxicación con Acetaminofen, Tetraciclinas, Ácido Valproico.

En el Cuadro 1 observamos las principales diferencias entre el HGAE y Síndrome de HELLP.

CUADRO 1 Triada clínica de HGAE y Síndrome HELLP

A- Síntomas y Signos

	HGAE	**HELLP**
Náuseas y Vómitos	Muy común	Poco
Epigastralgia	Común	Común
Ictericia	Muy común	Poco
Cefalea	Infrecuente	Muy común
Proteinuria	Variado	Muy común
Hipertensión	Variado	Muy común

B- Hallazgos de Laboratorio

Bilirrubinas Totales	Muy elevadas	Ligeramente elevadas
Glucosa	Muy disminuida	Normal
Plaquetas	Leve a moderado descenso	Moderado a severo descenso
Fibrinógeno	Muy disminuido	Generalmente normal
Alanina Aminotransferasa	Muy elevada	Elevada
Aspartato Aminotransferasa	Elevada	Elevada
Dehidrogenasa láctica	Elevada	Muy elevada
Colesterol	Disminuido	Normal /Aumentado
Triglicéridos	Disminuido	Normal/ Aumentado
Antitrombina III	Muy disminuida	Disminuida
Amonio	Aumentado	Normal

C- <u>Morbilidad</u>

	HGAE	HELLP
Coagulación intravascular	Generalmente	Poco frecuente
Insuficiencia renal aguda	Generalmente	Ocasionalmente
Hipoglucemia	Muy común	Rara
Ascitis	Común	Poco frecuente
Encefalopatía	Común	Rara

Infecciones	Común	Poco frecuente
Muertes maternas	Ocasionalmente	Infrecuente
Pancreatitis	Ocasional	Rara

MANEJO

El manejo del hígado graso agudo del embarazo requiere de una estabilización de la madre, interrupción oportuna del embarazo y cuidados de soporte, los cuales, consisten básicamente en tratar o evitar las complicaciones que como sabemos se pueden presentar. Un diagnóstico e intervención temprana puede resultar en excelentes resultados maternos y perinatales.

Una vez realizado el diagnóstico de hígado graso en una mujer embarazada la interrupción oportuna de ese embarazo debe ser obligatorio y luego el siguiente paso es tratar las complicaciones o incluso tratar de evitar su aparición. De esta forma el tratamiento del HGAE está dirigido hacia un tratamiento de soporte o de las complicaciones mientras se da la recuperación total de la insuficiencia hepática [20-24]. Se debe monitorizar estrictamente los ingresos y egresos de líquidos.

La anemia y coagulopatía se corrigen transfundiendo sangre y sus derivados; usamos glóbulos rojos empacados para corregir la anemia, crioprecipitados para corregir la deficiencia de fibrinógeno, plasma fresco congelado para corregir volemia y los factores de coagulación. Todo este manejo de transfusiones esta basado en las pérdidas o condición clínica de la paciente, y se deben usar la cantidad que sea necesario para corregir la deficiencia. Podríamos decir que la coagulopatía se corrige en dosis respuesta, pues hay gran variación de paciente a paciente.

Para la ascitis se usa la restricción de sodio y los diuréticos. Es interesante resaltar que en pacientes post cesárea la aparición de ascitis puede llevar al clínico a pensar que la distensión abdominal se debe a sangrado y probablemente por esta impresión clínica se someta la paciente a una nueva cirugía la cual compromete aun más la salud de la misma. De hecho, si se extrae éste líquido se observa sanguinolento producto de la combinación del líquido de ascitis y la sangre residual de la cesárea, es por esto que recomendamos cuantificación de hematocrito a este líquido antes de decidir una nueva cirugía.

La encefalopatía se maneja con altas cantidades de carbohidratos, dieta baja en proteínas y lactulosa oral para que actue como enema.

Para la hipoglucemia se utilizan dosis continuas de dextrosa en agua al 10% y en caso de que los niveles de glucosa bajen de 60 mg/dl se usan bolos de dextrosa al 50%. La monitorización de glucosa se debe realizar cada dos horas. Por la frecuencia con que se presentan cuadros infecciosos, sobre todo luego de una cesárea es preferible administrar antibióticos de amplio espectro en forma profiláctica.

Junto a todo el manejo ya descrito se debe monitorizar continuamente los signos vitales fundamentalmente la oximetría y el electrocardiograma; así tener presente que en algunos casos es necesario la ventilación mecánica para el adecuado manejo de las vías aéreas y la diálisis por la falla renal.

Todo este manejo debe ser brindado en una unidad equipada o especializada con personal entrenado y en caso de no existir esta unidad es preferible ~~el manejo~~ en una Unidad de Cuidados Intensivos Generales. En el manejo de esta patología se debe involucrar un grupo multidisciplinario integrado por hepatólogos, hematólogos, internistas y obstetras todos bajo la coordinación del obstetra [22].

RESUMEN

El hígado graso agudo del embarazo es una complicación obstétrica infrecuente pero potencialmente mortal para la madre y su hijo. Se caracteriza por diferentes grados de disfunción hepática. Usualmente se presenta una triada compuesta por manifestaciones clínicas, hallazgos de laboratorios y complicaciones maternas. Esa triada se presenta con SÍNTOMAS como: náuseas y/o vómitos, ictericia, malestar genera. Al solicitar los LABORATORIOS es usual la elevación de la creatinina, de las enzimas hepáticas, de los factores de coagulación, de los leucocitos y disminución de las plaquetas, glicemia, colesterol, triglicéridos y COMPLICACIONES como insuficiencia renal, hipoglicemia, coagulación intravascular diseminada, ascitis, hemorragias, encefalopatias, infecciones, e incluso la muerte materna y fetal.

El manejo depende del diagnóstico oportuno y con ello la interrupcón del embarazo y conducción de sus complicaciones.

REFERENCIAS BIBLIOGRÁFICAS

42-Sheehan HL. The pathology of acute yellow atrophy and delayed chloroform poisoning. J Obstet Gynaecol 1940:47:49-62.

43-Lomer O. Ueber die Bedeutung des Icterus gravidarum, etc. Zeitschr f Geb u Gyn. 1886;xiii:169-185.

44-Burroughs AK, Seong NH, Dojcinov DM, et al. Idiopathic acute fatty liver of pregnancy in 12 patients. Q J Med. 1982;51:481-497.

45-Castro MA, Goodwin TM, Shaw KJ, Ouzounian JG, McGehee WG. Disseminated intravascular coagulation and antithrombin III depression in acute fatty liver of pregnancy. Am J Obstet Gynecol 1996;174:211-6.

46-Reyes H, Sandoval L, Wainstein A, et al. Acute fatty liver of pregnancy: A clinical study 12 episodes in 11 patients. Gut 1994;35:101-6.

47-Vigil-De Gracia P, Lavergne JA. Acute fatty liver of pregnancy. Int J Gynecol Obstet 2001;72:193-5

48-Mhajed K, Charra B, Hamoudi D, Noun M,Barrou L. Acute fatty liver of pregnancy. Arch Gyn Obstet 2006;

49-Schoeman MN, Batey RG, Wilcken B. Recurrent acute fatty liver of pregnancy associated with a fatty-acid oxidation defect in the offspring. Gastroenterology 1991;100:544-8.

50-Treem WR, Shoup ME, Hale DE, et al. Acute fatty liver of pregnancy, hemolisys, elevated liver enzymes, and low platelets syndrome, and long chain 3-hydroxyacyl-coenzyme a dehydrogenase deficiency. Am J Gastroenterol 1996;91:2293-2300.

51-Rinaldo P, Raymond K, Al-Odaib A, Bennett MJ. Clinical and biochemical features of fatty acid oxidation disorders. Curr Opin Pediatr 1998;10:615-21.

52-Mansouri A, Fromenty B, Durant F, et al. Assessment of the prevalence of genetic metabolic defects in acute fatty liver of pregnancy. J Hepatol 1996;25:781-5.

53-Browning MF, Levy HL, Wilkins-Haug LE, Larson C, Shih VE: Fetal fatty acid oxidation defects and maternal liver disease in pregnancy. Obstet Gynecol 2006;107:115-120.

54-Riely CA. Acute fatty liver of pregnancy. Semin Liver Dis 1987;7:47-54.

55-Bahloul M, Dammak H, Khlaf-Bouaziz N, et al. Acute fatty liver of pregnancy. About 22 cases.Gynecol Obstet Fertil 2006;34:597-606.

56-Vigil-De Gracia P, Montufar-Rueda C. Acute fatty liver of pregnancy: diagnosis, treatment, and outcome based on 35 consecutive cases. J Matern Fetal Neonatal Med. 2011;24(9):1143–1146. doi:10.3109/14767058.2010.531325

57-Bacq Y, Constants T, Body G, et al. La stéatose hépatique aigué gravidique. J Gynecol Obstet Biol Reprod 1986;15:851-61.

58-Vigil-De Gracia P. Acute fatty liver and HELLP syndrome: two distinct pregnancy disorders. Int J Gynecol Obstet 2001;73:215-20.

59-Castro MA, Fasset MJ, Reynolds TB, Shaw KJ, Goodwin TM. Reversible peripartum liver failure: A new perspective on the diagnosis, treatment, and cause of acute fatty liver of pregnancy, based n 28 consecutive cases. Am J Obstet Gynecol 1999;181:389-95.

60-Moldenhauer JS, O´Brien JM, Barton JR, Sibai B. Acute fatty liver of pregnancy associated with pancreatitis: A life-treatening complication. Am J Obstet Gynecol 2004;190:502-5.

61-Nelson DB, Yost NP, Cunningham FG. Acute fatty liver of pregnancy: clinical outcomes and expected duration of recovery. Am J Obstet Gynecol. 2013;209:456.e1–456.e7.

62-Nelson DB, Byrne JJ, Cunningham FG. Acute Fatty Liver of Pregnancy [published online ahead of print, 2019 Nov 12]. Clin Obstet Gynecol. 2019;doi:10.1097/GRF.0000000000000494.

63- Usta IM, Barton JR, Amen EA, González A, Sibai BM. Acute fatty liver of pregnancy: An experience in the diagnosis and management of fourteen cases. Am J Obstet Gynecol 1994;171:1342-7.

64-Fesenmeier MF, Coppage KH, Lambers DS, Barton JR, Sibai BM. Acute fatty liver of pregancies in 3 tertiary care centers. Am J Obstet Gynecol 2005;192:1416-9.

65-Knight M, Nelson-Piercy C, Kurinczuk JJ, Spark P, Brocklehurst P. A Prospective national study of acute fatty liver of pregnancy in the UK. Gut 2008;57:951-6

CAPÍTULO 25

INFECCIÓN POR EL VIRUS DE INMUNODEFICIENCIA HUMANA DURANTE EL EMBARAZO

Jorge Arturo Collantes Cubas

José A. Serpa Álvarez

Eliana Elisa Ochoa

CONTENIDO

INTRODUCCIÓN

En este capítulo haremos una revisión del manejo de la infección por el Virus de la Inmunodeficiencia Humana (VIH) durante el embarazo, parto, puerperio e incluso los consejos preconcepcionales. Pretende ser un capítulo conciso, práctico e ilustrativo basado en evidencias. Empezaremos describiendo el contexto mundial de la infección por VIH con características del virus, fisiopatología, etc. para luego concentrarnos en la transmisión materno fetal y su prevención.

GENERALIDADES

El VIH es causado por un retrovirus, que ataca a las células del sistema inmunitario llamadas Linfocitos T-CD4. Con el tiempo, el VIH puede destruir tantas de estas células que el cuerpo pierde su capacidad de luchar contra las infecciones y las enfermedades. El SIDA es la etapa más avanzada de la infección por VIH(1). Este virus es una causa importante de morbilidad y mortalidad en el mundo (2), se le considera una epidemia global con tasas de incidencia y prevalencia muy altas(3). Por ejemplo: 1,7 millones de personas contrajeron el virus en el año 2018; aproximadamente 37,9 millones estaban viviendo con el virus VIH; y 770 00 personas murieron por enfermedades asociadas al SIDA. Además, en el año 2018, el 62% [47–74%] del total de personas diagnosticadas con el VIH tuvieron acceso al tratamiento antirretroviral. (Fig. I)

Esta cifra incluye el 68% [52-82%] de las mujeres adultas mayores de 15 años y el 82% [62–95%] de las mujeres embarazadas, lo cual es esencial para evitar la transmisión del VIH a sus hijos. (4)

Figura I: Personas viviendo con VIH a nivel mundial (https://www.dw.com/en/unaids-report-hiv-related-deaths-down-a-third-since-2010/a-49605119).

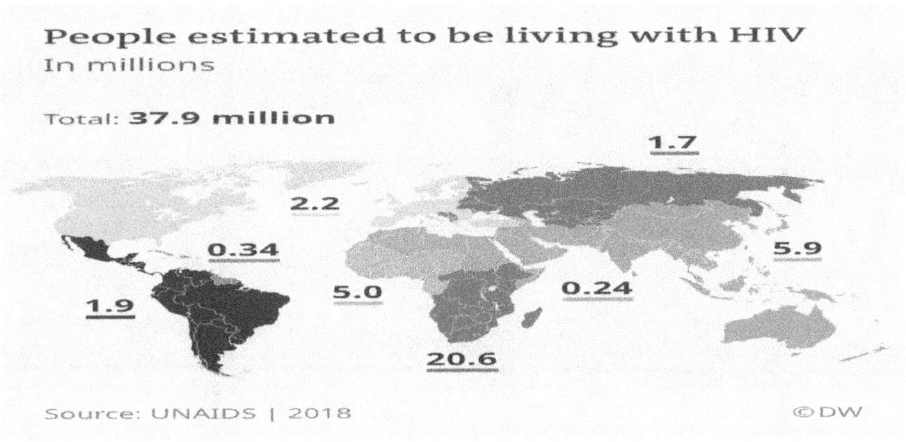

HISTORIA

Línea del tiempo desde la primera publicación acerca del VIH en 1981, descubrimiento de Terapia antirretroviral en 1987, implementación del día 1 de diciembre como día mundial del SIDA desde 1988, el lazo rojo que muestra el apoyo a víctimas y portadores en 1991, vacunas, profilaxis pre y postexposición, antirretrovirales en una sola tableta, hasta el 2019 con personas con trasplantes de médula ósea que logran estar libres de enfermedad, las proyecciones al 2030 de 95-95-95 (95% que saben que tienen VIH, 95% que están en TAR y 95% con carga viral indetectable), etc. Ver gráfico interactivo en: https://timeline.avert.org/?33/Mainstream-press-coverage(5)

EPIDEMIOLOGÍA

ONUSIDA muestra estadísticas y logros a nivel mundial y por regiones: Muestra Incidencia, Personas con VIH, Mortalidad por VIH, Personas con TAR, Coberturas de tratamiento, Niños con VIH, Transmisión vertical, etc.

Figura II. Incidencia Global de VIH, prevalencia, mortalidad, personas en TAR por sexo y edad, por décadas desde el año 1980 hasta el 2017.(6)

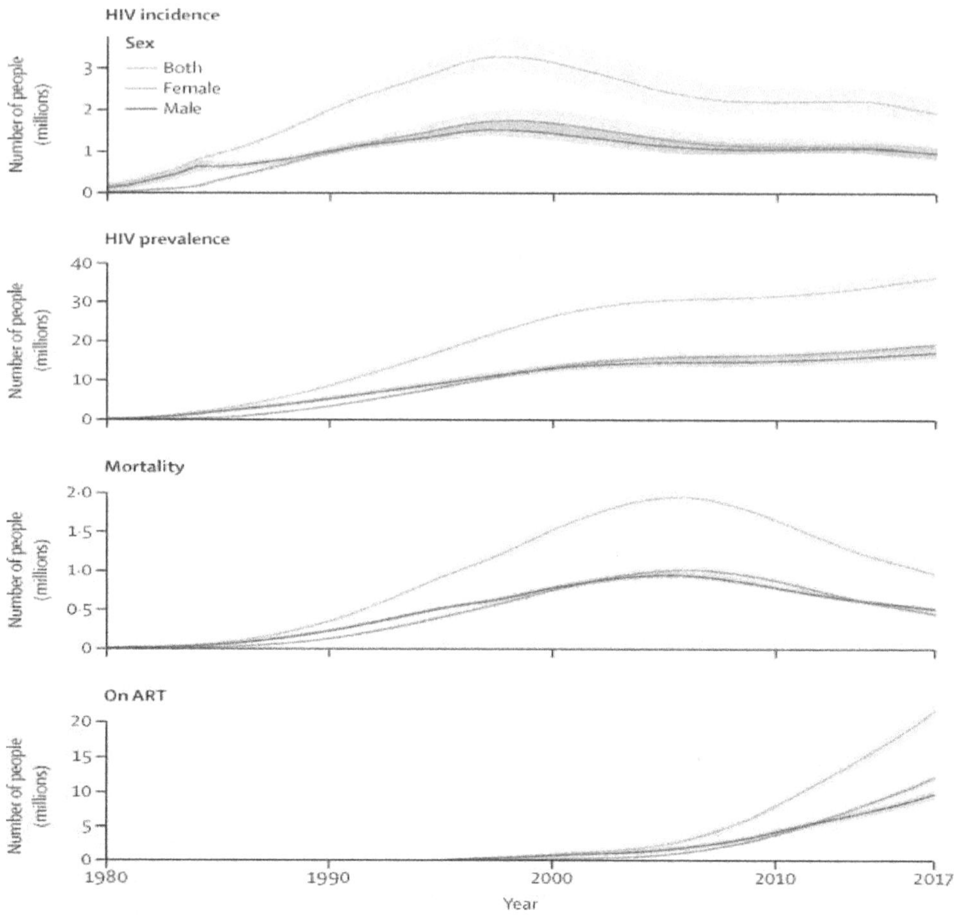

La base de datos de ONUSIDA, en la sección Nuestra acción, permite buscar regiones y países y muestra la gráfica actualizada de lo solicitado. Por ejemplo: si buscamos región América Latina y el Caribe, nos presenta la Fig.III.

FIGURA III: PANORAMA REGIONAL DEL VIH Y EL SIDA EN AMÉRICA LATINA Y EL CARIBE(6)

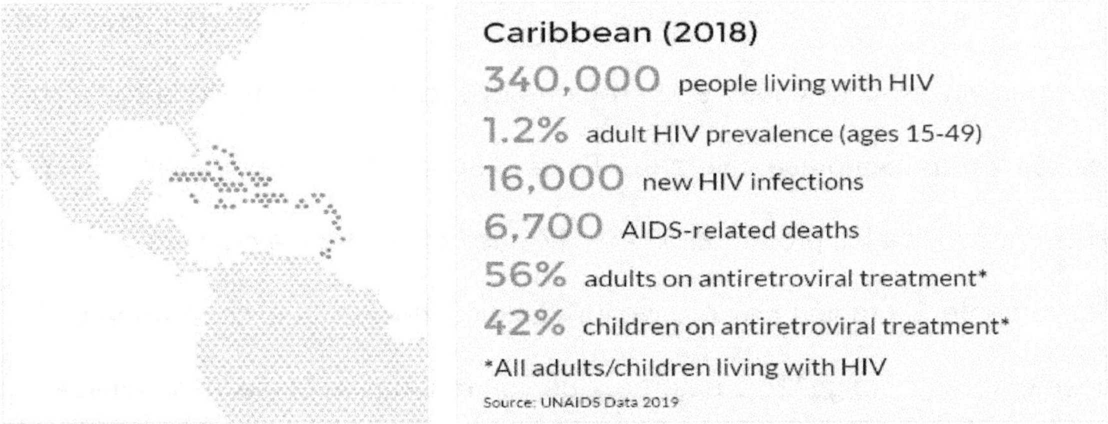

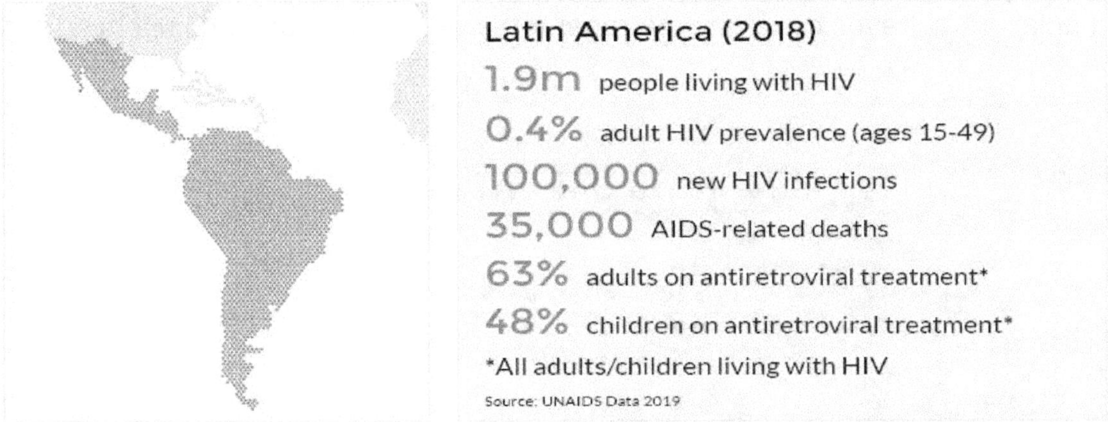

Si solicitamos los datos de algún país obtenemos un resumen en aproximadamente nueve páginas. (7)

ETIOLOGÍA

Existen dos tipos de VIH: VIH -1 y VIH -2. El primero es de distribución mundial, mientras que el segundo es más frecuente en África Central. El VIH, pertenece a la familia de retrovirus que a su vez pertenece a la subfamilia de los Lentivirus. El VIH, depende de una enzima única, la transcriptasa inversa (ADN polimerasa dependiente de ARN), para replicarse dentro de las células huésped.(8, 9). El VIH consta de una bicapa lipídica externa, como envoltura, además de glicoproteínas virales asociadas en trímeros o tetrámeros. Las partículas virales maduras miden entre los 100 y 130 nm de diámetro, mientras que las inmaduras están entre los 120 y 140 nm. En su genoma encontramos tres regiones codificantes: pol, gag y env: Las enzimas virales codificadas en la región pol son las enzimas de la replicación que incluyen la transcriptasa inversa (RT), la integrasa (IN) y la proteasa (PR). La región GAG: codifica las proteínas p24 y p17 que constituyen la cápside y la matriz respectivamente. La región Env o envoltura lipídica incluye, la glicoproteína gp41 o de transmembrana y la gp120 o externa, que son responsables de la infectividad de la partícula viral a través de la unión a receptores específicos de la célula huésped.

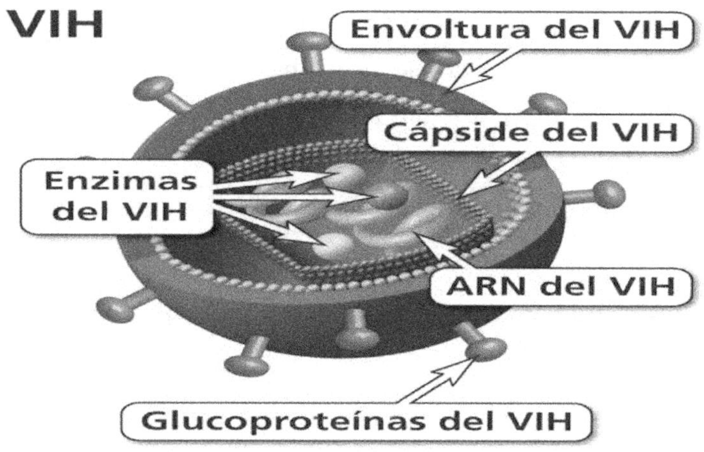

A

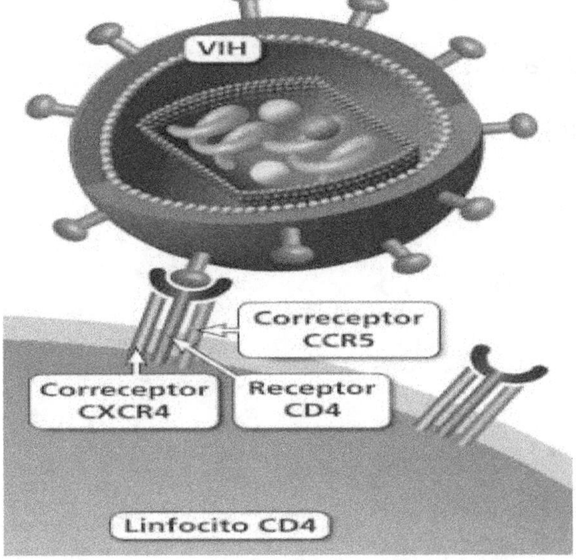

B

Figura IV.

A. El virus VIH (https://infosida.nih.gov/understanding-hiv-aids/glossary/1116/virus-de-la-inmunodeficiencia-humana).

B. Receptor del Linfocito T CD4 (https://infosida.nih.gov/understanding-hiv-aids/glossary/4461/receptor-de-cd4).

FISIOPATOLOGÍA

El ciclo de infección del virus VIH tiene 7 fases, los cuales son susceptibles de intervenir con Terapia Anti retroviral (TAR). Las células más comúnmente infectadas son los Linfocitos T- CD 4, los que al disminuir en cantidad o función pueden provocar inmunosupresión y autoinmunidad.(2, 10) Fases del ciclo de infección del VIH:

a) Enlace

b) Fusión

c) Transcripción Inversa

d) Integración

e) Multiplicación

f) Ensamblaje

g) Gemación

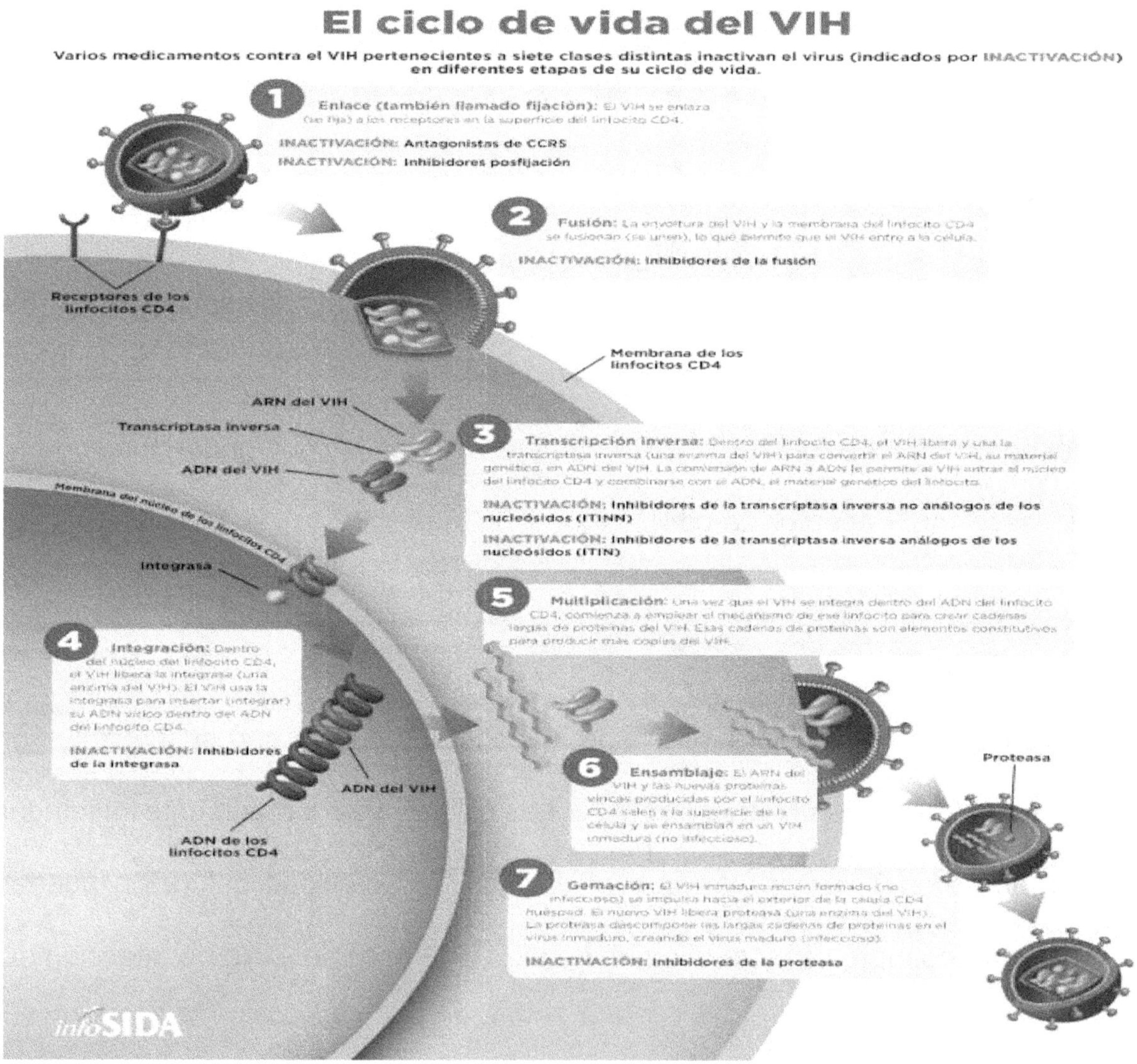

Figura V. Ciclo de vida del VIH. (fuente:

https://aidsinfo.nih.gov/images/factsheet/HIV-Lifecycle-03-f.jpg)

Una vez ocurrida la infección aguda por VIH y sin tratamiento, puede progresar a una fase crónica y finalmente llegar al Estadío SIDA (Fig. VI). El TAR implica usar por lo menos tres medicamentos antirretrovirales y que sean de dos clases distintas por lo menos.

Figura VI: Evolución de la infección por VIH (https://infosida.nih.gov/understanding-hiv-aids/glossary/4479/evolucion).

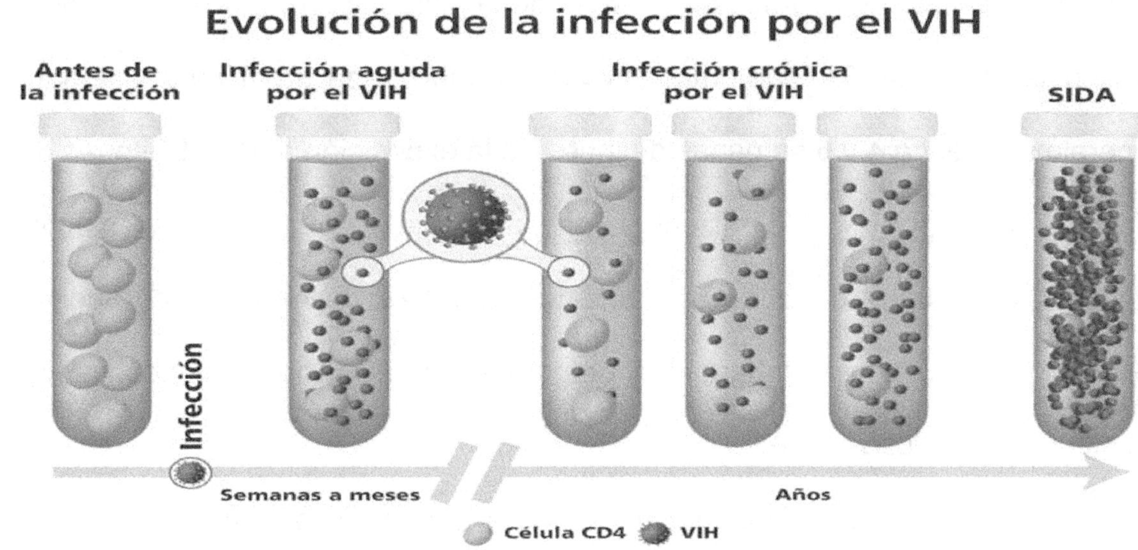

TRANSMISIÓN

Sexual, transfusiones sanguíneas, uso de drogas intravenosas, transmisión vertical (TV) ya sea durante el embarazo, parto o lactancia.

DIAGNÓSTICO

A través de pruebas rápidas de diagnóstico que detectan anticuerpos contra el VIH-1 y VIH-2, y más recientemente a través de pruebas que detectan tanto anticuerpos como antígenos del virus. Actualmente ya no usa el esquema de ELISA seguido de Western blot. Ahora se utiliza el ELISA de 4ta generación, que detecta anticuerpos y antígeno (proteína P24). Si la prueba es positiva se hace una prueba de multispot para ver si es VIH-1 o VIH-2. Si el multispot es negativo, se chequea el VIH ARN para confirmar que no es un falso positivo (11) (12).

CLÍNICA

La infección primaria por VIH se presenta como un síndrome retroviral agudo en 50% a 70% de individuos. Los pacientes pueden tener "síntomas similares a mononucleosis infecciosa" como fiebre, rigores, faringitis, artralgias, mialgias, erupción maculopapular, urticaria, cólicos abdominales, diarrea, dolor de cabeza y meningitis linfocítica. El Síndrome retroviral agudo puede durar varias semanas, generalmente entre 4 y 6 semanas después de la exposición al VIH. Después de la infección aguda por VIH, los pacientes ingresan a una fase asintomática latente de infección, que puede durar de 5 a 10 años. Sin TAR, la mayoría los pacientes desarrollarán SIDA; sin embargo, la progresión al SIDA ha sido drásticamente disminuida con el uso de TAR.

Dependiendo del conteo de células T- CD-4, la presentación clínica podría estar asociada a determinado tipo de infección oportunista.

Por lo tanto, se recomienda un alto índice de sospecha diagnóstica en cuanto a infección oportunista, cuanto más bajo es el conteo de células T CD-4, especialmente cuando el nivel está por debajo de 200 células (Fig.VII). Es importante recalcar que algunas infecciones como la Tuberculosis, virus herpes simple y sarcoma de Kaposi (causado por virus herpes humano tipo 8) pueden también ocurrir en pacientes con un nivel de células T-CD4 por encima de 200 (13).

Figura VII: Relación de conteo de linfocitos T-CD 4 con el tipo de infecciones oportunistas.

(https://accessmedicine.mhmedical.com/MediaLibrary.aspx?termId=32434)

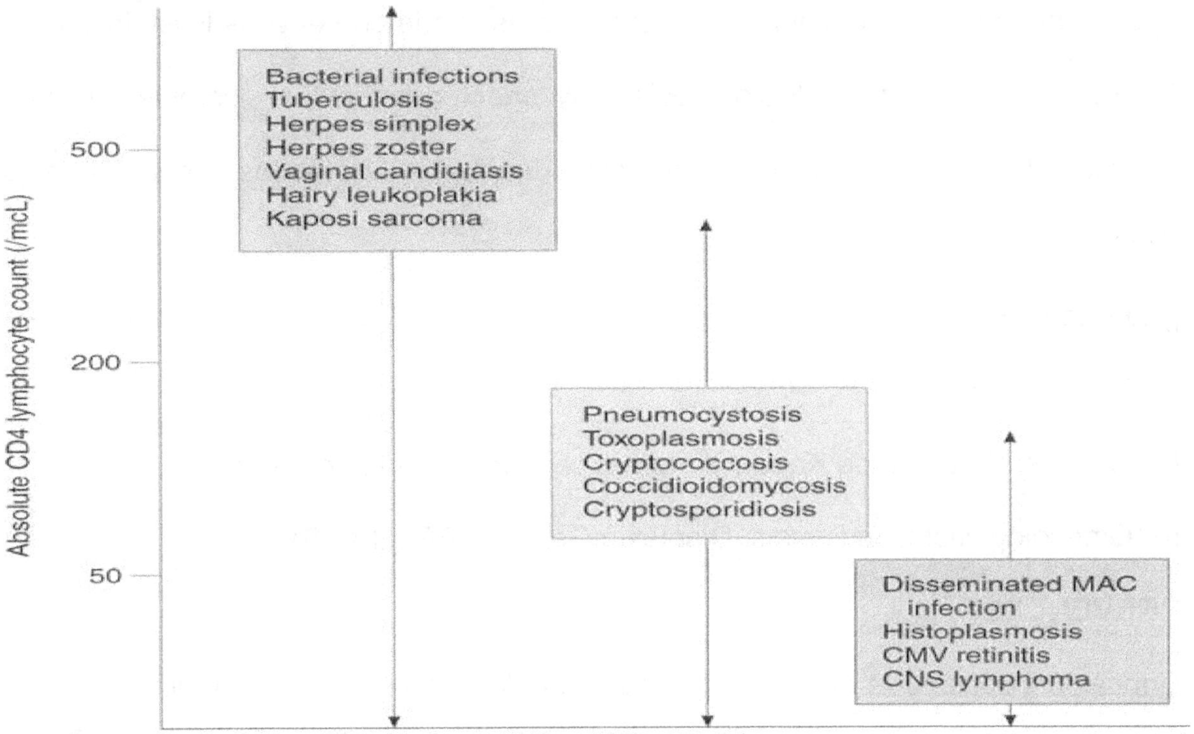

Source: Maxine A. Papadakis, Stephen J. McPhee, Michael W. Rabow: Current Medical Diagnosis and Treatment 2020

DIAGNÓSTICO DIFERENCIAL

Muchas veces depende del modo de presentación: Constitucional, Pulmonar, Neurológico, Digestivo, Oncológico, Dermatológico, entre otros.

COMPLICACIONES

a) Pérdida de Peso

b) Enfermedad pulmonar: pneumonía neumocócica, pneumnía debido a Pneumocystis jiroveci (antes conocido como Pneumocystis carinii), Tuberculosis.

c) Sistema Nervioso Central: Meningitis debido a Cryptococcus, Toxoplasmosis, Linfoma, Leukoencefalopatía multifocal progresiva, Demencia.

d) Sistema Nervioso periférico: Polineuropatía.

e) Reumatológico.

f) Retinitis: citomegalovirus, toxoplasma.

h) Lesiones orales: Candidiasis, leukoplaquia asociada con el virus Epstein-Barr.

i) Gastrointestinales: histoplasmosis, mycobacterium avium complex (MAC), linfoma, tuberculosis, diarrea crónica debida a parásitos (por ejemplo, Cryptosporidium).

j) Endocrinas.

k) Dermatológicas.

l) Malignas: Sarcoma de Kaposi, linfoma, cáncer de cérvix invasivo.

m) Ginecológicas: Candidiasis, Displasia Cervical, EPI (13-15).

PREVENCIÓN

Educación, consejería y modificación de la conducta son la piedra angular. Profilaxis pre exposición (toma de TAR en personas en riesgo o parejas serodiscordantes con Tenofovir/Emtricitabina)(16), postexposición (TAR triple desde las primeras 72 horas de ocurrida la exposición y por 28 días)(17).

A) **Prevención Primaria**: Test de VIH, consejería sobre cómo prevenir el contagio, preservativos, tratamiento antirretroviral temprano, profilaxis pre exposición, profilaxis post exposición, medidas de prevención de transmisión vertical, manejo en centros de salud y hospitales, vacuna que tiene aún eficacia de 31 % (aunque no está disponible comercialmente).

B) **Prevención Secundaria**: Inicio de TAR, es cuando hay diagnóstico de VIH, descarte de TBC (PPD, IGRA), isoniazida preventiva, descarte de Sífilis (VDRL) y otras infecciones de transmisión sexual (gonorrea, clamidia, trichomonas).

C) **Prevención Terciaria**: cuando se encuentra en estadío SIDA, consiste en mejorar la calidad de vida, TAR y tratamiento de infecciones oportunistas.

TRATAMIENTO

Se da a varios niveles

a) Profilaxis contra infecciones oportunistas

b) Tratamiento de infecciones oportunistas

c) Tratamiento con TAR. Hay disponible una tabla completa de TAR en http://gtt-vih.org/files/active/1/Tabla_antirretrovirales_nov_2019_ligero.pdf, mostramos aquí una tabla resumen. (Cuadro I)

Cuadro I: Tipos de Antirretrovirales usados en el Tratamiento Antirretroviral

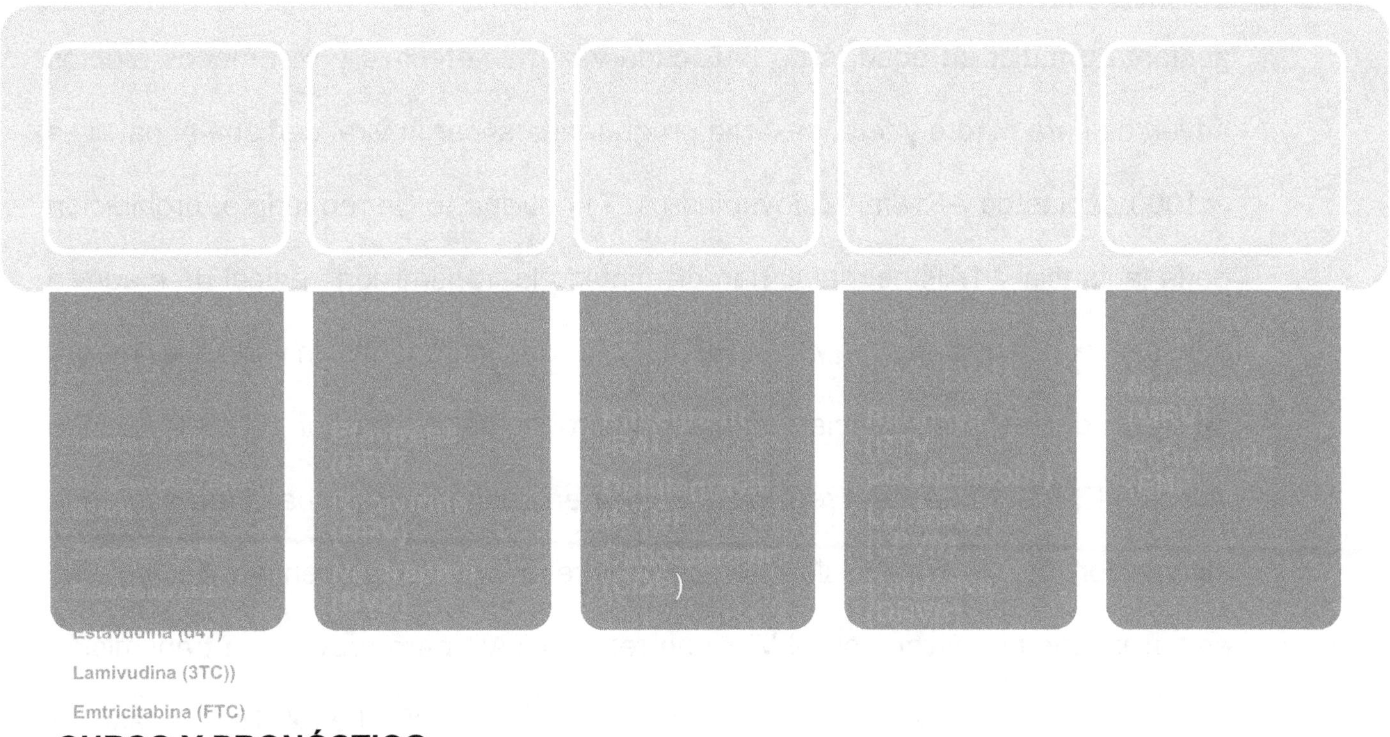

CURSO Y PRONÓSTICO

Pacientes con VIH que reciben TAR y muestran una respuesta adecuada al tratamiento (mejora de la cuenta de células T-CD4 y supresión del virus) pueden tener expectativas de vida bastante cercanas a las de un paciente sin VIH.

MANEJO DEL VIH-1 EN GESTACIÓN

En esta parte del capítulo ya nos concentramos en el manejo del VIH preconcepcional, embarazo, parto puerperio. Las Recomendaciones para el uso de medicamentos antirretrovirales en mujeres embarazadas con infección por VIH e intervenciones para reducir la transmisión perinatal del VIH en los Estados Unidos están actualizadas a enero del 2020, han sido elaboradas por un panel de expertos y han sido una de las fuentes tomadas en cuenta para esta parte (18).

a) Epidemiología:

6 Medidas instauradas desde 1990 en EEUU como: Test de screening a toda gestante o mujer en edad fértil, TAR cada vez más efectiva y con menos efectos adversos para madre y feto, cesárea programada si carga viral cercana al parto es > 1000 copias de ARN/ml, Zidovudina (AZT) intraparto de requerirse, prohibición de la lactancia y TAR neonatal, han disminuido la transmisión vertical de madre a niño a niveles muy bajos Fig. 8. En EEUU y Europa la transmisión vertical es menor de 1 %, además la incidencia de transmisión perinatal es 1,1 por 100 000 nacidos vivos en EEUU(18). A nivel regional, es decir en Latinoamérica, hay progreso en la eliminación de la transmisión vertical madre a hijo: El porcentaje de mujeres embarazadas que viven con el VIH que reciben TAR para prevenir la transmisión vertical del VIH y proteger su propia salud era 76% [61–95%] en 2018, y la tasa de transmisión madre a hijo fue del 14% [12-17%] en 2018(19).

Cuadro II: Medidas que han disminuido la transmisión vertical de VIH de madre a niño.

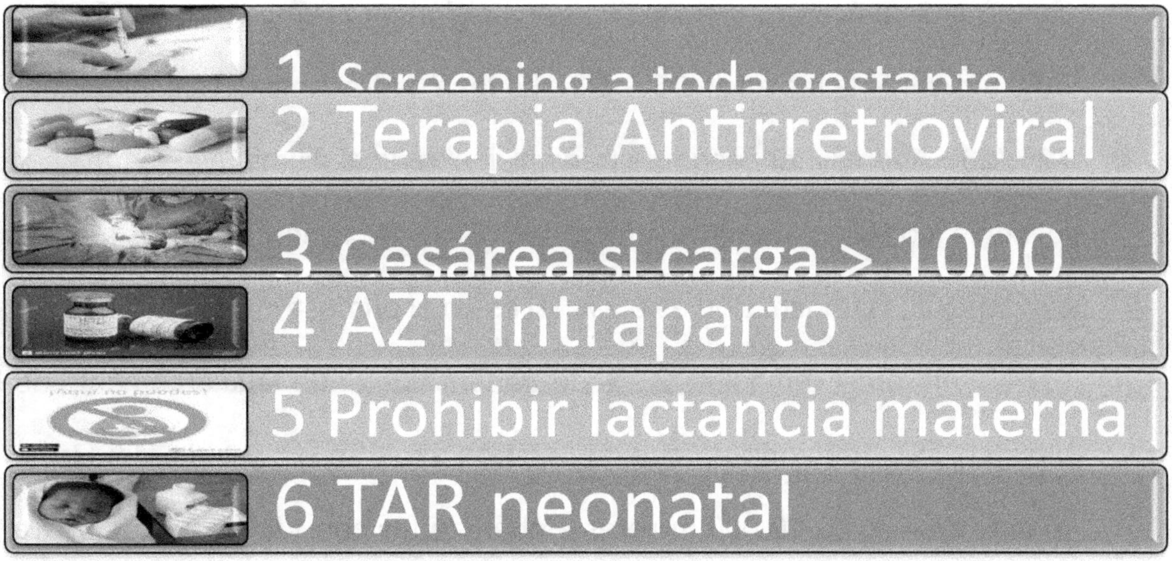

La efectividad de estas medidas ha sido acompañada por medidas que mejoren la aceptabilidad, adherencia, disminuyan el estigma, etc.(3)

b) Test de VIH: Se realiza serología VIH a todas las embarazadas precozmente y de no tener serología VIH durante el trabajo de parto o puerperio también(20). El chequeo de serología para el VIH se debe realizar al inicio y en el tercer trimestre salvo que haya riesgo de contagio, en cuyo caso se deberá hacer en forma trimestral y durante el trabajo de parto. Como estrategia de prevención también se recomienda chequear serología para sífilis. De tener una prueba positiva se necesita una prueba confirmatoria. En caso de contacto de riesgo, debe valorarse la realización temprana de una carga viral y considerarse profilaxis pre o postexposición.

- Toda gestante infectada por el VIH debe ser informada sobre la eficacia de las medidas preventivas de la Transmisión vertical.

- La pareja de toda gestante con VIH debería también tener una prueba en sangre (20, 21).

c) Fisiopatología de la Transmisión Vertical de VIH

En términos prácticos, el riesgo de transmisión en el embarazo es 25 %, en el parto 50% y durante la lactancia 25% (22). La tasa de transmisión sin intervención es 25-42%(23). Además, el riesgo de transmisión vertical disminuye según se inicie TAR lo antes posible durante el embarazo. Si la iniciación de TAR fue antes de la concepción, la transmisión es 0,2%; si es en el primer trimestre 0.4%;en el segundo 0,9% y en tercer trimestre 2.2% de transmisión, independientemente de la carga viral(24, 25). Tomando en cuenta la carga viral, en un estudio del Reino Unido e Irlanda de más de 10,000 mujeres embarazadas con VIH, las tasas de transmisión vertical fueron más bajas entre las mujeres que tenían una carga viral <50 copias/ml cerca del parto en comparación con las mujeres que tenían cargas virales más altas (0.09 % versus 1.0 y 2.6 % con rangos de carga viral 50-399 copias / ml y 400-999 copias / ml, respectivamente) (26)].

Mecanismo de transmisión en gestación, parto y lactancia

Para fines prácticos la hemos dividido en la que se transmite durante el embarazo, en el parto y durante la lactancia. Se estima que durante el embarazo, la transmisión en el primer trimestre es mínima y es máxima luego de las 36 semanas(25).

a) **Embarazo**

- **Madre**: se comporta como agente que lleva el VIH. El mayor factor de riesgo es la carga viral que a su vez depende de muchos factores como momento de diagnóstico, estadío de enfermedad, estado nutricional, coinfección con TBC, Herpes Zoster u otras Infecciones de transmisión sexual (16), momento de tratamiento TAR, entre otros factores (17, 18).
- **La inoculación se dará a nivel placentario**. En las vellosidades placentarias se encuentran los macrófagos, específicamente las células de

Hofbauer (HC) (27), que comparten receptores de linfocitos T-CD4 como CCR5, CXCR4 y DC-SIGN (28) y que permiten el secuestro del VIH y su posterior ingreso a la circulación fetal (25, 29-31). La transmisión transplacentaria del VIH es facilitada en el tercer trimestre por la desaparición de células del citotrofoblasto de las vellosidades, además también depende de sí hay pasaje transplacentario del TAR. El TAR se convertiría en profiláctico prexposición para el feto. Se considera como buen pasaje si la relación de la concentración del antiretroviral en sangre materna/ sangre de cordón > 0,6; intermedio si está entre 0,3-0,6 y bajo si es menor de 0,3 (32).

- **Feto**: A través de vasos del cordón umbilical, vena umbilical a la circulación sistémica fetal.

Figura VIII. Transmisión transplacentaria de VIH a través de células de Hofbauer.

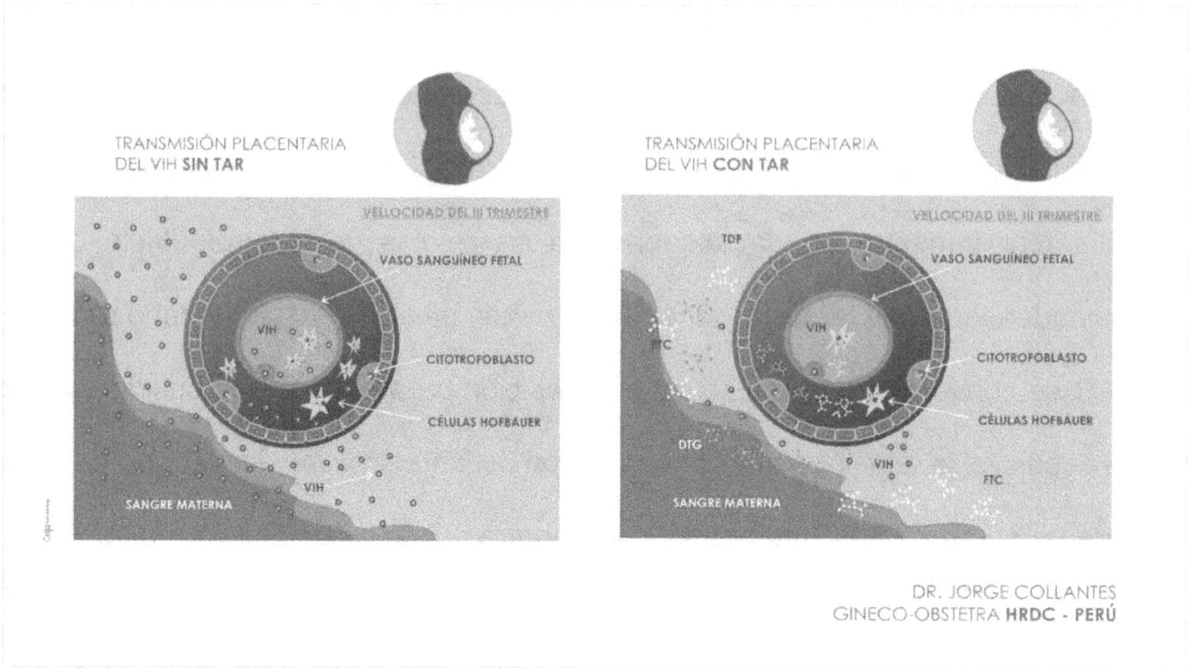

b) **Parto**. La posibilidad de transmisión podría ocurrir debido a soluciones de continuidad en las vellosidades y contacto de sangre materna con fetal en la placenta, además la deglución de secreciones vaginales o sangre materna, todo esto influenciado por la carga viral en sangre materna, secreciones cervicovaginales, así como la concentración de TAR en éstas y en sangre fetal. Los virus deglutidos son captados por el sistema GALT (tejidos linfoides asociados al intestino de defensa a nivel intestinal (33, 34). Los tejidos linfoides asociados al intestino humano (GALT) juegan un papel clave en la fase aguda de la infección por VIH. Sin embargo, no se comprende completamente la propensión del VIH a replicarse en estos tejidos. El acceso y la migración de células T-CD4 + ingenuas y de memoria a estos sitios está mediado por interacciones entre la integrina α4β7, expresada en células T-CD4 + y MAdCAM, expresada en vénulas endoteliales altas. (35-37)(Fig. IX). Cabe resaltar que, si hay una menor carga viral en secreciones cervicovaginales, esto disminuirá la posibilidad de su transmisión. Esto se consigue con TAR y su distribución en el tracto genital (38-40).

Figura IX: Complejo GALT fetal asociado a la transmisión intraparto, deglución de sangre y secreciones maternas.

(https://www.prn.org/images/pdfs/267_mehandru_saurabh.pdf)

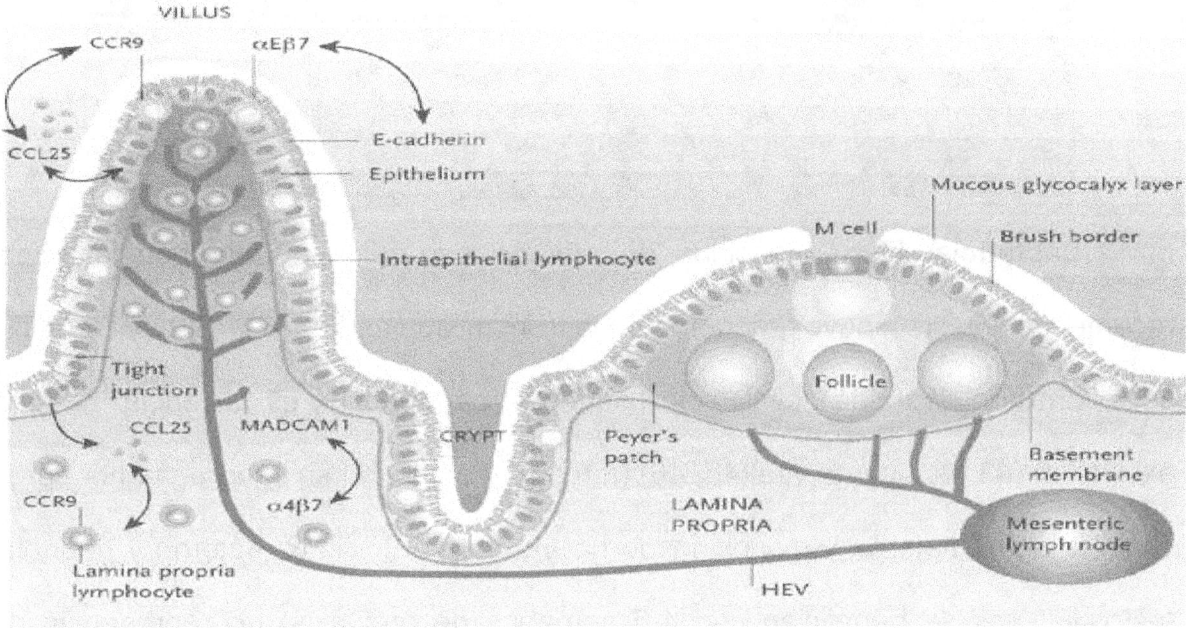

El tiempo de ruptura de membranas incrementa la transmisión en aquellas mujeres que tienen una carga viral mayor a 1000 copias de ARN(2). La cesárea disminuye este riesgo y se sugiere que se realice a las 38 semanas, tratando de mantener membranas íntegras hasta la extracción fetal (Fig X) (41) (42).

Figura X: Cesárea en la que el recién nacido permanece con membranas íntegras fuera del útero (Cesárea en HRDC de Cajamarca-Perú).

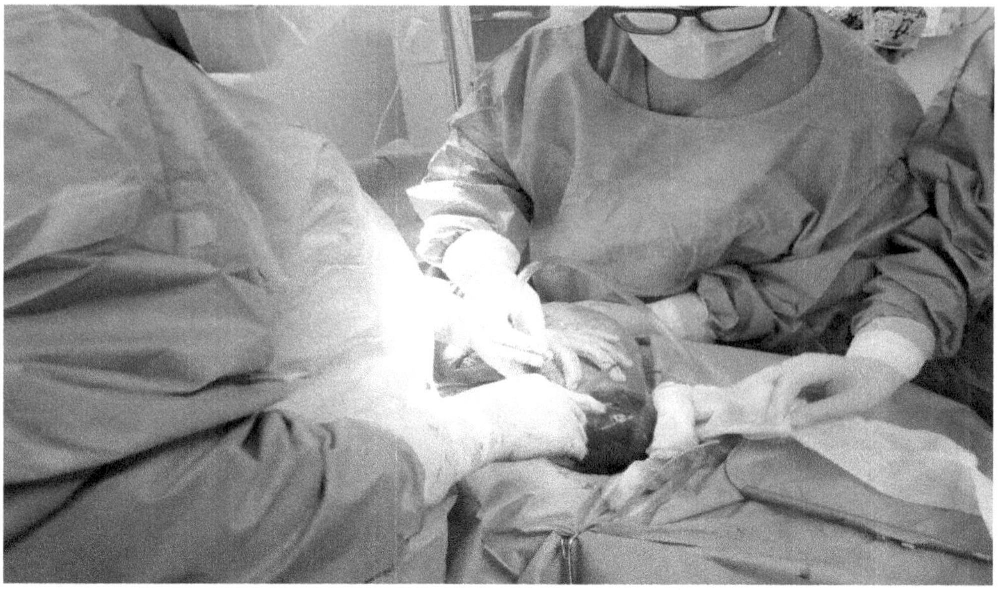

c) **Lactancia.** Recién nacidos de madres con VIH no deben lactar. Esta recomendación disminuye grandemente la transmisión vertical(34). Si hay lactancia la transmisión depende del tipo de lactancia (es menor si es lactancia materna exclusiva) (43, 44), carga viral(45, 46) (a menor carga viral en sangre, menor carga viral en leche materna y menor riesgo de transmisión) , TAR materno y neonatal (estos últimos se benefician con 4-6 semanas de profilaxis) (47), presencia de mastitis y candidiasis neonatal (ambas aumentan el riesgo de transmisión, la mastitis subclínica diagnosticada por la proporción Sodio/potasio > 1 y el aumento de células inflamatorias aumenta concentración viral en leche)(48, 49). La concentración de células T- CD4 en los acinos mamarios y leche materna es la que permite la ingesta de estas células contaminadas que posteriormente transmitirán el virus VIH que será deglutido por el recién nacido(50, 51). Dichos virus serán captados por las células de defensa intestinal del sistema GALT, y células T-CD 4 neonatales intestinales, mediados por $\alpha 4\beta 7$ y posteriormente pasarán a la sangre neonatal(52). La carga viral en leche materna de mujeres que han dejado de lactar es mayor que la carga viral en mujeres que están en lactancia continua(53). Además, la profilaxis neonatal y tipos de antivirales usados es importante. Hay muchos Clinical Trial realizados analizando los tipos de retrovirales, el tiempo de lactancia, el tiempo y drogas usadas en la madre, programas de adherencia; para posteriormente tener las mejores recomendaciones y han sido resumidas por Bailey et al.(54).

Figura XI: Transmisión del VIH durante la lactancia, VIH en acinos mamarios de madres tratadas y no tratadas(51).

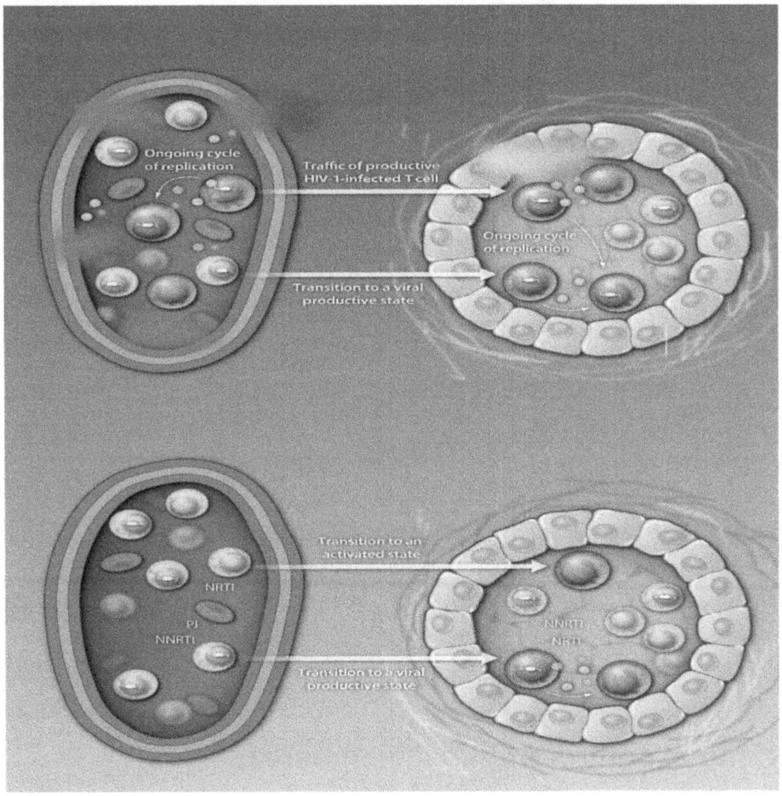

d) **Consejería preconcepcional:**

Las mujeres deben conocer que el VIH no altera el embarazo ni el embarazo al VIH. La TAR es bastante efectiva en la prevención de la transmisión vertical. Procurar iniciar el embarazo con la menor carga viral posible (lo que idealmente significa tener una carga viral "indetectable") y en las mejores condiciones posibles, es decir descartando infecciones comunes como infecciones urinarias, infecciones vaginales, Hepatitis y enfermedades de transmisión sexual. Además, iniciar Ácido Fólico desde 400 ug hasta 4 mg dependiendo de los riesgos pues se ha visto que algunos antirretrovirales como el Dolutegravir han sido asociados a defectos del tubo neural por ser antagonista de los receptores de ácido fólico usado justamente para prevenir estos defectos (55, 56). También discutir el uso de anticoncepción y las interacciones (Efavirenz disminuye efectividad de anticoncepción hormonal como implantes de Etonorgestrel por ejemplo)(57). Buscar la eliminación del alcohol, tabaco y drogas que se han asociado a disminución de niveles de células T-CD4 o aumento de concentración del virus(58, 59). Hay una publicación interesante donde esta consejería está sistematizada en video que ha probado ser muy útil(60).

Hay varios escenarios en cuanto a parejas discordantes. Se sugiere iniciar cuanto antes TAR, luego de 3 meses con carga viral indetectable buscar la gestación, seguimientos ovulatorios para que la relación sea en los días periovulatorios, uso de preservativo, profilaxis preexposición, ver la posibilidad de lavado espermático, etc. (61, 62).

e) **Manejo durante el control prenatal y embarazo**

Las gestantes infectadas por el VIH deberán ser atendidas durante el embarazo, parto y posparto por un equipo multidisciplinario: especialista en medicina materno-fetal, infectólogo o especialista en medicina interna, oftalmólogo, psicólogo, ginecólogo, nutricionista, neurólogo, psiquiatra, odontólogo y un colaborador VIH (+) (2).

Al iniciar el control prenatal se requiere una revisión de Historia Clínica: CD4, carga viral y TAR pasados y actuales, evaluación sobre la necesidad de profilaxis contra infecciones oportunistas como Pneumocystis (si CD4 < 200 con TMP-SMX o Dapsona +pirimetamina o atovaquona)), Toxoplasmosis (Si CD4<100 TMP-SMX o Pirimetamina+Sulfadiazina+Leucovorin), Criptosporidiosis (CD4<100 con Nitazoxamida), Mycobacterium tuberculosis (si el PPD o IGRA es positivo),(63) Mycobacterium avium (CD<50 con Azitromicina o Claritromicina) (64), microsporidiosis (si CD4< 200 con fumagilina); screening de Hepatitis A,B, C, Tuberculosis; screening de Infecciones de transmisión sexual como sífilis, Clamidia, Trichomona, Gonorrea (65); necesidad de inmunizaciones contra la Hepatitis A y B, influenza, pneumococo (si CD4> 200), difteria, tétanos (66); hemograma, función renal y hepática, HLA-B*5701 si se está considerando el uso de abacavir; problemas de adherencia con el TAR, resistencia a antivirales, eventos adversos, screening de depresión, ansiedad, violencia de pareja, desórdenes de abuso de sustancias; además, conocer el estado de la pareja para las pruebas de VIH correspondientes. Las pacientes que reportan fiebre y baja de peso podrían tener una infección oportunista que pueda comprometer a la madre y al feto, como TBC, Cryptococo, Pneumocistis, Toxoplasma, entre otras. Por ende, exploración de síntomas como cefalea, tos, diarreas, etc. y un examen físico completo son necesarios para buscar signos de infecciones oportunistas.

El monitoreo materno será:

Carga viral: al inicio, luego a las 2-4 semanas, luego cada mes hasta que sea indetectable y luego cada 3 meses y a las 34-36 semanas para definir el modo de parto a las 38 semanas. De no conseguir un descenso < 500copias/ml se evaluarán factores como adherencia, tolerancia, absorción, requerimientos alimenticios, interacciones y evaluar posibilidad de cambio de medicación, test de resistencia (genotipo, es decir la búsqueda de mutaciones)(67).

CD4: si recibe TAR más de 2 años y CD 4 > 300, sólo al inicio del embarazo. Si recibe TAR < 2 años y CD4< 300, CD4 cada 3-6 meses hasta que carga viral sea estable: carga viral < 50 y CD 4 > 500 por 1 año(68, 69).

Las pruebas de función hepática y glucosa deben ser seriadas por riesgo de efectos adversos de TAR(70, 71).

Tratamiento Antirretroviral (TAR o ART o TARGA)

Hay que seleccionar el esquema TAR adecuado, más efectivo, con menos efectos adversos, y que tenga buenas concentraciones en tracto genital y buen pasaje transplacentario.

Además, discutir con la madre sobre los siguientes puntos:

- Riesgos maternos de progresión de la enfermedad y beneficios del TAR para la madre.
- Beneficios del TAR para prevenir la transmisión vertical.
- Beneficios de TAR para la supresión viral y disminuir la transmisión sexual.
- Potenciales efectos adversos de TAR en el feto y recién nacido.

El TAR debe ser iniciado de inmediato con un esquema sencillo de tres drogas. Dos inhibidores nucleósidos o nucleótidos de la transcriptasa reversa y uno de otra familia como inhibidor de integrasa o inhibidor de proteasa:

a) **La combinación de las dos inhibidores nucleósidos o nucleótidos de la transcriptasa reversa**: Tenofovir disoproxil fumarate 300 mg (72, 73) (TDF)-emtricitabine 200 mg (FTC) que viene en una tableta y dosis única diaria, o TDF-lamivudine 300 mg (3TC), o abacavir (ABC) 300mg-lamivudine (3TC)150mg son las combinaciones preferidas. No olvidar control de función renal por ser Tenofovir nefrotóxico y que es la elección cuando hay coinfección con Hepatitis B.

   TDF + FTC

   TDF+ 3TC

   ABC+ 3TC

b) **La tercera droga**:

- Inhibidor de integrasa; el medicamento preferido es Dolutegravir 50 mg(DTG)(74-77). Es importante mencionar que dolutegravir podría aumentar el riesgo de defectos del tubo neural si se toma en el periodo concepcional (usar de preferencia luego del primer trimestre). El riesgo de defectos del tubo neural por dolutegravir ha sido calculado en 0,3%, el cual es ligeramente mayor que el riesgo de 0,1% asociado con otros regímenes antiretrovirales (78). Dolutegravir tiene alta potencia virológica, disminuye rápidamente la carga viral y es de una dosis al día. Raltegravir (RAL) 400 mg administrado cada 12 horas, es otra opción.

- Inhibidor de proteasa: Las principales opciones en este grupo incluyen Atazanavir (ATV) 400 mg/ritonavir o Darunavir (DRV) 800mg/ritonavir. Los cuales son bien tolerados, pero podrían estar asociados a parto pretérmino. La opción alternativa es Lopinavir (LPV) 800mg/ritonavir (r) 200mg.

  DTG

  RAL

  ATV/r

  DRV/r

- Inhibidor de transcriptasa reversa no nucleosido: Efavirenz (EFV) 600mg, es la principal opción en este grupo.

Con TAR se han reportado **complicaciones fetales** como parto pretérmino (< 37 semanas), bajo peso al nacer (<2500 g), pequeños para edad gestacional (< percentil 10% de peso), natimuertos; y complicaciones maternas como trastornos hipertensivos del embarazo(79).

No hay que olvidar que la adherencia al tratamiento es sumamente importante y hay que tener estrategias para lograr el cumplimiento del tratamiento (80, 81).

Manejo intraparto

Si la paciente está recibiendo TAR y tiene una carga viral de menos de 1000 copias/ml de ARN de VIH se puede dar chance vaginal, sin episiotomía de preferencia y sin ruptura de membranas, ni monitoreo fetal en cuero cabelludo, ni parto instrumentado (fórceps, vacuom). Además, no se recomienda ergometrina y derivados en hemorragia postparto por su interacción con algunos componentes de TAR. Respecto a la anestesia es importante mencionar que el ritonavir disminuye la absorción de fentanil en 67%. Si la carga viral es mayor de 1000 copias/ml o el VIH se diagnostica en el momento del parto, se indica cesárea a las 38 semanas con pinzamiento temprano de cordón umbilical y sin romper membranas de preferencia; además se recomienda un esquema antirretrovial con Zidovudina endovenosa infusión continua por un tiempo mayor de 3 horas hasta el parto cesárea o desde fase activa de trabajo de parto con dosis carga de 2 mg/Kg Endovenosa y continuando con 1mg/Kg/h.

Puerperio

En el postparto se puede continuar con el mismo esquema TAR.

Verificar el cuidado primario, cuidado ginecológico y obstétrico, cuidado con especialista infectólogo, pediatra, planificación familiar para iniciar anticoncepción adecuada, salud mental, manejo de consumo de sustancias. Además, definir planes de fertilidad a corto y largo plazo. Prevenir transmisión secundaria para parejas serodiscordantes, uso de preservativos, profilaxis preexposición, mantener la supresión virológica.

La lactancia está contraindicada. En algunos países, hay políticas de estado que ofrecen leche maternizada con determinada cantidad de latas por mes. Por ejemplo, en Perú se entregan 124 latas al año con el esquema: 9, 11, 13, 14, 14, 15, 9, 9, 9, 7,7,7 por cada mes (82). La supresión de la lactancia con cabergolina 1 mg a dosis única es muy útil, y está contraindicada en puérperas con hipertensión.

Para la adherencia de las pacientes hay muchas estrategias como la conformación de clubs de apoyo (83).

Tratamiento neonatal

En recién nacidos hay varios escenarios también, aunque se sabe que deben iniciar tratamiento las primeras 6-12 horas de ocurrido el parto:

a) Bajo riesgo de transmisión vertical: luego de los análisis correspondientes se debe iniciar tratamiento con Zidovudina (AZT) 4 mg/Kg por dosis dos veces al día si es mayor de 35 semanas, de lo contrario 2mg/Kg/dosis por 4 semanas si la madre recibió TAR y tenía supresión viral (< 50 copias/ml), aunque también se podría usar TAR.
b) Alto riesgo de transmisión vertical: deberá recibir TAR con Zidovudina (primeras 4 semanas con 4 mg/Kg/dosis y desde las 4 semanas 12mg/Kg/dosis dos veces al día si > 35 semanas), Lamivudina (2m/Kg/dosis dos veces al día) y Nevirapina (6m/Kg/dosis dos veces al día) por 6 semanas. O como alternativa Zidovudina, Lamivudina y Raltegravir (1,5mg/Kg/dosis dos veces por día la primera semana, de 1 a 4 semanas se duplica la dosis y de 4 a 6 semanas se vuelve a duplicar la dosis).

Las dosis por edad gestacional y cambios según edad se encuentran en la tabla 7 de las guías americanas de prevención de transmisión perinatal (https://aidsinfo.nih.gov/guidelines/html/3/perinatal/187/antiretroviral-management-of-newborns-with-perinatal-hiv-exposure-or-hiv-infection) o en las guías pediátricas de Terapia antirretroviral.

Las pruebas virológicas (ARN o AND viral, tests de ácidos nucleicos (NATS)) se realizan al nacimiento, a los 14 a 21 days,1 a 2 meses y a los 4 a 6 meses(84).

Resumen

El virus VIH es un retrovirus cuya forma de contagio puede ser por relaciones sexuales, transfusión sanguínea, por compartir inyecciones endovenosas y por transmisión vertical de madre a niño. De no recibir tratamiento progresa a SIDA, con la aparición de infecciones oportunistas que pueden llevar a la muerte. Al momento es una epidemia que está tratando de ser controlada con políticas mundiales como la de 95-95-95 para el 2030, es decir 95% que conozcan su diagnóstico, 95% en tratamiento antirretroviral y 95% con carga viral indetectable.

El tratamiento antirretroviral (TAR) ha logrado que muchas personas infectadas puedan lograr una vida similar a la de las personas no infectadas.

La transmisión vertical se daría durante el embarazo a través de vellosidades placentarias donde las células de Hofbauer fetales son las principales secuestradoras del virus, durante el parto por microhemoragias en placenta y por el contacto de sangre materna y sus secreciones cervicovaginales con las mucosas fetales para ser deglutidas y ser secuestradas por el sistema GALT o tejido linfático asociado a intestino, y durante la lactancia por la concentración de linfocitos maternos CD-4 incrementados en leche deglutidos por el recién nacido, todo condicionado por la carga viral y el paso del TAR. El TAR es con 3 antirretrovirales, 2 inhibidores de la transcriptasa reversa análogos de nucleósidos y un tercero que puede ser inhibidor de integrasa o inhibidor de proteasa.

La prevención de la transmisión vertical de madre a niño, luego de lograr la concientización de la madre para lograr su adherencia, es con 6 medidas las cuales son: test diagnósticos con pruebas rápidas de cuarta generación que detectan antígenos y anticuerpos de VIH a todas las gestantes, el iniciar TAR lo más temprano posible y si es antes del embarazo mejor, programar cesárea de no haber logrado un control adecuado de la carga viral a las 38 semanas, complementar con Zidovudina endovenosa durante el trabajo de parto o previo a cesárea, no permitir la lactancia materna, e iniciar terapia antirretroviral al recién nacido y mantenerla por seis semanas.

REFERENCIAS BIBLIOGRÁFICAS

1. Enfermedades CpeCylPd. Acerca del VIH/SIDA. https://wwwcdcgov/hiv/spanish/basics/whatishivhtml. 2019.

2. BERNSTEIN HB, WEGMAN AD. HIV Infection: Antepartum Treatment and Management. Clinical Obstetrics and Gynecology. 2018;61(1):122-36.

3. Bailey H, Zash R, Rasi V, Thorne C. HIV treatment in pregnancy. The Lancet HIV. 2018;5(8):e457-e67.

4. ONUSIDA. El SIDA en cifras. https://wwwunaidsorg/es2019.

5. Avert. HIV timeline. https://timelineavertorg/?552/London-patient. 2020.

6. Frank TD, Carter A, Jahagirdar D, Biehl MH, Douwes-Schultz D, Larson SL, et al. Global, regional, and national incidence, prevalence, and mortality of HIV, 1980–2017, and forecasts to 2030, for 195 countries and territories: a systematic analysis for the Global Burden of Diseases, Injuries, and Risk Factors Study 2017. The Lancet HIV. 2019;6(12):e831-e59.

7. ONUSIDA. PERU2018.HIV and AIDS Estimates. https://wwwunaidsorg/es/regionscountries/countries/peru. 2019.

8. Pérez S. L. Biología molecular del virus de la inmunodeficiencia humana y los recientes progresos en el tratamiento del SIDA. Revista chilena de pediatría. 2000;71:83-8.

9. Santana A, Domínguez C, Lemes A, Molero T, Salido E. Biología celular y molecular del virus de inmunodeficiencia humana (VIH). Revista de Diagnóstico Biológico. 2003;52:07-18.

10. infoSIDA. El ciclo de vida del VIH. https://infosidanihgov/understanding-hiv-aids/infographics/12/el-ciclo-de-vida-del-vih. 2019.

11. Huynh K KC. HIV, Testing. https://wwwncbinlmnihgov/books/NBK482145/. 2018.

12. Branson BM, Owen SM, Wesolowski LG, Bennett B, Werner BG, Wroblewski KE, et al. Laboratory testing for the diagnosis of HIV infection : updated recommendations. To be used in conjunction with: <a href=50872 target="_blank">2018 Quick reference guide: Recommended laboratory HIV testing algorithm for serum or plasma specimens </a>, <a href=40790 target="_blank">Technical update on HIV-1/2 differentiation assays</a> and <a href=48472 target="_blank">Technical update : Use of the determine HIV 1/2 Ag/Ab combo test with serum or plasma in the laboratory algorithm for HIV diagnosis</a>. 2014.

13. Katz MH. Overview: HIV Infection & AIDS. In: Papadakis MA, McPhee SJ, Rabow MW, editors. Current Medical Diagnosis and Treatment 2020. New York, NY: McGraw-Hill Education; 2020.

14. p. S. Acute and early HIV infection: Clinical manifestations and diagnosis. Uptodate. 2019.

15. P. S ack. Acute and early HIV infection: Clinical manifestations and diagnosis. Bartlett J, ed UpToDate Waltham, MA: UpToDate Inc https://wwwuptodatecom (Accessed on february 14, 2020)2020.

16. Farmer EK, Koren DE, Cha A, Grossman K, Cates DW. The Pharmacist's Expanding Role in HIV Pre-Exposure Prophylaxis. AIDS Patient Care STDS. 2019;33(5):207-13.

17. Elliott T, Sanders EJ, Doherty M, Ndung'u T, Cohen M, Patel P, et al. Challenges of HIV diagnosis and management in the context of pre-exposure prophylaxis (PrEP), post-exposure prophylaxis (PEP), test and start and acute HIV infection: a scoping review. J Int AIDS Soc. 2019;22(12):e25419-e.

18. Council WGotOoARA. Recommendations for the Use of Antiretroviral Drugs in Pregnant Women with HIV Infection and Interventions to Reduce Perinatal HIV Transmission in the United States. https://aidsinfonihgov/guidelines/html/3/perinatal/0. 2020.

19. plus. E. Framework for elimination of mother-to-child transmission of HIV, syphilis, hepatitis B, and Chagas. Washington (DC):Pan American Health Organization, World Health Organization; 2017. (http://irispahoorg/xmlui/handle/123456789/34306, accessed on 6 July 2019). 2019.

20. Barrow RY AF, Bolan GA, Workowski KA. Recommendations for Providing Quality Sexually Transmitted Diseases Clinical Services. MMWR Recomm Rep 2020;68(RR-5):1-20.

21. ACOG Committee Opinion No. 752: Prenatal and Perinatal Human Immunodeficiency Virus Testing. Obstetrics and gynecology. 2018;132(3):e138-e42.

22. De Cock KM, Fowler MG, Mercier E, de Vincenzi I, Saba J, Hoff E, et al. Prevention of mother-to-child HIV transmission in resource-poor countries: translating research into policy and practice. JAMA. 2000;283(9):1175-82.

23. Wiktor SZ, Ekpini E, Nduati RW. Prevention of mother-to-child transmission of HIV-1 in Africa. AIDS (London, England). 1997;11 Suppl B:S79-S87.

24. Mandelbrot L, Tubiana R, Le Chenadec J, Dollfus C, Faye A, Pannier E, et al. No Perinatal HIV-1 Transmission From Women With Effective Antiretroviral Therapy Starting Before Conception. Clinical Infectious Diseases. 2015;61(11):1715-25.

25. Kourtis AP, Bulterys M, Nesheim SR, Lee FK. Understanding the timing of HIV transmission from mother to infant. Jama. 2001;285(6):709-12.

26. Townsend CL, Byrne L, Cortina-Borja M, Thorne C, de Ruiter A, Lyall H, et al. Earlier initiation of ART and further decline in mother-to-child HIV transmission rates, 2000-2011. AIDS (London, England). 2014;28(7):1049-57.

27. Johnson EL, Chakraborty R. Placental Hofbauer cells limit HIV-1 replication and potentially offset mother to child transmission (MTCT) by induction of immunoregulatory cytokines. Retrovirology. 2012;9(1):101.

28. Johnson EL, Chu H, Byrareddy SN, Spearman P, Chakraborty R. Placental Hofbauer cells assemble and sequester HIV-1 in tetraspanin-positive compartments that are accessible to broadly neutralizing antibodies. J Int AIDS Soc. 2015;18(1):19385-.

29. Grigoriadis C, Tympa A, Creatsa M, Bakas P, Liapis A, Kondi-Pafiti A, et al. Hofbauer cells morphology and density in placentas from normal and pathological gestations. Revista Brasileira de Ginecologia e Obstetrícia. 2013;35:407-12.

30. Lewis SH, Reynolds-Kohler C, Fox HE, Nelson JA. HIV-1 in trophoblastic and villous Hofbauer cells, and haematological precursors in eight-week fetuses. Lancet (London, England). 1990;335(8689):565-8.

31. Zulu MZ, Martinez FO, Gordon S, Gray CM. The Elusive Role of Placental Macrophages: The Hofbauer Cell. Journal of Innate Immunity. 2019;11(6):447-56.

32. McCormack SA, Best BM. Protecting the fetus against HIV infection: a systematic review of placental transfer of antiretrovirals. Clin Pharmacokinet. 2014;53(11):989-1004.

33. Myer L, Phillips TK, McIntyre JA, Hsiao NY, Petro G, Zerbe A, et al. HIV viraemia and mother-to-child transmission risk after antiretroviral therapy initiation in pregnancy in Cape Town, South Africa. HIV medicine. 2017;18(2):80-8.

34. Liu JF, Liu G, Li ZG. Factors responsible for mother to child transmission (MTCT) of HIV-1 - a review. European review for medical and pharmacological sciences. 2017;21(4 Suppl):74-8.

35. Nawaz F, Goes LR, Ray JC, Olowojesiku R, Sajani A, Ansari AA, et al. MAdCAM costimulation through Integrin-α4β7 promotes HIV replication. Mucosal Immunology. 2018;11(5):1342-51.

36. Johnson EL, Chakraborty R. HIV-1 at the placenta: immune correlates of protection and infection. Current opinion in infectious diseases. 2016;29(3):248-55.

37. S. M. The gastrointestinal tract in HIV-1in HIV-1 infection: Questions, answers and more questions. https://wwwprnorg/images/pdfs/267_mehandru_saurabhpdf. 2007;12.

38. Else LJ, Taylor S, Back DJ, Khoo SH. Pharmacokinetics of antiretroviral drugs in anatomical sanctuary sites: the male and female genital tract. Antivir Ther. 2011;16(8):1149-67.

39. Launay O, Tod M, Tschöpe I, Si-Mohamed A, Bélarbi L, Charpentier C, et al. Residual HIV-1 RNA and HIV-1 DNA production in the genital tract reservoir of women treated with HAART: the prospective ANRS EP24 GYNODYN study. Antivir Ther. 2011;16(6):843-52.

40. Cu-Uvin S, DeLong AK, Venkatesh KK, Hogan JW, Ingersoll J, Kurpewski J, et al. Genital tract HIV-1 RNA shedding among women with below detectable plasma viral load. AIDS (London, England). 2010;24(16):2489-97.

41. Read JS, Newell ML. Efficacy and safety of cesarean delivery for prevention of mother-to-child transmission of HIV-1. Cochrane Database of Systematic Reviews. 2005(4).

42. Landesman SH, Kalish LA, Burns DN, Minkoff H, Fox HE, Zorrilla C, et al. Obstetrical factors and the transmission of human immunodeficiency virus type 1 from mother to child. The Women and Infants Transmission Study. The New England journal of medicine. 1996;334(25):1617-23.

43. Coovadia HM, Rollins NC, Bland RM, Little K, Coutsoudis A, Bennish ML, et al. Mother-to-child transmission of HIV-1 infection during exclusive breastfeeding in the first 6 months of life: an intervention cohort study. Lancet (London, England). 2007;369(9567):1107-16.

44. Kuhn L, Kim H-Y, Walter J, Thea DM, Sinkala M, Mwiya M, et al. HIV-1 concentrations in human breast milk before and after weaning. Science translational medicine. 2013;5(181):181ra51-ra51.

45. Luoga E, Vanobberghen F, Bircher R, Nyuri A, Ntamatungiro AJ, Mnzava D, et al. Brief Report: No HIV Transmission From Virally Suppressed Mothers During Breastfeeding in Rural Tanzania. Journal of acquired immune deficiency syndromes (1999). 2018;79(1):e17-e20.

46. Thea DM, Aldrovandi G, Kankasa C, Kasonde P, Decker WD, Semrau K, et al. Post-weaning breast milk HIV-1 viral load, blood prolactin levels and breast milk volume. AIDS (London, England). 2006;20(11):1539-47.

47. Shapiro RL, Holland DT, Capparelli E, Lockman S, Thior I, Wester C, et al. Antiretroviral concentrations in breast-feeding infants of women in Botswana receiving antiretroviral treatment. J Infect Dis. 2005;192(5):720-7.

48. Semba RD. Mastitis and transmission of human immunodeficiency virus through breast milk. Ann N Y Acad Sci. 2000;918:156-62.

49. Willumsen JF, Filteau SM, Coutsoudis A, Uebel KE, Newell ML, Tomkins AM. Subclinical mastitis as a risk factor for mother-infant HIV transmission. Adv Exp Med Biol. 2000;478:211-23.

50. Ewing AC, Ellington SR, Wiener JB, Chasela CS, Tegha G, Nelson JAE, et al. Predictors of Perinatal HIV Transmission Among Women Without Prior Antiretroviral Therapy in a Resource-Limited Setting: The Breastfeeding, Antiretrovirals and Nutrition Study. The Pediatric infectious disease journal. 2019;38(5):508-12.

51. Van de Perre P, Rubbo PA, Viljoen J, Nagot N, Tylleskar T, Lepage P, et al. HIV-1 reservoirs in breast milk and challenges to elimination of breast-feeding transmission of HIV-1. Science translational medicine. 2012;4(143):143sr3.

52. Bomsel M, David V. Mucosal gatekeepers: selecting HIV viruses for early infection. Nat Med. 2002;8(2):114-6.

53. Kuhn L, Kim HY, Walter J, Thea DM, Sinkala M, Mwiya M, et al. HIV-1 concentrations in human breast milk before and after weaning. Science translational medicine. 2013;5(181):181ra51.

54. Bailey H, Zash R, Rasi V, Thorne C. HIV treatment in pregnancy. Lancet HIV. 2018;5(8):e457-e67.

55. van Gool JD, Hirche H, Lax H, De Schaepdrijver L. Folic acid and primary prevention of neural tube defects: A review. Reprod Toxicol. 2018;80:73-84.

56. Cabrera RM, Souder JP, Steele JW, Yeo L, Tukeman G, Gorelick DA, et al. The antagonism of folate receptor by dolutegravir: developmental toxicity reduction by supplemental folic acid. AIDS (London, England). 2019;33(13):1967-76.

57. Fok WK, Blumenthal PD. HIV and contraception. Current opinion in obstetrics & gynecology. 2017;29(6):419-26.

58. Malbergier A, Amaral RAd, Cardoso LD. Alcohol dependence and CD4 cell count: is there a relationship? AIDS Care. 2015;27(1):54-8.

59. Tyagi M, Bukrinsky M, Simon GL. Mechanisms of HIV Transcriptional Regulation by Drugs of Abuse. Curr HIV Res. 2016;14(5):442-54.

60. Alexander BM, Farel CE, Rahangdale L, McGee K, Thompson J, Barley K, et al. Video-Based Preconception Counseling for Women Living With HIV. The Journal of the Association of Nurses in AIDS Care : JANAC. 2020;31(1):66-70.

61. Echenique M, Rodriguez VJ, LaCabe RP, Privette CK, Jones DL, Potter JE, et al. Behaviorally and perinatally HIV-infected young women: targets for preconception counseling. AIDS Care. 2017;29(3):372-7.

62. Heffron R, Thomson K, Celum C, Haberer J, Ngure K, Mugo N, et al. Fertility Intentions, Pregnancy, and Use of PrEP and ART for Safer Conception Among East African HIV Serodiscordant Couples. AIDS Behav. 2018;22(6):1758-65.

63. Gupta A, Montepiedra G, Aaron L, Theron G, McCarthy K, Bradford S, et al. Isoniazid Preventive Therapy in HIV-Infected Pregnant and Postpartum Women. New England Journal of Medicine. 2019;381(14):1333-46.

64. Kaplan JE, Benson C, Holmes KK, Brooks JT, Pau A, Masur H, et al. Guidelines for prevention and treatment of opportunistic infections in HIV-infected adults and adolescents: recommendations from CDC, the National Institutes of Health, and the HIV Medicine Association of the Infectious Diseases Society of America. MMWR Recommendations and reports : Morbidity and mortality weekly report Recommendations and reports. 2009;58(RR-4):1-CE4.

65. Adachi K, Klausner JD, Bristow CC, Xu J, Ank B, Morgado MG, et al. Chlamydia and Gonorrhea in HIV-Infected Pregnant Women and Infant HIV Transmission. Sex Transm Dis. 2015;42(10):554-65.

66. Rubin LG, Levin MJ, Ljungman P, Davies EG, Avery R, Tomblyn M, et al. 2013 IDSA clinical practice guideline for vaccination of the immunocompromised host. Clin Infect Dis. 2014;58(3):e44-e100.

67. Mendizábal-Burastero R, Girón-Callejas AC, Rodas-Cruz JA, Pinzón R, Romero ML, Boror EM, et al. Perfil de resistencia del VIH-1 a anti-retrovirales en pacientes con fallo viròlgico: Hospital Roosevelt-Guatemala 2008-2012. Revista chilena de infectología. 2013;30:630-7.

68. Gale HB, Gitterman SR, Hoffman HJ, Gordin FM, Benator DA, Labriola AM, et al. Is frequent CD4+ T-lymphocyte count monitoring necessary for persons with counts >=300 cells/μL and HIV-1 suppression? Clin Infect Dis. 2013;56(9):1340-3.

69. Di Biagio A, Ameri M, Sirello D, Cenderello G, Di Bella E, Taramasso L, et al. Is it still worthwhile to perform quarterly cd4+ t lymphocyte cell counts on hiv-1 infected stable patients? BMC Infect Dis. 2017;17(1):127-.

70. Huntington S, Thorne C, Newell M-L, Anderson J, Taylor GP, Pillay D, et al. Pregnancy is associated with elevation of liver enzymes in HIV-positive women on antiretroviral therapy. AIDS (London, England). 2015;29(7):801-9.

71. Tang JH, Sheffield JS, Grimes J, McElwee B, Roberts SW, Laibl V, et al. Effect of protease inhibitor therapy on glucose intolerance in pregnancy. Obstetrics and gynecology. 2006;107(5):1115-9.

72. Mofenson LM, Baggaley RC, Mameletzis I. Tenofovir disoproxil fumarate safety for women and their infants during pregnancy and breastfeeding. AIDS (London, England). 2017;31(2):213-32.

73. Rough K, Seage GR, 3rd, Williams PL, Hernandez-Diaz S, Huo Y, Chadwick EG, et al. Birth Outcomes for Pregnant Women with HIV Using Tenofovir-Emtricitabine. The New England journal of medicine. 2018;378(17):1593-603.

74. The L. Dolutegravir for HIV: a lesson in pregnancy safety research. Lancet (London, England). 2018;391(10137):2296-.

75. Grayhack C, Sheth A, Kirby O, Davis J, Sibliss K, Nkwihoreze H, et al. Evaluating outcomes of mother-infant pairs using dolutegravir for HIV treatment during pregnancy. AIDS (London, England). 2018;32(14):2017-21.

76. Bornhede R, Soeria-Atmadja S, Westling K, Pettersson K, Navér L. Dolutegravir in pregnancy-effects on HIV-positive women and their infants. Eur J Clin Microbiol Infect Dis. 2018;37(3):495-500.

77. Dorward J, Lessells R, Drain PK, Naidoo K, de Oliveira T, Pillay Y, et al. Dolutegravir for first-line antiretroviral therapy in low-income and middle-income countries: uncertainties and opportunities for implementation and research. Lancet HIV. 2018;5(7):e400-e4.

78. Zash R, Holmes L, Diseko M, Jacobson DL, Brummel S, Mayondi G, et al. Neural-Tube Defects and Antiretroviral Treatment Regimens in Botswana. New England Journal of Medicine. 2019;381(9):827-40.

79. Veroniki AA, Antony J, Straus SE, Ashoor HM, Finkelstein Y, Khan PA, et al. Comparative safety and effectiveness of perinatal antiretroviral therapies for HIV-infected women and their children: Systematic review and network meta-analysis including different study designs. PloS one. 2018;13(6):e0198447-e.

80. Warley EM, Tavella S, Rosas A. Pregnancy and postpartum control in HIV infected women. Medicina (B Aires). 2017;77(2):85-8.

81. Hampanda KM, Abuogi LL, Ahmed Y. HIV-Positive Women Taking Lifelong Antiretroviral Therapy Report Better Adherence Than Women Taking Short-Course Prophylaxis During and After Pregnancy Under PMTCT Program Option A in Lusaka, Zambia. Int J MCH AIDS. 2017;6(1):27-35.

82. MINSA P. Norma Técnica de Salud para la prevención de la transmisión materno infantil de VIH, Sífilis y Hepatitis B. https://cdnwwwgobpe/uploads/document/file/441362/resolucion-ministerial-n-1138-2019-minsaPDF. 2019:29.

83. Odayar J, Malaba TR, Allerton J, Lesosky M, Myer L. Delivery of antiretroviral therapy to HIV-infected women during the postpartum period: The Postpartum Adherence Clubs for Antiretroviral Therapy (PACART) trial. Contemp Clin Trials Commun. 2019;16:100442-.

84. HIV. PoATaMMoCLw. Guidelines for the Use of Antiretroviral Agents in Pediatric HIV Infection. Available at http://aidsinfonihgov/contentfiles/lvguidelines/pediatricguidelinespdf Accessed (12/02/2020).

CAPÍTULO 26

PUERPERIO PATOLÓGICO

Vicente Yuen Chon Monroy

María Andrea Salazar Carrillo

Dario Villacreses Morán

CONTENIDO

INTRODUCCIÓN

El puerperio es el periodo al final del parto en el que se produce la total regresión de las modificaciones ocurridas durante el embarazo, aunque su duración ha sido poco precisa, en términos generales puede durar de 6 a 8 semanas. El puerperio patológico se denomina a toda condición mórbida que interfiera la regresión fisiológica al estado previo a al embarazo de la puérpera que puede aparecer desde el puerperio inmediato hasta el tardío, la condición puede estar presente desde antes del parto, durante el parto o aparecer en el puerperio. Las patologías del puerperio incluyen una serie de complicaciones que ponen en peligro la vida de las mujeres y son la principal causa de ingreso a la unidad de cuidados intensivos y de mortalidad materna por lo potencialmente graves, considerándose a las infecciones generadas después del parto, dentro de las causas del 75% de muertes maternas a nivel mundial, [1] lo que está relacionado con el acceso y la calidad de los servicios de salud, los métodos diagnósticos o terapéuticos disponibles y las condiciones propias de la población, las mismas que varían entre regiones.

Las más frecuentes causas del puerperio patológico son: hemorrágicas (hemorragia postparto), infecciosas (endometritis puerperal, infección de herida quirúrgica), de glándula mamaria (mastitis puerperal), patologías vasculares (trombosis venosa profunda, tromboembolismo pulmonar) y complicaciones emocionales (depresión postparto), por mencionar las más importantes.

ENDOMETRITIS PUERPERAL

Se considera infección puerperal al desarrollo de un séptico en el aparato genital que se manifiesta en el período puerperal, asociado al parto vaginal o cesárea. La importancia de este tipo de infecciones requiere un diagnóstico seguro, rápido y eficaz, así como un tratamiento antibiótico y ocasionalmente quirúrgico. [2]

Debido a que el proceso infeccioso se acompaña de un cuadro febril, se ha considerado el concepto de "fiebre puerperal", la que se define como temperatura igual o superior a 38 ºC registradas en dos ocasiones, separadas al menos de 6 horas y que se presente después de las 24 horas y dentro de 10 días después de ocurrido el parto o la cesárea. Se puede deber a causas genitales o extragenitales, Tabla 1.

Tabla 1. Causas de Fiebre Puerperal	
Causas Genitales	*Causas Extragenitales*
Endometritis	Complicaciones respiratorias
Infección de la episiotomía	Pielonefritis
Infección herida quirúrgica de la cesárea	Absceso pélvico
Fascitis necrotizante	Tromboflebitis
Mastitis	Tirotoxicosis
Tromboflebitis pélvica séptica	Fiebre de origen medicamentoso

La **endometritis puerperal** es la enfermedad causada por invasión directa de microorganismos patógenos antes, durante o después del parto o cesárea, y que se ve favorecida por los cambios locales y generales del organismo, ocurridos durante la gestación. Los síntomas más frecuentes además de la fiebre son dolor pélvico o abdominal, malestar general y, a veces, flujo vaginal mal oliente. El diagnóstico es clínico, rara vez se realizan cultivos y, potencialmente grave sin tratamiento, puede evolucionar a pelviperitonitis (abscesos pelvianos), tromboflebitis pelviana difusa e incluso sepsis puerperal. Se han identificado factores de riesgo para endometritis posparto durante el embarazo, durante el parto y durante la cesárea, Tabla 2.

Tabla 2. Factores de Riesgo para Endometritis Puerperal

Durante el embarazo	Durante el parto	Durante la cesárea
Control prenatal inadecuado. Infecciones de vías urinarias. Infecciones cervicovaginales. Procedimientos invasivos de la cavidad uterina con	Trabajo de parto prolongado. Exploraciones vaginales repetidas. Monitorización fetal y uterina interna.	Técnica quirúrgica inadecuada. Tiempo quirúrgico prolongado Cesárea de urgencia. Pérdida hemática >1000 ml.

fines diagnósticos y terapéuticos. Diabetes mellitus. Anemia severa. Ruptura prematura de membranas > 6 horas. Óbito fetal.	Presencia de gran cantidad de meconio en el líquido amniótico. Corioamnionitis. Parto instrumentado. Extracción manual de placenta. Desgarros cervicales, vaginales o perineales mal reparados. Revisión manual de la cavidad uterina. Pérdida hemática >500 ml.	Ruptura de membranas > 6 horas.

La endometritis puerperal es típicamente una infección polimicrobiana que involucra una mezcla de aerobios y anaerobios del tracto genital (80% de los casos) [3]. Los patógenos más comunes incluyen las siguientes:

- Cocos gran positivos (predominantemente, estreptococos del grupo B streptococci, Staphylococcus epidermidis y especies de Enterococcus).
- Anaerobios (predominantemente, peptostreptococos, especies de Bacteroides y de Prevotella).
- Bacterias gramnegativas (predominantemente, Gardnerella vaginalis, Escherichia coli, Klebsiella pneumoniae y Proteus mirabilis).

Cuando la endometritis aparece de manera precoz (primeras 24 horas después del parto) generalmente es monomicrobiana y los agentes más frecuentes son: Estafilococus aureus, Estreptococo beta hemolítico del grupo A (S. pyogenes) del grupo B (S. agalactiae), Clostridium spp.

Las infecciones de transmisión sexual tales como Neisseria gonorrhoeae y Chlamydia trachomatis son causas poco frecuentes de endometritis puerperal y su aparición suele ser de forma tardía (1ra. y 6ta. semana posparto) con síntomas clínicos leves [4]. En mujeres infectadas con el virus HIV los agentes infecciosos pueden ampliarse tales como el virus de Herpes simple y citomegalovirus [5]. La incidencia de la endometritis posparto se ve afectada principalmente por el modo de extracción del feto y por el cumplimiento a la práctica de antibiótico profilaxis: [6,7,8]

- Partos por vía vaginal: 1 a 3%
- Cesáreas programadas (antes de que comience el trabajo de parto): 5 a 15%
- Cesáreas no programadas (después de que se inició el trabajo de parto): 15 a 20%

Patogénesis

Durante la labor de parto y el expulsivo la flora cervicovaginal endógena ingresa a la cavidad uterina y contamina su interior [9,10]. El desarrollo de la infección versus la colonización de la misma se encuentra relacionada con una interacción compleja en la que intervienen mecanismos de defensa propias del huésped, el tamaño del inoculo bacteriano y el grado de virulencia del germen [11].

Al parecer el número de factores predisponentes en una misma paciente facilitan el desarrollo de la infección, y el potencial de la misma es al menos 10 veces mayor en una cesárea que en el parto; esto relacionado con la presencia de cuerpos extraños (material de sutura), necrosis miometrial en el sitio de la histerorrafia y la formación de seromas y hematomas.

Hallazgos Clínicos

En general, los primeros síntomas de la endometritis puerperal son dolor hipogástrico y dolor a la movilización uterina, seguidos de fiebre con mayor frecuencia dentro de las primeras 24 a 72 h posparto. Los escalofríos, las cefaleas, el malestar general y la anorexia son comunes. A veces, el único síntoma y el más frecuente es la fiebre. Con frecuencia, también hay palidez, taquicardia y leucocitosis, y el útero es blando, grande y doloroso. El flujo puede ser escaso o profuso y maloliente, con o sin sangre. Cuando se ven afectados los parametrios, el dolor y la fiebre son intensos; el útero, grande y doloroso, está indurado en la base de los ligamentos anchos, y la inflamación se extiende hasta las paredes pelvianas o el fondo de saco posterior. El absceso pelviano puede manifestarse como una masa palpable separada y adyacente al útero. El contaje de glóbulos blancos se encuentra elevado, pero este hallazgo puede ser normal del embarazo o de la labor de parto [12,13]. Los valores de leucocitos pueden elevarse a rangos entre 10.000 a 16.000 cel /microlitro durante el parto con un nivel tan alto que podrían llegar a 29.000 cel /microlitro, la desviación hacia la izquierda del contaje de neutrófilos puede ser un indicador sugestivo de infección, así como la LDH. No existen características ultrasonográficas asociadas a endometritis puerperal [14].

Diagnóstico

El diagnóstico de endometritis puerperal es clínico y se apoya en la presencia de fiebre puerperal de aparición temprana que excluya otra causa (historia clínica y examen físico). La presencia de uno o más síntomas hallazgos clínicos descritos tales como taquicardia, dolor pélvico, leucocitosis y a la palpación del útero de consistencia dura apoyan el diagnóstico; aunque no son específicos [15-16]. En presencia de criterios de deterioro materno tales como hipotensión, bradicardia menor a 50 o taquicardia mayor a 120, oliguria, alteración del nivel de conciencia debe sospecharse en sepsis [17]. Si a pesar del tratamiento adecuado de la endometritis la fiebre persiste > 48 horas (algunos usan el punto de corte de 72 horas), sin una tendencia a la disminución de los picos febriles, deben considerarse otras causas como un absceso o una tromboflebitis pelviana (en particular en ausencia de abscesos evidentes en los estudios de diagnóstico por imágenes). Las imágenes abdominales y pelvianas, como la tomografía, son sensibles para los abscesos, pero sólo detectan la tromboflebitis pelviana si los coágulos son grandes. Si las imágenes no muestran anomalías, en general se comienza un ensayo con heparina para tratar una posible tromboflebitis pelviana, que normalmente es un diagnóstico de exclusión. La respuesta al tratamiento confirma el diagnóstico, aunque rara vez aparece, puede asociarse endometritis con síndrome de choque tóxico y otras serias complicaciones (miometritis necrotizante o fascitis necrotizante, fallo multiorgánico, coagulopatía) habitualmente asociadas a Estreptococos del grupo A (S. pyogenes), estafilococos, Clostridium sordelli y clostridium prefringens [18]. En mujeres con fiebre puerperal, pero en ausencia de secreción vaginal purulenta o endurecimiento uterino, se debe considerar otras causas de origen: apendicitis, síndrome viral puede presentarse en este periodo, muchas de las cuales pueden ser excluidas durante la elaboración de la historia clínica y la realización del examen físico y diagnosticadas con ayuda de examen de laboratorio e imágenes.

No es importante establecer la causa microbiológica mediante cultivos en las infecciones no complicadas ya que el tratamiento inicial empírico con antibióticos de amplio espectro es usualmente efectivo. No existe consenso en la obtención de muestra de sangre rutinariamente, además que la bacteriemia solo ocurre en un 5 a 20 % de los casos y el costo no superaría los beneficios [19,20]. La toma de muestras cervicales para determinar infección por gonorrhea o chlamydia no está indicado a menos que existiera alta sospecha. Las infecciones de transmisión sexual muy raramente ocasionan endometritis postparto. El obtener muestras de endometrio no se lleva a cabo rutinariamente en vista de la dificultad de la toma y la demora en los resultados por tal razón, no son costo-efectivas.

Tratamiento

Se recomienda el uso de antibióticos de amplio espectro intravenoso que brindan cobertura para bacterias anaerobias productoras de betalactamasas. El uso de clindamicina más gentamicina como línea de primera elección en pacientes con adecuada función renal tiene una tasa de curación del 90 al 97 % de los casos: [21,22]

- Clindamicina 900 mg IV cada 8 horas, más
- Gentamicina 1,5 mg/kg IV cada 8 horas o 5 mg/kg 1 vez/día

El tratamiento debe mantenerse por vía intravenosa hasta que la paciente se encuentre clínicamente mejor y afebril 24 a 48 horas. El tratamiento antibiótico oral luego de finalizar el tratamiento intravenoso con éxito no ha demostrado ser necesario. Existen otros antibióticos reportados que podrían utilizarse vía intravenosa de manera equivalente al primer esquema tales como: Piperazilina con o sin Tazobactam, Ampicilina-Sulbactan, Ampicilina + Metronidazol, y ciertas cefalosporinas [3,23,24].

En hospitales con recursos limitados para poder brindar esquemas intravenosos, un estudio sistemático concluyó con efectividad el uso de las siguientes opciones terapéuticas compatibles con el periodo de lactancia [25].

- Clindamicina 600 mg vía oral cada 6 horas + Gentamicina 4.5 mg / kg intramuscular cada 24 horas.
- Amoxicilina + Acido Clavulánico 875 mg cada 12 horas vía oral.
- Amoxicilina 500 mg + Metronidazol 500 mg vía oral cada 8 horas.

Las revisiones no proveen un lineamiento sobre la duración del tratamiento en estas terapias (los datos obtenidos son limitados para brindar una recomendación basada en evidencia) pero se sugiere para esquemas orales mantener por 14 días y para esquemas intramusculares mantener por 48 a 72 horas y luego pasar a vía oral por 7 días.

Prevención

Prevenir o minimizar los factores predisponentes es esencial. Debe alentarse el lavado de manos apropiado. El parto por vía vaginal no puede ser estéril, pero deben usarse las técnicas asépticas. La preparación vaginal/ lavado vaginal con yodo povidona por 30 segundos previo a la cesárea en mujeres que permanecieron en labor de parto asociados a ruptura prematura de membranas podría ser una recomendación.

Antibiótico profilaxis rutinaria para el parto no ha demostrado con eficacia reducir el riesgo de endometritis puerperal en vista de la baja tasa de aparición. Cuando el parto es por cesárea, la antibioticoterapia profiláctica administrada dentro de los 60 minutos previos a la incisión de la piel reduce la prevalencia de endometritis puerperal post cesárea hasta un 75% [26,27,28]. El Colegio Americano de Ginecología y Obstetricia (ACOG) recomienda: una dosis única de cefazolina 1gr. intravenoso para mujeres menores a 80 Kg y 2 gr. mayor a 80 Kg y 3 g para mayores a 120 Kg.

INFECCIÓN DE HERIDA QUIRÚRGICA

En mujeres con fiebre postparto en ausencia de flujo vaginal mal oliente o de dolor a la manipulación uterina debe sospecharse de infección de sitio quirúrgico (post cesárea); con el hallazgo clínico típico de eritema local, edema y endurecimiento del área. Esta infección puede ser superficial (piel y tejido celular subcutáneo) o profunda (aponeurosis, músculo y órganos abdominales), suele ocurrir el 4% de los casos de herida limpia y 35% de los casos de herida contaminada. Los factores de riesgo asociados se encuentran diabetes, obesidad, enfermedad cardiovascular, cigarrillo, malnutrición y la técnica quirúrgica utilizada.[29,30]

El diagnóstico es clínico, y el tratamiento consiste en el drenaje y desbridamiento de los tejidos afectos asociados a un esquema de antibióticos de amplio espectro. En caso de celulitis generalmente el uso de antibióticos es suficiente. La prevención de esta complicación es la práctica rutinaria de antibiótico profilaxis. [26-28].

MASTITIS PUERPERAL

Se estima que la mastitis puerperal ocurre en 2 a 10 por ciento de las mujeres en período de lactancia. [31] La incidencia de mastitis que requiere hospitalización es baja, en una cohorte que incluía 136.459 nuevas madres, 127 mujeres fueron hospitalizadas por mastitis, una incidencia de 9 por cada 10.000 partos. [32] El riesgo de recurrencia de mastitis en mujeres con antecedentes de mastitis de lactancia es mayor que en mujeres sin antecedentes.

Durante el puerperio la infección de la mama puede presentarse en diversas formas clínicas que van desde nódulos eritematosos hasta abscesos pericanaliculares. Por lo general, se presentan en la segunda o tercera semana del puerperio. Inicialmente, la congestión ocurre debido al drenaje deficiente de la leche, probablemente relacionado con lesiones del pezón lo que provoca edema y la compresión de uno o más conductos. Suele ser unilateral y la mama afectada se presenta con aumento del volumen en comparación a la opuesta. La mastitis de la lactancia ocurre por problemas de lactancia materna, que generalmente son el resultado de la congestión prolongada o mal drenaje de la leche, Tabla 3. [31,33]

Tabla 3. Factores predisponentes
Bloqueo parcial del conducto de leche.
Sobreoferta de leche.
Alimentación poco frecuente.
Excoriación del pezón o grietas.
Destete rápido.
Enfermedad en la madre o el bebé.
Estrés materno o fatiga excesiva.
Desnutrición materna.

Si los síntomas persisten más de 12 a 24 horas, los organismos crecen en la leche estancada, lo que resulta en mastitis infecciosa [31], con la formación de un absceso local si no se trata a tiempo, que se caracteriza por: un área firme, roja, dolorosa e hinchada de una mama asociada con fiebre> 38.3°C; la secreción de leche puede verse disminuida, además puede acompañarse de mialgia, escalofríos, malestar general. En las primeras etapas los síntomas pueden presentarse pocos síntomas y ser sutiles; mientras que en la infección avanzada pueden presentar una gran área de edema con eritema cutáneo suprayacente. La linfadenopatía axilar reactiva puede estar asociada con dolor axilar y edema. El manejo efectivo y la prevención de la recurrencia dependen de la resolución de los factores predisponentes. Los factores de riesgo para la mastitis de la lactancia incluyen antecedentes de mastitis, mal drenaje de la leche, pezones agrietados, uso de crema en los pezones y el uso de un extractor de leche. [33,34]

La vía de entrada suelen ser las grietas del pezón y el germen habitual el Staphylococcus aureus procedente de la boca o la garganta del recién nacido. Los menos frecuentes incluyen: Streptococcus pyogenes (grupo A o B), Escherichia coli, especies de Bacteroides, especies de Corynebacterium y estafilococos coagulasa negativos (por ejemplo, Staphylococcus lugdunensis). [35]

Diagnóstico

El diagnóstico de mastitis se basa en manifestaciones clínicas, en términos generales no se requiere la realización de pruebas de laboratorio. El cultivo de la leche materna puede ser útil para guiar la selección de antibióticos, es particularmente importante en el contexto de una infección grave, que no responde a los antibióticos empíricos iniciales. Los hemocultivos están garantizados en caso de infección grave, pero por lo general no son necesarios. Las imágenes son de utilidad cuando la mastitis puerperal no responde dentro de las 48 a 72 horas. La ecografía es el método más eficaz para diferenciar la mastitis del absceso mamario.

Tratamiento

El tratamiento inicial de la mastitis de lactancia no severa consiste en un tratamiento sintomático para reducir el dolor y el edema como anti-inflamatorios no esteroideos, compresas frías, vaciado completo de la mama mediante la lactancia materna continua, el bombeo y/o la expresión de la mano; no se requiere la supresión de la lactancia. El tratamiento de la mastitis infecciosa de la lactancia, con síntomas que continúan más de 12 a 24 horas, consiste en las medidas anteriores más la administración de empírica de antibióticos contra Staphylococcus aureus. Si no hay mejoría clínica dentro de las 48 a 72 horas, se debe realizar una evaluación con imágenes de ultrasonido para determinar si hay un absceso subyacente.

En caso de infección no grave en ausencia de factores de riesgo para S. aureus resistente a la meticilina, la terapia ambulatoria se puede iniciar con alguna de estas opciones: [36,37]

- Dicloxacilina 500 mg por vía oral, c/6 horas.
- Amoxacilina + Ácido Clavulánico 625 mg por vía oral, c/8 horas.
- En caso de hipersensibilidad a betalactámicos, podría optarse por:
- Eritromicina 500 mg por vía oral c/6 horas.
- Clindamicina 300 mg por vía oral c/6 horas.

La no hay consenso para determinar la duración óptima del tratamiento; 10 a 14 días pueden reducir el riesgo de recaída, pero se pueden usar cursos más cortos de 5 a 7 días si la respuesta al tratamiento es rápida y completa. En pacientes con mastitis severa o absceso, una vez que hay signos de mejoría clínica sin evidencia de toxicidad sistémica, los antibióticos pueden pasar de la terapia parenteral a la oral.

En caso que se precise drenaje quirúrgico de un absceso, se realizará una incisión en la zona de mayor fluctuación, desbridamiento y colocación de un drenaje. Se debe tomar muestra para cultivo y antibiograma, para ajustar el esquema antibiótico por probables resistencias. En pocas ocasiones, cuando la evolución sea tórpida o en caso de duda, será necesario realizar una biopsia para descartar un cáncer de mama.

El riesgo de desarrollar mastitis puede reducirse mediante el vaciado frecuente y completo de la mama y mediante la optimización de la técnica de lactancia materna. Para las mujeres embarazadas con antecedentes de mastitis puerperal, la administración oral de un probiótico (Lactobacillus salivarius PS2) durante el embarazo puede reducir la probabilidad de mastitis de lactancia. Se desconoce si la administración de terapia probiótica sería beneficiosa para las mujeres embarazadas sin antecedentes de mastitis de la lactancia. [38]

PATOLOGÍA VASCULAR DEL PUERPERIO

Los cambios anatómicos y fisiológicos que ocurren durante el embarazo van a favorecer los fenómenos tromboembólicos, su gravedad va a constituir una de las principales complicaciones en el embarazo, parto y puerperio, representando una de las principales causas de mortalidad materna. Al final del primer trimestre del embarazo ocurre estasis venosa, la que se mantiene hasta alcanzar su punto máximo en las 36-38 semanas de gestación. Puede haber daño endotelial en los vasos pélvicos secundario a la compresión de la vena cava inferior y las venas ilíacas por el útero gestante, a la estasis y al proceso del parto vaginal o la cesárea, como factor de riesgo para desarrollar trombosis o tromboembolismo durante el embarazo y el puerperio. [39]

La incidencia de trombosis venosa profunda (TVP) y de tromboembolismo pulmonar (TEP) es relativamente baja (0,26-0,7%). La incidencia para TEP en mujeres embarazadas comparadas con las que no lo están es de cuatro a cinco veces mayor

(0.76 a 1.72/1,000 embarazos).[40] La estasis venosa de las extremidades puede reducir la velocidad del flujo venoso hasta 50%, la que se inicia a la semana 25 de la gestación y se recupera en la sexta semana posterior al parto. Existe una mayor frecuencia de trombosis venosa profunda (TVP) de la extremidad inferior izquierda (80%). El daño endotelial se ha asociado al trauma del parto por vía vaginal o cesárea, TVP previa o tabaquismo. Los factores de riesgo asociados a la TEP son: TVP o TEP previo, la multiparidad, cesárea, presencia de varices, edad mayor de 35 años, inmovilización prolongada, inhibición de la lactancia con estrógenos, traumatismo pélvico o en las extremidades inferiores, antecedentes personales de enfermedad tromboembólica y trombofilia, síndrome antifosfolípido, lupus eritematoso sistémico, obesidad, enfermedades del corazón, diabetes mellitus y embarazo múltiple. En estos casos está indicada la profilaxis antitrombótica, ya que históricamente se ha reportado que el final del tercer trimestre y el posparto inmediato, es el período de mayor riesgo para la enfermedad tromboembólica venosa, y es el período del posparto inmediato el de mayor riesgo para desarrollar TEP.[39,41,42] (Tabla 4).

Tabla 4. Factores de Riesgo para desarrollar TEP
Edad > 35 años
Obesidad
Multiparidad
Fumar >10 cigarrillos al día
Embarazo múltiple
Reposo en cama mayor de una semana antes del parto
TVP/TEP previo
Preeclampsia
Hemorragia postparto >1000 ml
Infección postparto
Daño endotelial secundario al parto o cesárea

LES, SAF, enfermedad de células falciformes, enfermedad cardíaca
Uso de estrógenos
Deficiencia de antitrombina III
Deficiencia de proteína C o S
Mutación del factor V Leiden

Modificado de: Refuerzo JS, Hechtman LJ, Redman ME, Whitty JE, et al. J Reprod med 2003;48:767-700.
TEP: Tromboenbomlismo pulmonar; TVP: Trombosis venosa profunda; LES: Lupus eritematosos sistémico; SAF: Síndrome antifosfolípidos

Clínica

Las formas clínicas, van desde la flebitis superficial, caracterizada por dolor, eritema en el trayecto venoso superficial con cordón palpable y aumento de la temperatura local. La trombosis venosa profunda que se presenta con dolor, edema, aumento del diámetro de la extremidad afecta, signo de Homans positivo en algunos de los casos; en pocas ocasiones puede existir espasmo arterial con palidez y frialdad en esa extremidad y disminución de los pulsos periféricos; puede haber fiebre y leucocitosis. El diagnóstico se confirma con ecografía Doppler, el tratamiento anticoagulante debe iniciarse precozmente (excepto en alguna contraindicación específica), incluso si la ecografía Doppler es negativa, pero existe alta sospecha clínica, y mantenerse hasta que otros métodos diagnósticos confirmen o excluyan el diagnóstico. Junto al tratamiento farmacológico se deben adoptar otras medidas generales como reposo con elevación de la extremidad afecta, aplicación de calor, medias elásticas compresivas, ejercicios de flexión y extensión e iniciar deambulación cuando el dolor ceda.

La forma más grave es el tromboembolismo pulmonar (TEP), que ocurre cuando un trombo se aloja en el árbol vascular provocando la obstrucción parcial o total del flujo arterial. La gravedad del cuadro depende de la extensión, siendo masivo cuando se produce la obstrucción de dos o más arterias lobares. En el 95% de los casos el trombo proviene de una TVP de las extremidades inferiores. El cuadro clínico es a veces muy inespecífico. Los signos y síntomas más frecuentes son: disnea, dolor torácico, taquicardia y taquipnea. [42,43].

Diagnóstico

La clave del diagnóstico es la sospecha clínica para luego realizar pruebas diagnósticas objetivas. La gasometría arterial con frecuencia demuestra alcalosis respiratoria, hipoxemia moderada y gradiente alvéolo-arterial de oxígeno mayor a 20 mmHg; la utilidad de cuantificar los gases en la sangre arterial es tener un parámetro más en la sospecha diagnóstica. El electrocardiograma es anormal hasta en el 90% de las mujeres con TEP, el hallazgo más común es la taquicardia sinusal. Puede presentarse inversión inespecífica de la onda T, depresión del segmento ST y bloqueo de rama derecha del Haz de His. El patrón electrocardiográfico S_1, Q_3, T_3 es poco frecuente en TEP; cuando se presenta es por *cor pulmonale* agudo asociado a hipertensión arterial pulmonar (HAP) y TEP. La radiografía de tórax es normal en el 83% de los casos de TEP, y anormal en el 17%, por lo que el valor en este grupo de pacientes reside en poder descartar otras patologías pleuropulmonares. El dímero-D tiene un papel en el diagnóstico de TEP en la población general. Su uso durante el embarazo y el puerperio es controversial. Varios estudios han confirmado su alta sensibilidad, pero baja especificidad porque pueden estar asociados a otras situaciones clínicas.[44] Otros biomarcadores que son útiles en TEP son la determinación plasmática de troponinas I, T y el péptido natriurético cerebral. Altos niveles anormales de estos biomarcadores son atribuibles al aumento de la tensión de la pared del ventrículo derecho por sobrecarga de presión con daño celular y microinfarto. La elección de la prueba diagnóstica por imagen depende de la utilidad demostrada para el diagnóstico. La gammagrafía pulmonar ventilación-perfusión (V/Q) tiene una sensibilidad para el diagnóstico de TEP de 89% y una especificidad de 92%, y la angiotomografía pulmonar helicoidal (ATAH) si es negativa excluye el diagnóstico de TEP, (sensibilidad de 83%, especificidad de 96% y un valor predictivo positivo de 96%). La arteriografía pulmonar es considerada el estándar de oro para el diagnóstico de TEP; empero, su uso es cada vez menor debido a que requiere de equipo y personal capacitado; dicho procedimiento se reserva para un pequeño subgrupo de pacientes en quienes el diagnóstico de TEP no puede establecerse por medios menos invasivos. [45-48].

Tratamiento

El tratamiento anticoagulante necesario y debe orientarse en el manejo de la fase aguda para disminuir la extensión del evento trombótico y disminuir la probabilidad de tromboembolismo pulmonar y, además, otra fase de mantenimiento para disminuir el riesgo de recidivas. El tratamiento de primera línea en la TVP y TEP estables es la heparina de bajo peso molecular (HBPM) ya que es de fácil aplicación, más eficaz y se asocia a menor mortalidad y menores complicaciones hemorrágicas que el tratamiento con la no fraccionada (HNF). La dosis podría ajustarse basado en los niveles de Antifactor Xa, sin embargo, la única indicación de realizar controles sería en aquellas mujeres con pesos corporales extremos (inferiores a 50 Kg o superiores a 90 Kg) o con factores asociados que pudieran incrementar el riesgo trombótico (insuficiencia renal o trombosis recurrentes). El objetivo es tener niveles entre 0,5-1,2 U/ml, para ajustar la dosis inicial se deben medir niveles de anti-Xa a las 3 h de la última administración a las 48h de iniciar el tratamiento. Los niveles de anti-Xa deben estar entre 0,6 y 1,0 UI/ml en caso de intervalo de dosis cada 12h o entre 1 y 2 UI/ml en caso de intervalo de dosis cada 24h. Los ajustes se realizan aumentando o disminuyendo las dosis del 10 al 25%. El cálculo de la dosis inicial se debe hacer en base al peso previo al inicio de la gestación:

- Enoxaparina 1 mg/Kg/12h
- Tinzaparina 175 UI/Kg/24h
- Daltaparina 100 UI/Kg/24h

La HNF indicada en alto riesgo de hemorragia, intervención quirúrgica por TEP inestable o tromoembolismo venoso masivo y en la insuficiencia renal (aclaramiento de creatinina <30 ml/min):

- Carga inicial 80 UI/Kg
- Infusión continua 18 UI/Kg

Se debe determinar el tiempo de tromboplastina parcial activado (TTPa) a las 6 horas de la dosis de carga y luego una vez por día, con el objetivo de obtener un rango terapéutico en las primeras 24 horas (TTPa paciente/TTPa control 1,5-2,5).[49]

DEPRESIÓN POSTPARTO

La depresión postparto (DPP), actualmente no sólo se considera que ocurre durante el puerperio sino durante el embarazo y puerperio, denominándose depresión en el embarazo. Es una entidad comprendida dentro de los trastornos depresivos. Los estados depresivos son considerados un problema de salud pública siendo la primera causa de discapacidad en el mundo. [50]

La prevalencia mundial de la DPP es de 10 al 20%, [51] en madres adolescentes se observa aumento en la prevalencia llegando hasta un 26%.[52] El mayor número de casos lo observamos en población de recursos socioeconómicos bajos siendo la prevalencia del 38.7%.[53] Sí no se otorga el tratamiento adecuado, el estado de DPP puede extenderse hasta un año, [54] así también aumenta la posibilidad de depresión no asociada al parto. [55]

Definición

Depresión: Trastorno mental frecuente, que se caracteriza por la presencia de tristeza, pérdida de interés o placer, sentimientos de culpa o falta de autoestima, trastornos del sueño o apetito, sensación de cansancio y falta de concentración. Puede llegar a hacerse crónica o recurrente y dificultar sensiblemente el desempeño en el trabajo o la escuela, y la capacidad para afrontar la vida diaria. En su forma más grave, puede conducir al suicidio. [56]

La DPP es un trastorno transitorio, que aparece los primeros días posparto, típicamente alrededor del tercer día, durando sólo algunas horas y, a lo más, un día o dos. Se trata de un estado caracterizado por ansiedad, labilidad emotiva y, a veces, el ánimo depresivo, síntomas muy pasajeros, por lo que no se requiere de tratamiento. Se estima que se presenta en más del 60% de las puérperas.

La psicosis posparto, tiene una incidencia del 0,1 al 0,2%. El cuadro representa una emergencia psiquiátrica. Por lo general comienza durante las primeras dos semanas posparto, a veces a las 48 ó 72 horas después del parto. Se presenta con síntomas tales como inquietud, irritabilidad y trastornos del sueño. Habitualmente la psicosis puerperal evoluciona rápido, destacando entre los síntomas el ánimo deprimido o exaltado, el desajuste conductual, la labilidad emocional, como también los delirios y las alucinaciones. [57]

Abordaje

FACTORES DE RIESGO, según LANCASTER [58]		
Altos	**Moderados**	**BajosS**
Ansiedad materna previa	Violencia doméstica	Calidad de relación con pareja
Acontecimientos vitales estresantes	No vivir con pareja	Bajos ingresos
Antecedentes personales de depresión		Bajo nivel de escolaridad
Tipo de seguro de salud		

Se sugiere que pacientes en embarazo o puerperio, que presenten síntoma y/o signos de DPP, se utilice la escala de Edimburgo como método para la detección precoz de depresión. [59] Esta es una prueba de tamizaje, la cual no es específica para el diagnóstico, es necesaria la evaluación clínica. Para la aplicación de la escala de Edimburgo se sugiere la semana 8 del postparto, debido a que normalmente en esta etapa se presenta la máxima incidencia de depresión puerperal y además disminuyen los síntomas adaptativos normales. [50,60]

FIGURA 1. Escala de Edimburgo [59]

Cuestionario Sobre Depresión Postnatal Edimburgo (EPDS)

Nombre: ____

Dirección: ____

Su fecha de Nacimiento: ______________________________________

Fecha de Nacimiento del Bebé: ____________ Teléfono: __________________

Queremos saber cómo se siente si está embarazada o ha tenido un bebé recientemente. Por favor marque la respuesta que más se acerque ha cómo se ha sentido en LOS ÚLTIMOS 7 DÍAS, no solamente cómo se sienta hoy.

Esto significaría: Me he sentido feliz la mayor parte del tiempo durante la pasada semana. Por favor complete las otras preguntas de la misma manera.

1. He sido capaz de reír y ver el lado bueno de las cosas
   - Tanto como siempre
   - No tanto ahora
   - Mucho menos
   - No, no he podido

2. He mirado el futuro con placer
   - Tanto como siempre
   - Algo menos de lo que solía hacer
   - Definitivamente menos
   - No, nada

3. Me he culpado sin necesidad cuando las cosas no salían bien
   - Sí, la mayoría de las veces
   - Sí, algunas veces
   - No muy a menudo
   - No, nunca

4. He estado ansiosa y preocupada sin motivo
   - No, para nada
   - Casi nada
   - Sí, a veces
   - Sí, a menudo

5. He sentido miedo y pánico sin motivo alguno
   - Sí, bastante
   - Sí, a veces
   - No, no mucho
   - No, nada

6. Las cosas me oprimen o agobian
   - Sí, la mayor parte de las veces
   - Sí, a veces
   - No, casi nunca
   - No, nada

7. Me he sentido tan infeliz que he tenido dificultad para dormir
   - Sí, la mayoría de las veces
   - Sí, a veces
   - No muy a menudo
   - No, nada

8. Me he sentido triste y desgraciada
   - Sí, casi siempre
   - Sí, bastante a menudo
   - No muy a menudo
   - No, nada

9. He sido tan infeliz que he estado llorando
   - Sí, casi siempre
   - Sí, bastante a menudo
   - Sólo en ocasiones
   - No, nunca

10. He pensado en hacerme daño a mí misma
    - Sí, bastante a menudo
    - A veces
    - Casi nunca
    - No, nunca

Instrucciones de uso:

1. Se le pide a la madre que escoja la respuesta que más se asemeje a la manera en que se sintió en los 7 días anteriores.
2. Tienen que responder las diez preguntas.

3. Se debe tener cuidado y evitar la posibilidad de que la madre hable sobre sus respuestas con otras personas.

4. La madre debe responder la escala ella misma, a no ser que tenga problemas para leer.

5. La EPDS se puede usar entre las 6 y 8 semanas para evaluar a las mujeres en la etapa de post-parto. La clínica de pediatría, la cita de control de post-parto o una visita al hogar pueden ser oportunidades convenientes para realizarla.

Pautas para la evaluación:

A las categorías de las respuestas se les dan puntos de 0, 1, 2 y 3 según el aumento de la gravedad del síntoma.

Los puntos para las preguntas 3, 5, 6, 7, 8, 9, 10 se anotan en orden inverso (por ejemplo, 3, 2, 1, 0)

Se suman todos los puntos para dar la puntuación total.

Una puntuación de 10+ muestra la probabilidad de una depresión, pero no su gravedad. Cualquier número que se escoja que no sea el “0” para la pregunta número 10, significa que es necesario hacer evaluaciones adicionales inmediatamente.

Tratamiento

El tratamiento debe ser implementado por el especialista en enfermedades mentales. [61] Como observaciones generales podemos decir:

Estados leves a moderados pueden tratarse con intervenciones psicosociales. [62] No se recomienda el uso de antidepresivos durante las primeras 12 semanas de gestación. Indicar inhibidores selectivos de la recaptación de serotonina ISRS (excepto la paroxetina), cuando sea necesario incluir farmacoterapia en el tratamiento de la depresión durante el embarazo y lactancia. No se recomienda el uso de terapia de estrógenos en el tratamiento rutinario de pacientes con depresión posparto. [61] Las pacientes con un primer episodio de depresión sin síntomas psicóticos deben ser tratadas con antidepresivos a dosis completa durante 6 a 9 meses después de la remisión de los síntomas. La lactancia debe interrumpirse inmediatamente si un lactante desarrolla síntomas anormales probablemente asociados con la exposición al medicamento. [51]

RESUMEN

Puerperio patológico es toda condición mórbida que interfiere en la regresión fisiológica al estado pre gestacional de la puérpera que puede aparecer desde el puerperio inmediato hasta el tardío, dicha condición puede estar presente en el momento antes del parto, durante el trabajo de parto o debutar en el puerperio. Dentro del puerperio patológico se encuentra complicaciones tales como hemorrágicas (hemorragia postparto), infecciosas (endometritis puerperal, infección de herida quirúrgica), de glándula mamaria (mastitis puerperal), patologías vasculares (trombosis venosa profunda, tromboembolismo pulmonar) y complicaciones emocionales (depresión postparto), por mencionar las más importantes. Estas complicaciones pueden poner en peligro la vida de las mujeres y siendo, algunas de ellas, la principal causa de ingreso a la unidad de cuidados intensivos y de mortalidad materna por lo potencialmente graves, considerándose a las infecciones generadas después del parto, dentro de las causas del 75% de muertes maternas a nivel mundial.

La endometritis puerperal es una de las principales complicaciones de la paciente obstétrica, ocurre durante o posterior a la resolución del embarazo en el 1 a 3% de los partos, del 5 al 15% de las cesáreas programadas (antes de que comience el trabajo de parto) y del 15 al 20% de las cesáreas no programadas (después de que se inició el trabajo de parto).

Dentro de las complicaciones de las glándulas mamarias se encuentra la mastitis puerperal que consiste en proceso inflamatorio-infeccioso de la glándula mamaria durante la etapa puerperal, siendo comúnmente precedida de pezones agrietados y ectasia por drenaje deficiente de la leche materna.

Los cambios anatómicos y fisiológicos que ocurren durante el embarazo van a favorecer los fenómenos tromboembólicos, su gravedad va a constituir una de las principales complicaciones en el embarazo, parto y puerperio, representando una de las principales causas de mortalidad materna. Los pocos estudios clínicos aleatorizados hacen no existe una clara evidencia clínica que soporte la eficacia y seguridad de las diferentes pautas de tratamiento en esta patología.

La depresión posparto es cualquier estado depresivo no psicótico que ocurre en la madre durante el primer año después del nacimiento. A nivel mundial afecta del 10 al 20% de las mujeres que acaban de tener un hijo. Esta forma de cambios de humor en el posparto se debe, principalmente, a la súbita caída hormonal, es de alivio espontáneo y la mayoría de las veces no requiere tratamiento específico, más allá de la educación y el apoyo familiar.

REFERENCIAS BIBLIOGRÁFICAS

1.- Say L, Chou D, Gemmill A, Tunçalp Ö, Moller AB, Daniels JD, et al. Global Causes of Maternal Death: A WHO Systematic Analysis. Lancet Global Health. 2014;2(6): e323-e333.

2.- Ashraf F Nabhan, Nahed E Allam, Mohamed Hamed Abdel-Aziz Salama. Routes of administration of antibiotic prophylaxis for preventing infection after caesarean section. Cochrane Systematic Review - Intervention Version published: 17 June 2016
https://doi.org/10.1002/14651858.CD011876.pub2

3.- Rosene K, Eschenbach DA, Tompkins LS, et al. Polymicrobial early postpartum endometritis with facultative and anaerobic bacteria, genital mycoplasmas, and Chlamydia trachomatis: treatment with piperacillin or cefoxitin. J Infect Dis 1986; 153:1028.
4.- Watts DH, Eschenbach DA, Kenny GE. Early postpartum endometritis: the role of bacteria, genital mycoplasmas, and Chlamydia trachomatis. Obstet Gynecol 1989; 73:52.
5.- Giraldo-Isaza MA, Jaspan D, Cohen AW. Postpartum endometritis caused by herpes and cytomegaloviruses. Obstet Gynecol 2011; 117:466.
6.- Burrows LJ, Meyn LA, Weber AM. Maternal morbidity associated with 5.- vaginal versus cesarean delivery. Obstet Gynecol 2004; 103:907.
7.- Smaill FM, Gyte GM. Antibiotic prophylaxis versus no prophylaxis for preventing infection after cesarean section. Cochrane Database Syst Rev 2010; :CD007482.
8.- Fernandez H, Gagnepain A, Bourget P, et al. Antibiotic prophylaxis against postpartum endometritis after vaginal delivery: a prospective randomized comparison between Amox-CA (Augmentin) and abstention. Eur J Obstet Gynecol Reprod Biol 1993; 50:169.
9.- Newton ER, Prihoda TJ, Gibbs RS. A clinical and microbiologic analysis of risk factors for puerperal endometritis. Obstet Gynecol 1990; 75:402.
10.- Spore WW, Moskal PA, Nakamura RM, Mishell DR Jr. Bacteriology of postpartum oviducts and endometrium. Am J Obstet Gynecol 1970; 107:572.
11.- Casey BM, Cox SM. Chorioamnionitis and endometritis. Infect Dis Clin North Am 1997; 11:203.
12.- Acker DB, Johnson MP, Sachs BP, Friedman EA. The leukocyte count in labor. Am J Obstet Gynecol 1985; 153:737.
13.- Hartmann KE, Barrett KE, Reid VC, et al. Clinical usefulness of white blood cell count after cesarean delivery. Obstet Gynecol 2000; 96:295
14.- Mulic-Lutvica A, Axelsson O. Postpartum ultrasound in women with postpartum endometritis, after cesarean section and after manual evacuation of the placenta. Acta Obstet Gynecol Scand 2007; 86:210.
15.-Adair, FL. The American Committee of Maternal Welfare, Inc: Chairman's Address. Am J Obstet Gynecol 1935; 30:868.
16.- Filker R, Monif GR. The significance of temperature during the first 24 hours postpartum. Obstet Gynecol 1979; 53:358.
17.- Mhyre JM, D'Oria R, Hameed AB, et al. The maternal early warning criteria: A proposal from the national partnership for maternal safety. Obstet Gynecol 2014; 124:782.
18.- Lurie S, Vaknine H, Izakson A, et al. Group A Streptococcus causing a life-threatening postpartum necrotizing myometritis: a case report. J Obstet Gynaecol Res 2008; 34:645.
19.- Kankuri E, Kurki T, Carlson P, Hiilesmaa V. Incidence, treatment and outcome of peripartum sepsis. Acta Obstet Gynecol Scand 2003; 82:730.
20.- Locksmith GJ, Duff P. Assessment of the value of routine blood cultures in the evaluation and treatment of patients with chorioamnionitis. Infect Dis Obstet Gynecol 1994; 2:111.

21.- Faro S, Phillips LE, Baker JL, et al. Comparative efficacy and safety of mezlocillin, cefoxitin, and clindamycin plus gentamicin in postpartum endometritis. Obstet Gynecol 1987; 69:760.
22.- Mackeen AD, Packard RE, Ota E, Speer L. Antibiotic regimens for postpartum endometritis. Cochrane Database Syst Rev 2015; :CD001067
23.- Stovall TG, Thorpe EM Jr, Ling FW. Treatment of post-cesarean section endometritis with ampicillin and sulbactam or clindamycin and gentamicin. J Reprod Med 1993; 38:843.
24.- Figueroa-Damian R, Villagrana-Zesati R, San Martín-Herrasti JM, Arredondo-Garcia JL. [Comparison of the therapeutic efficacy of the piperacillin/tazobactame combination vs. ampicillin and gentamycin in in the management of post-cesarean endometritis]. Ginecol Obstet Mex 1996; 64:214.
25.- Meaney-Delman D, Bartlett LA, Gravett MG, Jamieson DJ. Oral and intramuscular treatment options for early postpartum endometritis in low-resource settings: a systematic review. Obstet Gynecol 2015; 125:789.
26.- Berkeley AS, Hirsch JC, Freedman KS, Ledger WJ. Cefotaxime for cesarean section prophylaxis in labor. Intravenous administration vs. lavage. J Reprod Med 1990; 35:214.
27.- Caissutti C, Saccone G, Zullo F, et al. Vaginal Cleansing Before Cesarean Delivery: A Systematic Review and Meta-analysis. Obstet Gynecol 2017; 130:527.
28.-Knight M, Chiocchia V, Partlett C, et al. Prophylactic antibiotics in the prevention of infection after operative vaginal delivery (ANODE): a multicentre randomised controlled trial. Lancet 2019; 393:2395.
29.- SHEA, APIC, CDC, SIS. Consensus paper on the surveillance of surgical wound infections. Infect Control Hosp Epidemiol 1992; 13:599.
30.- Cruse PJ. Surgical wound infection. In: Infectious Diseases, Wonsiewicz MJ (Ed), WB Saunders Co, Philadelphia 1992. p.758.
31.- Committee on Health Care for Underserved Women, American College of Obstetricians and Gynecologists. ACOG Committee Opinion No. 361: Breastfeeding: maternal and infant aspects. Obstet Gynecol 2007; 109:479.
32.- Stafford I, Hernandez J, Laibl V, et al. Community-acquired methicillin-resistant Staphylococcus aureus among patients with puerperal mastitis requiring hospitalization. Obstet Gynecol 2008; 112:533.
33.- Foxman B, D'Arcy H, Gillespie B, et al. Lactation mastitis: occurrence and medical management among 946 breastfeeding women in the United States. Am J Epidemiol 2002; 155:103.
34.- Kinlay JR, O'Connell DL, Kinlay S. Risk factors for mastitis in breastfeeding women: results of a prospective cohort study. Aust N Z J Public Health 2001; 25:115.
35.- Dixon JM, Khan LR. Treatment of breast infection. BMJ 2011; 342:d396.
36.- Spencer JP. Management of mastitis in breastfeeding women. Am Fam Physician 2008; 78:727.
37.- Jahanfar S, Ng CJ, Teng CL. Antibiotics for mastitis in breastfeeding women. Cochrane Database Syst Rev 2013; :CD005458.
38.- Fernández L, Cárdenas N, Arroyo R, et al. Prevention of Infectious Mastitis by Oral Administration of Lactobacillus salivarius PS2 During Late Pregnancy. Clin Infect Dis 2016; 62:568.

39.- Stone SE, Morris TA. Pulmonary embolism during and after pregnancy. Crit Care Med 2005;33:S294-S300.
40.- Bourjeily G, Paidas M, Khalil H, Rosene-Montella K, Rodger M. Pulmonary embolism in pregnancy. Lancet 2010;375:500-512.
41.- Refuerzo JS, Hechtman JL, Redman ME, Whitty JE. Venous thromboembolism during pregnancy. Clinical suspicion warrants evaluation. J Reprod Med 2003; 48:767-770.
42.- Bates SM, Greer IA, Middeldorp S, et al. VTE, thrombophilia, antithrombotic therapy, and pregnancy: antithrombotic therapy and prevention of thrombosis. 9th ed: American College of Chest Physicians Evidence-Based Clinical Practice Guidelines. Chest 2012;141 (Suppl): e691S-e736S.
43.- Angulo-Vázquez J, Ramírez-García A, Torres-Gómez LG, Vargas González A, Cortes Sanabria L. Pulmonary thromboembolism in obstetrics. Ginecol Obstet Mex 2004;72:400-406.
44.- To MS, Hunt BJ, Nelson-Piercy C. A negative D-dimer does not exclude venous thromboemboembolism (VTE) in pregnancy. J Obstet Gynaecol 2008;28:222-223.
45.- Stone SE, Morris TA. Pulmonary embolism during and after pregnancy. Crit Care Med 2005;33:S294-S300.
46.- Marik PE, Plante LA. Venous thromboembolic disease and pregnancy. N Engl J Med 2008;359:2025-2033.
47.- Brown HL, Hiett AK. Deep vein thrombosis and pulmonary embolism in pregnancy: diagnosis, complications and management. Clin Obstet Gynecol 2010;53:345-359.
48.- Mclintock C, Brighton T, Chunilal S, et al. Recommendations for the diagnosis and treatment of deep venous thrombosis and pulmonary embolism in pregnancy and the postpartum period. Aust N Z J Obstet Gynaecol 2012;52:14-22.
49.- C de Guirior, L Nogué, J Bellart. Protocolo: Tromboembolismo venoso en la gestación y el puerperio. Protocols Medicina Maternofetal Hospital Clínic - Hospital Sant Joan de Déu- Universitat de Barcelona. Última actualización: 16/11/2018.
50.- MINISTERIO DE SALUD. Protocolo de Detección de la Depresión durante el Embarazo y Posparto, y Apoyo al Tratamiento SANTIAGO: MINSAL, 2014. 4
51.- Costanza. Saldivia. Rev Med Chile 2015; 143: 887-894
52.- Josefsson A, Berg G, Nordin C, Sydsjô G. Prevalence of depressive symptoms in late pregnancy and postpartum. Acta Obstet Gynecol Scand 2001; 80 (3): 251-5.
53.- Hobfoll SE, Ritter C, Lavin J, Hulsizer MR, Cameron RP. Depression prevalence and incidence among inner-city pregnant and postpartum woman. Journal of Consulting and Clinical Psychology 1995; 63 (3): 445- 53.
54.- Gregoire AJ, Kumar R, Everitt B, Henderson AF, Studd JW. Transdermal oestrogen for treatment of severe postnatal depression. Lancet 1996; 347: 930-3
55.- Cooper PJ, Murray L. Course and recurrence of postnatal depression. Evidence for the specificity of the diagnostic concept. Br J Psychiatry 1995; 166 (2): 191-5
56.- OMS [Internet].Organización Mundial de la Salud World Health Organization; [citado 11 de febrero 2020].Disponible en: http://www.who.int/es/

57.- Whiffen VE, Gotlib IH. Comparison of postpartum and nonpostpartum depression: clinical presentation, psychiatric history, and psychosocial functioning. J. Consult. Clin. Psychol. junio de 1993;61(3):485-94
58.- Lancaster CA, Gold KJ, Flynn HA, Yoo H, Marcus SM, Davis MM. Risk factors for depressive symptoms during pregnancy: a systematic review. Am. J. Obstet. Gynecol. 2010;202(1):5-14
59.- Alvarado, R. Guajardo, V. Rojas, G. Jadresic, E. "Informe final Validación de la Escala de Edimburgo para Embarazadas" 2012. Santiago
60.- Castañón S C, Pinto L J. Mejorando la pesquisa de depresión posparto a través de un instrumento de tamizaje, la escala de depresión posparto de Edimburgo. Rev. Médica Chile. 2008;136(7):851-8
61.- British Journal of Psychiatry June, 1987, Vol. 150 by J.L. Cox, J.M. Holden, R. Sagovsky
62.- CENETEC. Prevención diagnóstico y manejo de la depresión prenatal. Mexico. 2014.

CAPÍTULO 27

HEMORRAGIA POST PARTO

Francisco Eduardo Turcios Mendoza

CONTENIDO

INTRODUCCIÓN

Acorde a la Organización Mundial de Salud un cuarto de las muertes maternas en el mundo es a causa de hemorragia post parto; en la mayoría de los casos la muerte ocurre en las 24 a 48 horas posterior. En países industrializados la causa podría ser el incremento de operación cesárea, la indicación de parto espontaneo posterior a cesárea y el aumento de casos de acretismo placentario posterior a cirugía uterina. Entre 1990 y 2010, la mortalidad materna por hemorragia post parto se redujo casi a la mitad en todo el mundo (400 a 210 muertes maternas por cada 100 000 nacimientos). Sin embargo, la mortalidad materna sigue siendo demasiado alta, sobre todo en las regiones en vías de desarrollo. La Razón de Muerte Materna en estas regiones fue 15 veces más alta que en las regiones desarrolladas. Desde 2010 las mujeres en el África Subsahariana experimentan un riesgo de 1 en 39 (1 en 150 para el conjunto de países en vías de desarrollo) de morir por una causa materna en comparación con las regiones desarrolladas, donde la tasa es de 1 en 3800. En 2010, aproximadamente 280,000 mujeres murieron a causa de complicaciones del embarazo y el parto. Existen alrededor de 800 muertes maternas evitables cada día, 695 de estas muertes ocurren en países en vías de desarrollo y casi todas se podrían haber evitado. 2015 marca el inicio de las metas de desarrollo sostenible (MDS), que incluye el objetivo de reducir la maternidad global a menos de 70 por 100,000 nacidos vivos en 2030, que ningún país exceda razón de muerte de 140 muertes maternas por 100 000 nacidos vivos.[1]

DEFINICIÓN

Hemorragia post parto (HPP) es comúnmente definida como una pérdida de 500 ml o más dentro de las 24 horas después del parto[1]. También se define como pérdida sanguínea acumulativa igual o mayor a 1,000 ml, acompañado de signos y síntomas de hipovolemia; es la causa que lidera la mortalidad materna en países de bajo ingreso.[2]

La mayoría de las muertes ocurren en las primeras 24 horas después del nacimiento; un porcentaje alto de estas pudo haber sido evitadas mediante del uso de uterotónicos y un manejo activo en tercer periodo del parto. Existen guías y protocolos internacionales que proponen otras definiciones:

- Perdida mayor a 500 ml de sangre post parto vaginal y más de 1000 ml post cesárea.
- Disminución de un 10% en el hematocrito basal de la paciente.
- Pérdida de sangre de 500 ml o más en las 24 horas después del parto.
- Hemorragia postparto grave se define como una pérdida de sangre de 1,500 ml o más dentro del mismo tiempo y que se acompaña de grave alteración hemodinámica.

- Hemorragia obstétrica exanguinante o critica como un descenso de hemoglobina mayor a 4 g/dl o la necesidad de trasfusión de 10 unidades de hemoderivados.[2,3]

La hemorragia post parto secundaria es definida como sangrado excesivo después de 24 horas y hasta 6 semanas post parto; puede ser por diferentes etiologías, entre las más frecuentes retención de tejido placentario, endomiometritis periparto o déficit de factores de coagulación no identificados inicialmente (ej. von Willebrand) el tratamiento va dirigido a la etiología identificada.

En la mujer post parto es importante reconocer que signos clínicos de pérdida considerable de sangre (Ej.: taquicardia e hipotensión) a menudo no están presentes. Además, en pacientes con taquicardia e hipotensión, los médicos o personal obstétrico deberían comprender que esto probablemente representa más del 25% del volumen total de sangre (1,500 ML o más), que se ha perdido. El temprano reconocimiento de la hemorragia post parto debe ser un objetivo para mejorar resultados.[4,5]

FACTORES DE RIESGO (PREDICCIÓN Y PREVENCIÓN)

La hemorragia obstétrica es impredecible y relativamente común, con alta morbilidad y mortalidad.[6] Se conocen factores de riesgo establecidos: Sobre distención uterina, trabajo de parto prolongado, infección intraamniotica, entre otros (ver Tabla I), sin embargo, mujeres que no tienen estos factores de riesgo descritos pueden experimentar hemorragia post parto.[6] Herramientas para evaluar el riesgo han logrado identificar entre 60–85% de pacientes que sufrirán hemorragia post parto, pero pacientes con bajo o ningún riesgo experimentarán HPP, lo que indica que el valor clínico para predecirlo es bajo.

Esto refuerza la necesidad de evaluación precisa y constante en todas las pacientes y sobre todo las medidas a tomar, como el manejo activo del tercer periodo del parto.[7,8] El manejo activo del tercer periodo del parto es un método de reducción y prevención de la HPP, estrategia compuesta por las siguientes acciones:

- Administración de 10 U Intra Muscular de oxitocina.
- Masaje uterino.
- Tracción controlada del cordón umbilical.[9,10]

La administración de Oxitocina ha demostrado ser superior a las maniobras de masaje uterino y tracción controlada del cordón. El masaje uterino puede aumentar el sangrado, mientras que la tracción controlada no reduce la posibilidad de sangrado uterino en el contexto de la no administración de oxitocina profiláctica durante el tercer periodo del parto. El pilar de esta estrategia (manejo del tercer periodo del parto) parece ser la administración de oxitocina, la atención cuidadosa de posible hemorragia y las intervenciones más prontas ante su aparecimiento. Es importante hacer la distinción entre manejo en la prevención de la hemorragia y manejo de la hemorragia ya establecida.[11,12]

B. Charbit et al realizaron un estudio prospectivo multicéntrico en Francia en el cual se determinó que el valor basal de fibrinógeno puede ser predictor de hemorragia post parto y suponer la necesidad de maniobras avanzadas de tratamiento, considerando un valor predictivo negativo de 79% teniendo fibrinógeno mayor a 400 mg/dl y un valor predictivo positivo de 100% con fibrinógeno menor a 200 mg/dl.[13]

EVALUACIÓN CLÍNICA

La evaluación clínica, rápida y cuidadosa debe predominar en el manejo de la HPP, el examen del canal del parto (Útero, cérvix, vagina, vulva y perineo) para identificar la etiología, teniendo en cuenta que en ocasiones es de múltiple origen.

La causas principales reconocidas por su frecuencia de aparecimiento son la atonía uterina (70 %), laceraciones o trauma del canal del parto (20 %), retención de restos placentarios (10%) y con menor frecuencia los trastornos de la coagulación (<1%) adquiridos o congénitos. Otras causas son el acretismo placentario e inversión uterina.[14-15] (ver Tabla 1)

TABLA I. CAUSAS DE HEMORRAGIA POST PARTO

4T	CAUSAS	FACTORES DE RIESGO
ATONIA UTERINA (tono)	-Sobre distensión uterina. -Infección intraamniótica. -Agotamiento del músculo uterino.	-Gestación múltiple, polihidramnios, macrosomía fetal. -Ruptura de membranas prolongada. -Parto prolongado o precipitado, multiparidad.
TEJIDO (retención de tejido)	-Placenta -Coágulos	-Acretismo placentario, cirugía uterina previa.
TRAUMA (lesión de canal del parto)	-Desgarros del canal de parto. -Inversión uterina. -Ruptura o dehiscencia uterina.	-Parto instrumentado, parto intempestivo. -Alumbramiento manual, acretismo placentario. -Distocia, hiperdinamia, cirugía uterina previa, versión cefálica externa.

TROMBINA (alteración de coagulación)	-Adquiridas -Congénitas	-Preeclamsia, Síndrome HELLP, CID, embolia de líquido amniótico, sepsis, abruptio de placenta. -Enfermedad de Von Willebrand, hemofilias.

Abreviaturas: HELLP (hemolysis, elevated liver, low platelet). CID (coagulación intravascular diseminada).

TRATAMIENTO SEGÚN ETIOLOGÍA

ATONÍA: La contracción del miometrio es un proceso activo que sucede al parto y la separación placentaria, produciendo la compresión de los vasos sanguíneos y el cese del sangrado. La retracción uterina es producto de la contracción miometrial y se evidencia por reducción paulatina del tamaño uterino. La atonía uterina es considerada como falla en la contractilidad uterina eficiente después de la separación de la placenta. Por su elevada frecuencia como causa de hemorragia postparto debe ser sospechada antes de cualquier otra causa; de confirmarse la atonía, el manejo inicia con masaje uterino o compresión bimanual y la administración de uterotónico endovenoso o su combinación. La compresión bimanual requiere de vaciamiento vesical para evacuar orina, de retener orina esto impedirá la correcta compresión del miometrio.

La contención de coágulos en el segmento uterino inferior es una causa de atonía, usualmente casos en los que el fondo uterino se palpa con tono, pero sin retracción adecuada y podría bastar con la extracción total de los mismos.[16]

TRAUMA DEL CANAL DEL PARTO: Laceraciones genitales, vaginales, prolongación de la episiotomía y desgarros cervicales son la causa más frecuente del trauma obstétrico. Prolongación de la histerotomía y ruptura uterina se presentan con menor frecuencia. En caso de presentarse laceraciones en tejidos blandos y mucosa vaginal, la presión suave e identificación del sitio sangrante que usualmente es de origen capilar venoso debe repararse con sutura absorbible de ácido poliglicólico; en caso de identificarse sangrado arterial o laceraciones profundas se debe solicitar la colaboración de personal de anestesiología, ya que la exploración y reparación suele volverse dificultosa sin adecuada analgesia o sedación.[16]

Hematomas del tracto genital o retroperitoneales pélvicos pueden pasar inadvertidos y son en algunas ocasiones colecciones importantes de sangre que desarrollan anemia y signos de choque, aunque al identificarse pueden drenarse, algunos en zonas poco compresibles y sin evidente crecimiento, deben ser observados para evitar generar más trauma al querer ser abordados de forma quirúrgica. En ocasiones la corrección de factores de coagulación, fibrinógeno y plaquetas son suficientes para detener un hematoma en formación.

La decisión de explorar un hematoma dependerá de su rápida instauración, crecimiento y compromiso de constantes vitales, siendo en ocasiones causa de choque hipovolémico y coagulopatía de consumo. El empaquetamiento vaginal o pélvico se reserva a sangrados importantes en los que el drenaje del hematoma evidencia ~~re~~ el sangrado sin vasos sanguíneos suturables o sangrado en capas (sangrado difuso segmentario).

RETENCIÓN DE TEJIDO PLACENTARIO. Tejido placentario como lóbulos accesorios y membranas pueden ser causa de sangrado uterino aun con el alumbramiento espontaneo e inspección visual de una placenta completa. La extracción manual de restos placentarios puede ser causa de mayor sangrado y de infecciones a posterior, por lo que debe tenerse en cuenta los cuidados ante dicha maniobra.

La exploración ecográfica de la cavidad uterina que muestra presencia de masas o tejido ecogénico puede hacernos sospechar tejido placentario ante una hemorragia post parto con útero contraído que no se retrae adecuadamente.

El curetaje o la limpieza de la cavidad uterina con instrumental puede ser motivo de perforación si es realizada en forma vigorosa, se recomienda hacer uso de la guía ecográfica ante la realización de dicho procedimiento.

Al percibir tejido placentario firmemente adherido a útero debe alertar la sospecha de acretismo placentario, sobre todo si tiene factores de riesgo para desarrollarlo.[17]

TRASTORNOS DE COAGULACIÓN. Las principales causas de coagulopatía de consumo post parto son el abruptio de placenta y el embolismo de líquido amniótico. El desprendimiento prematuro de la placenta normo inserta produce depleción de factores de coagulación por consumo y desarrolla hipofibrinogenemia que complica el cuadro hemorrágico (triada mortal de coagulopatía, hipotermia y acidemia).

El embolismo de líquido amniótico es una entidad rara y generalmente letal que puede acompañar a la HPP, caracterizada por rápida instauración de coagulopatía e insuficiencia respiratoria severa. La reanimación hídrica con infusión rápida de grandes volúmenes de cristaloides y hemoderivados fríos durante el manejo de la hemorragia post parto produce lesión en la membrana endotelial (glicocálix) fuga capilar, liberación de óxido nítrico, trombosis en la microcirculación y consumo de plaquetas, lo que empeora al déficit en la coagulación y puede conducir el choque hipovolémico a distributivo[16,18].

MANEJO MÉDICO DE LA HEMORRAGIA POST PARTO

La hemorragia es fisiológica tras el parto; sin embargo, cuando esta excede una cierta cantidad, se considera patológica. El manejo de la hemorragia obstétrica inicia desde la estimación juiciosa del sangrado post parto por el personal médico tratante (partera, licenciada obstétrica, médico) para ser catalogado como hemorragia post parto, determinar la etiología e iniciar el manejo farmacológico o quirúrgico correspondiente. La cuantificación de la hemorragia es particularmente difícil durante el parto y/o la cesárea debido a que la sangre se mezcla con otros fluidos (líquido amniótico, soluciones desinfectantes y cristaloides). La estimación puede ser de forma visual o cuantitativa lo cual puede llevar a errores y retraso en el inicio de uterotónicos u otros métodos anteriormente descritos. El Colegio Americano de Ginecólogos y Obstetras (ACOG) recomienda realizar una estimación visual ayudado del peso de compresas colectadas con sangre (gravimetría) y procurar la colección de sangre en recipientes de drenaje, con el fin de acercarse lo mejor posible a la estimación de sangrado y poder catalogar la hemorragia sucedida junto a los signos clínicos de choque para tomar las acciones correspondientes; como iniciar uterotónicos, ajustar la velocidad de infusión de cristaloides endovenosos y valorar la necesidad de hemoderivados[19].

La relación entre sangrado presentado y signos clínicos puede resultar muy variado y confuso, dependerá en gran manera de la reserva fisiológica materna y de la cantidad de sangre perdida. Los cambios fisiológicos del embarazo pueden en cierta manera enmascarar los signos clínicos de choque, presentarse o ser detectados tardíamente. Los signos clínicos clásicos (taquicardia e hipotensión) son engañosos en la gestante debido al notable incremento del volumen plasmático, y pueden no manifestarse hasta que la hemorragia haya sido muy cuantiosa. La hemodilución relativa y el elevado gasto cardiaco, propios del embarazo normal, permiten que ocurra una pérdida hemática abundante antes de que se pueda objetivar una caída en los valores de hemoglobina y/o hematocrito.

El índice de choque IC (frecuencia cardiaca/presión arterial sistólica) tiene utilidad clínica en hemorragia obstétrica del primer trimestre y otras hemorragias de origen ginecológico. Considerando que la adaptación materna fisiológica modifica constantes vitales, debe ser más estudiado en el contexto obstétrico al término del embarazo y al presente no es una herramienta predictora de resucitación hídrica, ni define la necesidad de transfusión masiva[20,21].

A inicios del tercer trimestre y como consecuencia de la expansión de volumen sanguíneo materno, se puede estimar el volumen circulante multiplicando el peso de la paciente en kilos por 9 % (0.09) de esa manera al realizar un cálculo del volumen circulante y luego estimar la pérdida sanguínea total, para poder así catalogar el estadio de hemorragia ajustado[22]. (Ver Tabla II)

TABLA II

VARIABLE	COMPENSADO 1	LEVE 2	MODERADO 3	SEVERO 4
Pérdida Sanguínea	750-999 ml <15%	1000-1499 ml 15-30%	1500-2000 ml 31-40%	>2000 ml >40%
Frecuencia Cardiaca	< 100 Lpm	>100 Lpm	>120 Lpm	> 1410 Lpm
Presión Sistólica	>100 mm/hg	80-100 mm/hg	70-80 mm/hg	<70 mm/hg
Frecuencia Respiratoria	normal	Leve aumento	taquipnea	Marcada taquipnea

Estado mental	normal	agitada	confusa	soporosa
Diuresis	>30 ml/hr	20-30 ml/hr	<20 ml/hr	anuria
Llenado capilar	<2 segundos	>3 segundos	>3 segundos piel fría	>5 segundos piel marmórea
Reanimación	Cristaloides	Cristaloides	Cristaloides + Trasfusión	Resucitación Hemostática.

Lpm: latidos por minuto. ml/hr: mililitros/hora mm/hg: milímetros de mercurio.

Una vez estimada la pérdida sanguínea y catalogado el grado de hemorragia, si ésta excede los 1,500 ml debe solicitarse la preparación de componentes sanguíneos y programar la trasfusión.

La Organización Mundial de la Salud (OMS) y el Colegio Americano de Ginecólogos y Obstetras (ACOG) recomienda el manejo farmacológico con uterotónicos junto al control rápido de la hemorragia en el orden siguiente:

Oxitocina: Análogo sintético de la hormona oxitocina generada en lóbulo posterior de la hipófisis, estimula la contracción del músculo liso uterino. (Ampolla debe mantenerse bajo refrigeración entre 2 a 8 grados centígrados). El manejo farmacológico uterotónico tiene a la oxitocina como fármaco de primera línea de acción; dosis de 10 Unidades Internacionales vía endovenosa en pequeña dilución y de forma directa, aunque haya sido utilizada en el manejo del tercer periodo del parto e incluso si fue el medicamento en la conducción del trabajo de parto.

La consideración de aumentar la dosis hasta 40 UI/IV en una solución cristaloide de 500 a 1,000 ml en forma continua, debe ser una opción del obstetra ante la exposición de la paciente al fármaco durante los eventos descritos anteriormente y la atonía concomitante. Los efectos adversos como náusea, vómito e hipotensión son poco frecuentes y podrían deberse a hipersensibilidad al fármaco o a la administración en bolus rápidos, lo cual no se recomienda.

Metilergonovina: Derivado semisintético de la ergonovina, es potente estimulante de la contracción del músculo uterino y vasoconstrictor potente. (Ampolla debe mantenerse bajo refrigeración entre 2 a 8 grados centígrados). En inyección intramuscular de 0.2 mg, se puede continuar con una dosis adicional a los 20 minutos y luego cada 2 a 4 horas, con un máximo de 5 dosis; está contraindicado en la inducción del parto, hipertensión arterial, enfermedad cardiovascular grave de base y retención fetal.

Misoprostol: Análogo semisintético de la prostaglandina E_1. Produce contracción del músculo uterino (Tabletas no necesitan refrigeración). Por vía oral, sublingual o rectal 600 a 1,000 microgramos en una sola dosis; es necesario considerar que los efectos secundarios son dependientes de la dosis administrada, tales como hipertermia, náuseas, vómito y cefalea.

En una revisión de la biblioteca Cochrane sobre que fármaco es mejor para reducir la pérdida sanguínea excesiva después del parto, se evidenció que la combinación de ergometrina más oxitocina, la carbetocina y misoprostol con oxitocina, fueron más efectivas para prevenir la HPP ≥ 500 ml que el estándar actual oxitocina. La combinación ergometrina más oxitocina fue más efectiva para la prevención de la HPP ≥ 1000 ml que la oxitocina sola. La evidencia para la combinación misoprostol más oxitocina es menos consistente y puede estar relacionada con las diferentes vías y dosis de misoprostol utilizadas en los estudios. La carbetocina tuvo el perfil de efectos secundarios más favorable entre las tres opciones; sin embargo, la mayoría de los ensayos de carbetocina fueron pequeños y con alto riesgo de sesgo[23-3].

La Carbetocina: Análogo de la hormona oxitocina se unen los receptores en el músculo uterino manteniendo una contracción más potente y sostenida (Ampolla debe mantenerse bajo refrigeración entre 2 a 8 grados centígrados). Administración intravenosa en dosis única de 100 microgramos es tan efectiva como la oxitocina en la prevención de hemorragia posparto en las pacientes grandes multíparas (más de 4 partos vaginales) que presentan un parto vaginal. Sus efectos adversos son bajos y comparables a los esperados con el uso de oxitocina [24].

Ácido tranexámico: Es un inhibidor competitivo de la activación del plasminógeno, reduce la depleción del fibrinógeno sérico y la fibrinolisis del coagulo. (Ampolla no necesita refrigeración). En 2017 producto de un gran estudio randomizado controlado denominado WOMAN (World Maternal Antifibrinolytic), en el que se demostró reducción en la mortalidad materna por hemorragia post parto; la organización mundial de la salud recomienda el uso temprano en el tratamiento de la hemorragia post parto en conjunto con uterotónicos, una vez establecida la misma y dentro de tres horas posterior. La dosis intravenosa recomendada es de 1 gramo en 10 ml de solución fisiológica a razón de 1 ml por minuto a pasar en 10 minutos. Una segunda dosis de 1 gramo dentro de los siguientes 30 minutos si la hemorragia persiste o si ésta reinicia en las primeras 24 horas [25-26-27].

El uso de ácido tranexámico como preventivo de hemorragia post parto vaginal, en un estudio multicéntrico randomizado realizado en 15 maternidades de Francia (TRAAP The Tranexamic Acid for Preventing Postpartum Hemorrhage Following a Vaginal Delivery) no recomienda la profilaxis de HPP ya que no demostró significativamente disminuir el sangrado uterino comparado con placebo, además la administración de ácido tranexámico se acompañó de más efectos adversos como nausea, vómito y mareos[28].

El uso de concentrado de fibrinógeno, complejo de protrombina, factor VII recombinante y la trasfusión de sangre autóloga (cell salvage), no han sido estudiadas de forma amplia en la hemorragia obstétrica, pueden considerarse solo después de haber agotado las medidas anteriormente descritas[3].

MANEJO INVASIVO DE LA HEMORRAGIA POST PARTO

TAPONAMIENTO UTERINO: Cuando el manejo con uterotónicos, compresión bimanual y masaje uterino fallan en parar la hemorragia, el taponamiento intrauterino con sondas inflables (balones) o empaquetamiento intrauterino con gasas está recomendado.

El uso de taponamiento con balón intrauterino tiene estudios con limitada evidencia para recomendarlo, pero ha demostrado efectividad clínica en parar la hemorragia sobre todo en úteros hipotónicos o con sangrado del lecho placentario. El balón de Bakri ha sido utilizado en el manejo conservador del útero ante una hemorragia obstétrica; con una experiencia considerable de éxito y sin reportes de complicación debida al uso. El balón intrauterino puede ser colocado post parto vaginal o trans cesárea y deberá tenerse presente el tamaño de la cavidad uterina y la capacidad de inflar el balón (sobre todo en partos pretérmino). Se recomienda continuar el uso de uterotónicos para prevenir la atonía y deben administrarse de manera profiláctica antibióticos de amplio espectro, así como optimizar la analgesia materna mientras el balón esté colocado (usualmente 4 a 8 horas)[3,29].

EMBOLIZACIÓN DE ARTERIAS UTERINAS: Cuando técnicas convencionales no logran frenar el sangrado uterino o no se identifica vaso sangrante, la embolización de las arterias uterinas mediante localización por administración intravenosa de material de contraste y visualización fluoroscópica, es el manejo mínimamente invasivo de reducir el flujo sanguíneo a este órgano. La embolización se suele realizar con micro esponjas de gelatina, espirales o micropartículas. Procedimiento que debe implementarse de forma urgente y por personal capacitado, lo que dificulta el acceso en muchos hospitales no especializados. Es altamente efectivo y se recomienda ante la hemorragia post parto refractante al manejo médico convencional. La fertilidad posterior y riesgos perinatales son iguales a la población no intervenida[3,30].

SUTURAS COMPRESIVAS: Las suturas compresivas uterinas han sido descritas en múltiples artículos, sin embargo, no hay recomendaciones con evidencia fuerte de la superioridad de una sobre otra; la realización de técnica B'Lynch es la más difundida y recomendada ante atonía uterina durante la operación cesárea, ya que requiere realizar histerotomía para su ejecución. La combinación de sutura B'Lynch y taponamiento uterino con balón, requiere experiencia quirúrgica ante la necesidad de comprimir el útero y presionar la cavidad uterina de forma interna (sándwich)[29].

En Hemorragia post parto vaginal con atonía que no responde a uterotónicos y se decide suturas hemostáticas, se opta por laparotomía y realizar sutura de Hayman ya que no se realizará la histerotomía o no se desea abrir la histerorrafia realizada (se colocan dos suturas compresivas verticales)[3,30].

La inversión uterina, es una complicación poco frecuente y usualmente se presente ante tracción desmesurada del cordón y placenta o por acretismo placentario no advertido (de ser así se requerirá histerectomía). Si la restitución vía vaginal no se logra realizar, la suspensión abdominal vía laparotomía con pinzas Allis o Babcock (procedimiento de Haultain) puede resolver la inversión. La necesidad de útero relajantes puede empeorar el sangrado por atonía secundaria. La sutura de Matsubara Yano, logra reposicionar la porción fúndica del útero y sostener el miometrio hipotónico[31].

LIGADURA ARTERIAL: La ligadura de arteria hipogástricas parece ser un procedimiento realizado con menos frecuencia que en el pasado. El abordaje retroperitoneal, la posibilidad de daño ureteral, la ruptura del vaso ligado y la poca experiencia de los médicos, ha dejado esta práctica a escenarios casi anecdóticos sin embargo, es un procedimiento quirúrgico realizado ante el fracaso de parar el sangrado uterino. La ligadura de las arterias uterinas es de mejor y rápido acceso; al identificarse cerca y lateral al segmento uterino inferior, puede implementarse con técnica ascendente (O'Leary), sumar la ligadura de ramas ováricas y cervicales (Abd-Rabo) o ligar además los pedículos útero ováricos y ligamentos redondos (Tsirulnikov)[3-32].

HISTERECTOMÍA: Es la opción quirúrgica final ante la falla en detener el sangrado mediante manejo médico y técnicas quirúrgicas anteriormente descritas. Es un procedimiento de urgencia y requiere el adiestramiento del obstetra. Usualmente se acompaña de transfusión de hemoderivados en más del 80 % de los casos. La lesión accidental de uréteres y vejiga podrían complicar el estado hipovolémico y aumentar el riesgo de infección. La decisión de supra cervical o total dependerá de la presencia de adherencias pélvicas o acretismo placentario, el médico debe controlar la hemorragia en forma rápida y eso puede coincidir con daños a órganos o estructuras circundantes al útero[3,32].

La histerectomía periparto demanda no solo habilidad quirúrgica si no adiestramiento en la técnica y probables variantes de esta al considerar los cambios anatómicos por la gestación y el aumento del flujo sanguíneo al útero. Debe tenerse en cuenta que en la mayoría de los casos ya se intentó realizar otras técnicas como taponamiento uterino y ligaduras compresivas y estas mismas pueden ser fuentes de sangrado.

Un estudio realizado a 370 obstetras recién graduados en Francia cuyo objetivo era medir la capacidad de manejo de la hemorragia postparto, mostró que más del 68% de los encuestados considera extremadamente estresante al manejo quirúrgico de la misma y 78% expresaron no estar seguros de haber obtenido las habilidades quirúrgicas necesarias para realizar una histerectomía periparto[33].

HEMORRAGIA OBSTÉTRICA MASIVA Y TRANSFUSIÓN

La definición de hemorragia obstétrica masiva (HOM) y exanguinante comprende un abanico de escenarios clínicos que pueden llevar rápidamente a la falla multiorgánica y muerte. Las siguientes son definiciones de hemorragia obstétrica masiva[32].

- Pérdida sanguínea mayor a 1,500 ml (brusca).
- Pérdida sanguínea mayor a 150 ml/min por más de 20 minutos.
- Pérdida sanguínea de más del 50% de la volemia en menos de 3 horas.
- Descenso de la Hemoglobina por más de 4 gr/dl.
- Requerimiento transfusional agudo mayor a 4 Paquetes Globulares en una hora.
- Sangrado activo que presente inestabilidad hemodinámica de la paciente usualmente mayor pero no excluyente a 1 LT.

La estimación del sangrado y la inestabilidad hemodinámica conducen a la activación de resucitación y hemostasia (ver Tabla II).

Si la clasificación es en estadio 1 o 2 de la hemorragia, la reanimación hídrica debe hacerse con cristaloides balanceados (de preferencia solución Hartmann o Lactato de Ringer) en bolos de 500 a 1000 ml a pasar por venas periféricas a través de catéter gruesos (14-16 Gauge) en un lapso de 3 a 10 minutos; hasta recobrar constantes vitales normales; tratar de detener la hemorragia por técnicas descritas anteriormente y auxiliado de los uterotónicos correspondientes.

Es importante reponer volumen con cristaloides balanceados calentados (24-30 grados centígrados) y no sobrepasar un volumen de 3.5 litros en un lapso de 1 a 6 horas. La resucitación hídrica o hemostática por catéter venoso central (CVC) no se recomienda ya que es una vía larga y de bajo calibre (18 Gauge) con baja velocidad de infusión de 1.5 lt por hora. La reanimación hídrica debe continuar hasta tener estabilidad en signos vitales y adecuada diuresis. En caso de clasificar la hemorragia en estadio 3 o 4 con choque hipovolémico, se deben seguir los pasos anteriormente descritos, pero se debe solicitar componentes sanguíneos y se procurará una resucitación hemostática en un lapso menor a 30 minutos[33].

El choque hipovolémico no es sinónimo de hipotensión; se define como pérdida de sangre que resulta en hipoperfusión tisular con déficit de oxígeno persistente, si no se corrige rápidamente el daño orgánico sufrido causa disrupción del metabolismo, genera acidosis metabólica que contribuye a la coagulopatía[33-41].

La necesidad de grandes cantidades de productos sanguíneos en corto tiempo puede ocurrir en el escenario de la hemorragia post parto. La pérdida rápida del volumen sanguíneo circulante, la infusión de hemoderivados y cristaloides fríos son factores que pueden empeorar la capacidad de formar y estabilizar el coágulo.

Las Coagulopatías asociadas a hemorragia post parto difieren con las mostradas por la hemorragia del trauma no obstétrico; la etiología de la coagulopatía en HPP se caracteriza con un efecto dilucional por la administración de cristaloides y coloides durante la resucitación, consumo localizado (lecho placentario que debe formar coágulo o microangiopatía trombótica en preeclampsia), consumo diseminado (por la respuesta inflamatoria sistémica provocada por el trauma) y aumento de la fibrinolisis[34,37].

La toma de pruebas de laboratorio estandarizadas como hemoglobina, conteo plaquetario, tiempo parcial de tromboplastina (TPT), tiempo de trombina (TP), índice de normalización internacional (INR) y fibrinógeno están justificados en pacientes con antecedentes de sangrado en eventos previos o en casos como preeclampsia con signos de severidad, síndrome de HELLP, hígado graso agudo del embarazo o aquellas conocidas por déficit de factores específicos que deben activar la necesidad inminente de un protocolo de transfusión. Estas pruebas tienen limitantes evidentes como el tiempo de espera de resultados y la falta de correlación entre la toma de muestras sanguíneas y el resultado en el tiempo; no pueden evaluar funcionabilidad hemostática, ni disfunción plaquetaria.

Aunque algunos países industrializados cuentan con herramientas como pruebas de medición de la pérdida individual de la capacidad coagulación llamadas tromboelastografía (TEG) y tromboelastometría (TEM) para decidir en corto tiempo que hemoderivado se debe administrar; deberán considerarse hasta tener evidencia fuerte para su introducción en el algoritmo de manejo en la hemorragia post parto[3,34].

Los protocolos de transfusión masiva en obstetricia no han sido ampliamente estudiados y validados por lo que resulta complicado la solicitud urgente de un componente hemático en particular y la cantidad.[35]

La relación de transfusión de glóbulos rojos, plasma fresco congelado y plaquetas por recomendaciones extrapoladas de trauma y cirugía cardiovascular ha sido en décadas pasadas de 4:4:1.

Un estudio observacional buscando la relación cuantitativa entre componentes hemáticos para administrar en hemorragia obstétrica masiva, demostró que la transfusión de glóbulos rojos empacados y plasma fresco congelado debía ser de 1:1. Esto se asoció a menor requerimiento de procedimientos quirúrgicos complejos a corto plazo y redujo los afectos adversos de las trasfusiones. La administración de plaquetas solo debía responder a la plaquetopenia demostrada por laboratorio de urgencia[36].

Tradicionalmente la resucitación hemostática en quirófanos de obstetricia ha sido liderada por médicos anestesiólogos y los paquetes de hemoderivados no han seguido relaciones estudiadas sino indicadas con ajustes empíricos.

Los protocolos de transfusión masiva se acompañan de riesgos asociados directamente al componente administrado, la posibilidad de infecciones se ha reducido notablemente, pero efectos indeseados como la lesión pulmonar aguda relacionada a transfusión (TRALI) que se presenta en mayor porcentaje con plasma fresco congelado (FFP) en las 6 horas siguientes; la sobrecarga circulatoria asociada a transfusión (TACO) se da con cualquier componente tan pronto como a las 2 horas de finalizada. La trasfusión lleva implícitos los efectos mismos de los conservantes de la sangre almacenada; como el citrato (quelante del calcio) que puede empeorar la hipocalcemia durante la hemorragia. El calcio es importante en la cascada de la coagulación y es uno de los sustratos de la contracción del músculo liso vascular. La hiperpotasemia es producida durante la transfusión de glóbulos rojos empacados en el contexto de trasfusión masiva por efecto de lisis celular (más de 4 paquetes globulares en una hora), la asociación de hipocalcemia, hipotermia y acidosis empeora la coagulopatía y eleva la morbilidad[3,36,37].

Es importante reconocer que la resucitación inicial en hemorragia obstétrica masiva se hace con cristaloides balanceados a la espera de los componentes sanguíneos ordenados; la agresividad en volumen y velocidad (mayor a 3.5 litros) durante las primeras 6 horas, puede establecer coagulopatía dilucional, y condicionar edema agudo de pulmón sobre todo en el contexto de preeclampsia[37].

Las guías de manejo de hemorragia obstétrica adaptadas en países de Latinoamérica como el código rojo obstétrico, no han probado sus recomendaciones en estudios basados en evidencia; proponen la infusión de cristaloides a razón de 3 ml por cada 1 ml de sangre perdida estimada. Tal afirmación sin razonamiento clínico lleva a la administración de cristaloides no balanceados como la solución salina al 0.9 % sin especificar que es una solución no fisiológica y alta en cloro lo que permite establecer acidosis hiperclorémica dañina al endotelio vascular ya compactado y dañado.

Los cristaloides aumentan el volumen intravascular, pero permanecen en el espacio antes mencionados no mayor a 50 minutos y no son transportadores de oxígeno al tejido. Tales guías si bien ofrecen ayuda al médico tratante de la hemorragia, en ningún momento sustituyen la base científica de la administración de líquidos endovenosos en hemorragia o trauma[38].

TRANSFUSIÓN: La sugerencia de los organismos que generan modelos de transfusión masiva ha cambiado en la última década, proponiendo la relación de uno a uno 1:1:1. Glóbulos rojos empacados (GRE), plasma fresco congelado (PFC) y plaquetas (PLQ) .

El estudio PROPPR (The Pragmatic, Randomized Optimal Platelet and Plasma Ratios) realizado en norte América en pacientes traumatizados con hemorragia severa y necesidad de transfusión; demostró reducción de muerte por hemorragia en las primeras 24 horas y a 30 días control, al usar un protocolo de transfusión con relación igualitaria GRE: PFC: PLQ[39].

En hemorragia post parto uno de los eslabones más depletados durante el evento es el fibrinógeno, por lo que la recomendación es agregar Crioprecipitados a la relación sugerida anteriormente. Se necesita definir un protocolo de transfusión masiva en hemorragia obstétrica porque que no hay estudios con evidencia fuerte en el área de obstetricia; razón por la cual se adaptan protocolos que logren revertir los efectos de deletéreos de la hemorragia post parto severa.

Se deben alcanzar la siguientes metas clínicas y hemostáticas que determinen el punto final de transfusión y reanimación lo que se traduce en optimización tisular[35,40].

- Presión arterial sistólica > 90 mm/hg.
- Frecuencia cardiaca < 120 latidos por minuto.
- Diuresis > 0.5 cc/kg/hora.
- Hemoglobina > 8 gr/dl.
- Tiempo de tromboplastina < 1.8 de valor normal.
- Plaquetas mayores a 50,000 u/L.
- Fibrinógeno > 200 mg/dl.

El manejo de la anemia materna una vez estabilizada la paciente, dependerá de los síntomas clínicos e individualizar cada caso; si el valor de hemoglobina es menor a 7 g/dl la decisión de transfundir será del médico tratante y si decide transfundir, se sugiere una unidad de glóbulos rojos y reevaluar.

La terapia de hierro oral comparado con hierro sacarosa endovenoso, buscando subir valores de hemoglobina materna, ha mostrado diferencias superiores pero modestas usando la terapia endovenosa en el valor de hemoglobina al día de 14 de su uso[41].

RESUMEN

Acorde a la Organización Mundial de Salud un cuarto de las muertes maternas en el mundo es a causa de hemorragia post parto; en la mayoría de los casos la muerte ocurre en las 24 a 48 horas posterior al parto y puede ser prevenible.

La hemorragia post parto (HPP) es comúnmente definida como una pérdida de 500 ml o más dentro de las 24 horas después del parto. Hemorragia materna también se define como perdida sanguínea acumulativa igual o mayor a 1,000 ml en ese mismo periodo.

Se conocen factores de riesgo de HPP, sin embargo, mujeres sin estos factores de riesgo descritos pueden experimentar hemorragia post parto. El manejo de la hemorragia obstétrica inicia desde la estimación del sangrado post parto por el personal médico tratante, determinar la etiología e iniciar el tratamiento farmacológico o quirúrgico correspondiente.

La necesidad de grandes cantidades de componentes sanguíneos en corto tiempo suele ocurrir en el escenario de la hemorragia post parto.

Se deben alcanzar metas clínicas y hemostáticas que determinen el punto final de transfusión y reanimación, lo que se traduce en optimización tisular.

La preparación académica del obstetra será determinante en la prevención, diagnóstico y manejo de la hemorragia post parto como un evento fortuito, al que debe hacer frente con las mejores herramientas y evidencia clínica descritas en el presente capítulo.

REFERENCIAS BIBLIOGRÁFICAS

1. EPMM working group. Strategies toward ending preventable maternal mortality (EPMM). Geneva: World Health Organization, 2015.
2. WHO handbook for guideline development. Geneva, World Health Organization, 2012.
3. ACOG PRACTICE BULLETIN Postpartum Hemorrhage. Clinical Management Guidelines for Obstetrician–Gynecologists Number 183, October 2017
4. Bonnar J. Massive obstetric hemorrhage. Bailliere's Best Pract. Res Clin Obstetric Gynaecol 2000; 14:1–18.
5. Pacagnella RC, Souza JP, Durocher J, Perel P, Blum J,Winikoff B, et al. A systematic review of the relationship between blood loss and clinical signs [published erratum appears in PLoS One 2013;8(6)]. PLoS One 2013;8: e57594. (Systematic Review)
6. Main EK, Goffman D, Scavone BM, Low LK, Bingham D, Fontaine PL, et al. National Partnership for Maternal Safety: consensus bundle on obstetric hemorrhage. National Partnership for Maternal Safety, Council on Patient Safety in Women's Health Care [published erratum appears in Obstetric Gynecology 2015;126:1111]. Obstetric Gynecology 2015; 126:155–62.
7. Oyelese Y, Ananth CV. Postpartum hemorrhage: epidemiology, risk factors, and causes. Clin Obstetric Gynecology 2010; 53:1

8. Dilla AJ, Waters JH, Yazer MH. Clinical validation of risk stratification criteria for peripartum hemorrhage. Obstetric Gynecology 2013; 122:120.
9. Begley CM, Gyte GML, Devane D, McGuire W,Weeks A. Active versus expectant management for women in the third stage of labour. Cochrane Database o Systematic Reviews 2015, Issue 3. DOI: 10.1002/14651858.CD007412.pub4.
10. Muhammad Muzzammil et.al. "Post-partum hemorrhage causes and management" Edhi et al. BMC Research Notes 2013, 6:236.
11. Sheldon W, Durocher J, Winikoff B, Blum J, Trussel H. How effective are the components of active management of the third stage of labor? BMC Preg Childbirth. 2014;46.
12. Gulmezoglu AM, Lumbiganon P, Landoulsi S, et al. Active management of the third stage of labour with and without controlled cord traction: a randomised, controlled, non-inferiority trial. Lancet. May 5 2012;379(9827)
13. Charbit B, Mandelbrot L, Samain E, Baron G, Haddaoui B, Keita H, Sibony O, Mahieu-Caputo D, Hurtaud-Roux MF, Huisse MG, Denninger MH, de Prost D, for the PPH Study Group. The decrease of fibrinogen is an early predictor of the severity of postpartum hemorrhage.J Thromb Haemost 2007;.
14. Lyndon A, Lagrew D, Shields L, Main E, Cape V, editors. Improving health care response to obstetric hemorrhage version 2.0. A California quality improvement toolkit. Stamford Version 2.0 3/24/15.
15. Mavrides E. et al on behalf of the Royal College of Obstetricians and Gynecologists. Prevention and management of postpartum hemorrhage. Green-top Guideline No. 52 December 2016. BJOG 2016;124.

16. Management of Postpartum Haemorrhage C-Obs 43 (PPH), Women's Health Committee the Royal and New Zealand College of Obstetrician and Gynaecologyst, 2016. P 7-8
17. Merinos S. et.al. Reanimación hídrica, tipos de líquidos y efectos adversos. Sociedad mexicana de medicina de emergencia. 2019.P1-2-3
18. Steven L. Clark, et.al. Proposed diagnostic criteria for the case definition of amniotic fluid embolism in research studies. Am J Obstet Gynecol. 2016 October. P 2-3-4.
19. ACOG Committe opinion 174, quantitative blood loss in obstetric hemorraghe. Vol 134, # 6 december 2019, P1-4-5.
20. Pacagnella RC, Souza JP, Durocher J, Perel P, Blum J, et al. (2013) A Systematic Review of the Relationship between Blood Loss and Clinical Signs. PLOS ONE. P. 1-5-8
21. Mtchel Eréndira Contreras Martínez, Índice de choque como marcador inicial de choque hipovolémico en hemorragia obstétrica de primer trimestre, www.medigraphic.com/medicinacritica 2019, P1-5-6.
22. Manual latinoamericano de obstetricia critica. Cap.10. Hemorragia obstétrica. P 59-60.
23. Gallos.ID et al, Uterotonic agents for preventing postpartum hemorrhage: a network meta-analysis. Cochrane Database of Systematic Reviews 2018.
24. O.A. Reyes. Carbetocina vs. oxitocina para la prevención de hemorragia posparto en pacientes grandes multíparas: estudio aleatorizado controlado. Departamento de Ginecología y Obstetricia, Maternidad del Hospital Santo Tomás, Panamá, República de Panamá.2010

25. Updated WHO Recommendation on Tranexamic Acid for the Treatment of Postpartum Haemorrhage, Highlights and Key Messages from the World Health Organization's 2017 Global Recommendation.
26. Effect of early tranexamic acid administration on mortality, hysterectomy, and other morbidities in women with post-partum haemorrhage (WOMAN): an international, randomised, double-blind, placebo-controlled trial. April 26, 2017, http://dx.doi.org/10.1016/S0140-6736(17)30638-4. P3-9.
27. Luigi Della Cortea.et.al Tranexamic acid for treatment of primary postpartum hemorrhage after vaginal delivery: a systematic review and meta-analysis of randomized controlled trials, the journal of maternal-fetal & neonatal medicine. P 4-5-6.
28. Tranexamic Acid for the Prevention of Blood Loss after Vaginal Delivery N Engl J Med 2018;379: 731-42.DOI: 10.1056/NEJMoa1800942.P 3-4-5.
29. Vargas-Aguilar.et al. Hemorragia obstétrica manejada con balón de Bakri. V.M. Clin Invest Gin Obst. Mexico.2015; P1-3-5.
30. F.J. Ruiz Labarta Outcomes of pelvic arterial embolization in the management of postpartum haemorrhage: a case series study and systematic review., European Journal of Obstetrics & Gynecology and Reproductive Biology 206 (2016) P 3-6-9.
31. Hironori Takahashi.et.al. Matsubara–Yano suture: a simple uterine compression suture for postpartum hemorrhage during cesarean section. Archives of Gynecology and Obstetrics 2018. P2-3-4-8.
32. Philip J Steer Review The surgical approach to postpartum haemorrhage.. 2009 Royal College of Obstetricians and Gynaecologists. P234-235.

33. Bouet et al Surgical treatment of postpartum haemorrhage: national survey of French residents of obstetrics and gynecology.. BMC Pregnancy and Childbirth (2019) P 3-4-5.
34. Daneil L. Jackson Postpartum Hemorrhage: Management of Massive Transfusion, Volume 73, Number 7, obstetrical and gynecological survey, 2018 P.2-4-5.
35. Hemostatic resuscitation in postpartum hemorrhage – a supplement to surgery. Nordic Federation of Societies of Obstetrics and Gynecology, Acta Obstetricia et Gynecologica Scandinavica 94 (2015) P2-3-7.
36. Pierre Pasquier, MD et_al An Observational Study of the Fresh Frozen Plasma: Red Blood Cell Ratio in Postpartum Hemorrhage., 2012 International Anesthesia Research Society. P 2-4-5.
37. Weiniger CF et al. Retrospective study to investigate fresh frozen plasma and packed cell ratios when administered for women with postpartum hemorrhage, before and after introduction of a massive transfusion protocol. Int J Obstet Anesth (2018) P 3-5-8.
38. Velez alvarez Gladis.et.al. Código rojo, guía para el manejo de la hemorragia Obstétrica, revista colombiana de ginecología y obstetricia, volumen 60 #1, 2009 P 5.
39. John B. Holcomb et.al. Transfusion of Plasma, Platelets, and Red Blood Cells in a 1:1:1 vs a 1:1:2 Ratio and Mortality in Patients with Severe Trauma. The PROPPR Randomized Clinical Trial. JAMA. 2015;313(5):471-482-4.
40. Jeremy W. Cannon Hemorrhagic Shock., M.D. N Engl J Med 2018;378:370-9. P6-7-8.

41. Bernd Froessler et.al. Intravenous iron sucrose versus oral iron ferrous sulfate for antenatal and postpartum iron deficiency anemia: a randomized trial. J Matern Fetal Neonatal Med, 2013; 26(7): 654–659 P 5-6.

42. Jaume Miñano Masip, Laura Almeida Toledano, Sílvia Ferrero Martínez and María Dolores Gómez Roig Massive Postpartum Hemorrhage: Protocol and Red Code, chapter 7 2017. P 6-7-8

CAPÍTULO 28

PERIVIABILIDAD NEONATAL

Juan Fernando Romero Arauz

María Guadalupe Álvarez Jiménez

Ítalo Fernando Romero Morales

CONTENIDO

INTRODUCCIÓN

El consejo y el manejo médico de una mujer que está en riesgo de tener un nacimiento cerca del límite de la viabilidad es uno de los más grandes retos que debe enfrentar el obstetra y el neonatólogo. Por lo tanto, el equipo de salud junto con la paciente y su familia deben tomar decisiones que son complejas y que implican aspectos éticos [1,2].

Numerosos términos se han empleado para referirse a los infantes que nacen cerca del límite de la viabilidad como por ejemplo pretérmino extremo, nacimiento inmaduro, neonato con viabilidad marginal entre otros, que tratan de englobar la problemática que enfrentan estos neonatos con altas tasas de mortalidad y elevada morbilidad entre los supervivientes. Se ha señalado que no existe una definición ideal para esta población que refleje en forma precisa todos los componentes epidemiológicos y dilemas asociados con la toma de decisiones en esta etapa gestacional [1,2].

Por lo tanto, en un consenso reciente de expertos se optó por el termino de nacimiento periviable, que se puede definir como el comprendido entre las 20 0/7 hasta las 25 6/7 semanas de gestación [1].

SUPERVIVENCIA NEONATAL Y SECUELAS A LARGO PLAZO

Aproximadamente 0.4-0.5% de todos los nacimientos se presentan antes de las 27 semanas de gestación, ocurriendo una mortalidad infantil del 40% [3]. Las tasas de sobrevivencia reportadas en este periodo periviable varían entre el 0% a las 20 semanas a más del 50% a las 25 semanas de gestación [1].

Los neonatos que nacen entre las 20 y 21 semanas de gestación habitualmente no sobreviven, a pesar de los esfuerzos de resucitación. El nacimiento a las 22,23,24, y 25 semanas de gestación presentan una supervivencia reportado por el NICHD (Neonatal Research Network) del 6%, 26%, 55%, and 72% respectivamente al egreso inicial de hospitalización [4].

Muchos estudios han reportado desde mediados de 1980 hasta el año 2000 un aumento creciente de la tasa de supervivencia del nacimiento periviable, sin embargo, reportes posteriores al año 2000 muestran gran variabilidad entre diferentes estudios publicados. Esta gran variación en los datos publicados se debe a múltiples factores como a diferentes criterios de inclusión en los estudios, definiciones empleadas, variaciones en los manejos anteparto entre los centros hospitalarios y terapias intensivas neonatales. [1-4].

Un estudio reciente describió la supervivencia y el resultado neurológico en más de 4000 nacimientos entre los años de 2001 a 2011 que ocurrieron entre las 22 y 24 semanas de gestación en 11 centros de los Estados Unidos de América. Se reporta en este documento que la tasa de supervivencia neonatal sin compromiso en el desarrollo neurológico se incrementó en este periodo mientras que aquellos con daño neurológico no se modificó.

El cambio absoluto en la supervivencia neonatal sin daño neurológico fue del 4%, sin embargo, la mayoría de los neonatos en el periodo 2008–2011 fallecieron (64%) o presentaron secuelas severas (16%). Entre los que nacieron entre las 22 0/7–22 6/7 semanas de gestación, las tasas de mortalidad fueron del 97–98% con solamente 1% de supervivencia sin daño neurológico. En contraste en el periodo de 2008 a 2011 de las 24 0/7 a 24 6/7 semanas de gestación el 55% de los neonatos sobrevivieron y 32% lo hizo sin evidencia de daño en el neurodesarrollo a los 18–22 meses de edad corregida [5].

Una revisión sistemática reciente evaluó el daño al neurodesarrollo a largo plazo a los 4-8 años entre supervivientes entre 22 y 25 semanas de gestación. El riesgo de daño al neurodesarrollo moderado a severo disminuyo 6% (95% intervalo de confianza (IC), 1.7–10.3%) por cada semana ganada en la edad gestacional. La supervivencia a las 22 y 23 semanas de gestación fue infrecuente (n=12 and n=75, respectivamente). El daño severo al neurodesarrollo no disminuyó significativamente con aumento de la edad gestacional al nacimiento [6].

Cuando se les brinde consejo a los padres es apropiado presentar datos recientes e idealmente locales sobre la tasa de supervivencia y secuelas a largo plazo, ya que los padres frecuentemente tienen una perspectiva y expectativas diferentes [1-2].

MANEJO OBSTÉTRICO

En la medida de lo posible todos los nacimientos periviables deben atenderse en el tercer nivel de atención hospitalario con personal capacitado en medicina materno fetal y disponibilidad de unidades de cuidados intensivos neonatales [1-2].

Por lo tanto, una recomendación importante basado en complicaciones anticipadas maternas o neonatales es el trasporte anteparto a un centro con niveles avanzados de atención materna y neonatal cuando sea factible y apropiado [2].

Los hospitales que no cuenten con esos recursos deben de referirlos oportunamente a dichas unidades de tercer nivel para su adecuada atención. Idealmente deben de existir protocolos de manejo médico previo al proceso de transferencia como por ejemplo aplicación de corticoides antenatales para madurez pulmonar, uso de sulfato de magnesio para neuroprotección fetal y antibioticoterapia para profilaxis del estreptococo del grupo B [1-2].

Las intervenciones obstétricas en las gestaciones periviables han incluido medidas para tratar de retrasar el nacimiento y mejorar el resultado neonatal cuando el nacimiento es inminente, como por ejemplo el cerclaje cervical de emergencia, terapia tocolítica para beneficiarse de esteroides antenatales para madurez pulmonar, o el uso de antibióticos para reducir la infección y prolongar la latencia después de la ruptura prematura de membranas pretérmino [1]. A continuación se describirán cada una de estas intervenciones médicas.

TERAPIA TOCOLÍTICA

Esta intervención ha fallado consistentemente en prolongar el embarazo no más de 24-48 horas o demostrar algún beneficio neonatal. Su justificación para su empleo radica en incrementar el tiempo para la administración de corticoides antenatales para madurez pulmonar fetal [7].

CERCLAJE DE EMERGENCIA

Está indicado cuando existe profusión de las membranas corioamnioticas a través del orificio cervical interno sin presentarse actividad uterina. Estudios observacionales han reportado que cuando este procedimiento es realizado a las 22 semanas de gestación puede asociarse con una prolongación promedio de 7-9 semanas comparado con 2-3 semanas con aquellos tratados sin este procedimiento con un incremento consecuente de la vida al nacimiento y la supervivencia neonatal [8,9].

ESTEROIDES ANTENATALES

Es una de las más efectivas intervenciones para mejorar el resultado infantil [1,2].

Un estudio reciente reporta que la muerte o el daño en el desarrollo neurológico a los 18-22 meses es más bajo para los niños expuestos a los corticoides antenatales que nacieron a las 23 semanas de gestación (83.4% vs 90.5%; odds ratio ajustado [AOR] 0.58 [95% IC, 0.42–0.80]), a las 24 semanas (68.4% vs 80.3%; AOR 0.62 [95% IC, 0.49–0.78]), y a las 25 semanas (52.7% vs 67.9%; AOR 0.61 [95% IC, 0.50–0.74]), pero no a las 22 semanas de gestación (90.2% vs 93.1%; AOR 0.80 [95% CI, 0.29–2.21]).

La muerte, la hemorragia intraventricular (HIV) o la leucomalacia periventricular o la enterocolitis necrotizante fueron también significativamente menos frecuentes entre los infantes nacidos a las 23, 24 y 25 semanas de gestación después de la exposición a los corticoides antenatales. Los beneficios en la reducción de la muerte infantil persistieron a los 18-22 meses (OR 0.59 [95% CI, 0.53–0.65]) para los niños nacidos a las 22-25 semanas de gestación [10].

Así mismo, otro estudio reporto que los infantes expuestos a los corticoides antenatales antes del nacimiento a las 24-25 semanas de gestación tuvieron menos frecuencia del síndrome de dificultad respiratoria (OR 0.77 [95% CI, 0.60– 0.98]), menor HIV severo (OR 0.49 [95% CI, 0.36–0.67]) y menor mortalidad (OR 0.65 [95% CI, 0.5–0.86]) comparado con los infantes no expuestos a esta intervención farmacológica a las mismas edades gestacionales [11].

SULFATO DE MAGNESIO PARA NEUROPROTECCIÓN FETAL

Esta intervención farmacológica ha demostrado mejorar el resultado neurológico cuando se administra antes del nacimiento pretérmino [1,2].

Esta estrategia ha sido estudiada en mujeres con riesgo de inminente parto pretérmino en cinco estudios controlados aleatorizados, incluyendo embarazos a las 24-25 semanas de gestación. El tratamiento con sulfato de magnesio reduce la parálisis cerebral (riesgo relativo [RR] 0.68 [95% CI, 0.54–0.87]) y la disfunción motora gruesa (RR 0.61 [95% CI, 0.44–0.85]) entre los sobrevivientes sin incrementar la mortalidad (RR 1.04 [95% CI, 0.92–1.17]) [12].

Efectos semejantes fueron observados con la administración de este fármaco antes de las 30 semanas de gestación para cualquier parálisis cerebral (RR 0.69 [95% CI, 0.52–0.92]), parálisis cerebral moderada a severa (RR 0.54 [95% CI, 0.36–0.80]), y muerte (RR 1.00 [95% CI, 0.87–1.15]). Cabe señalar que no existen datos específicos para embarazos tratados a las 20–25 semanas de gestación [12].

Sin embargo, dados estos hallazgos importantes en la literatura médica, la profilaxis con sulfato de magnesio se recomienda en el nacimiento anticipado de un infante potencialmente viable [2].

ANTIBIOTICOTERAPIA

La administración de antibióticos profilácticos intraparto contra la infección por estreptococos del grupo B reduce la infección neonatal, y el tratamiento durante el manejo conservador de la ruptura de membranas pretérmino prolonga la latencia de la duración del embarazo y reduce también las infecciones neonatales. La información sobre estas intervenciones a las 20-25 semanas de gestación es escasa [1,2].

VÍA DE NACIMIENTO

La literatura publicada sobre el nacimiento por cesárea en los embarazos periviables es escasa y limitada. Estudios controlados aleatorizados comparando el nacimiento por cesárea versus parto vaginal no han sido realizado en el periodo periviable.

La información actual disponible no sustenta consistentemente la realización de operación cesárea rutinaria con el fin de mejorar el resultado perinatal o el resultado neurológico neonatal en los embarazos pretérminos ya que no ha demostrado disminuir la mortalidad o la hemorragia intraventricular en esta población [13].

Así mismo, la realización de cesárea en el periodo periviable implica mayor morbilidad materna, sobre todo asociada a la cesárea clásica tanto en el postoperatorio inmediato como a largo plazo en futuras gestaciones [13-16]. Se ha reportado un aumento del riesgo de ruptura uterina (1.8%) en el siguiente embarazo sin importar el tipo de incisión uterina en aquellas mujeres en el periodo periviable que les practicaron cesárea y aun mayor riesgo (2.5%) en aquellas que se les realizó incisión clásica [17].

Por lo tanto, la vía de nacimiento debe individualizarse en cada caso y evaluar el riesgo beneficio materno-fetal. Ciertos datos limitados retrospectivos proveen alguna base para realizar operación cesárea en la presencia de anomalías de la presentación fetal [13-16]

El nacimiento por cesárea antes de las 22 semanas de gestación es adecuado solamente por indicaciones maternas como por ejemplo placenta previa o ruptura uterina [2].

Dentro de los antecedentes obstétricos asociados al periodo periviable se reporta en una publicación que incluyó 22 estudios con 65 000 nacimientos entre 22-25 semanas de gestación, que el parto pretérmino espontaneo precedió el 34% de estos nacimientos, y la ruptura prematura de membranas el 24% de los casos. Las gestaciones fueron complicadas por enfermedad hipertensiva en 21%, sangrado y corioamnionitis en 18% en cada caso. Cerca del 50% de estos nacimientos fueron por cesárea [18].

En una publicación reciente sobre las complicaciones maternas asociadas al nacimiento periviable se reporta que en un periodo de 10 años ocurrieron 1,457,706 nacimientos vivos en el estado de Ohio Estados Unidos de América, de los cuales 6,085 (0.4%) ocurrieron durante el periodo de 20-25 semanas de gestación, presentando complicaciones adversas el 17.2%. Mediante el análisis multivariado el nacimiento periviable se asoció con un riesgo incrementado de resultado materno adverso (riesgo relativo ajustado [RR] 5.8, CI 5.4–6.2), transfusiones sanguíneas (RR 4.4, CI 3.4–5.7), procedimiento operatorio no planeado (RR 2.0, CI 1.7–2.4), histerectomía no planeada (RR 7.8, CI 4.6–13.0), ruptura uterina (RR 7.1, CI 3.8–13.4), e ingreso a la unidad de cuidados intensivos (RR 9.6, CI 7.2–12.7) en comparación con la cohorte de termino. El nacimiento entre 20–22 y 23– 25 semanas de gestación se asoció con el mayor riesgo de resultado materno adverso. Este riesgo disminuyo con el incremento de la edad gestacional [19].

PLAN Y DECISIONES DE MANEJO

Idealmente la guía para el manejo perinatal del nacimiento inminente periviable debe sustentarse en el conocimiento de la supervivencia y la morbilidad infantil a largo plazo de acuerdo con la edad gestacional y otras variables como el sexo fetal, gestación múltiple, la presencia o sospecha de malformaciones fetales mayores, administración de esteroides antenatales, peso al nacer y respuesta la resucitación neonatal inicial en que se presente cada caso [1,2].

Debido a la complejidad en la toma de decisiones, el equipo médico debe proporcionar oportunamente a los padres información clara y objetiva, para que se formule en forma conjunta el plan de manejo, el cual puede ser susceptible de modificarse si el escenario clínico cambia.

Existe información sustancial que los neonatos nacidos antes o a las 21 semanas de gestación no sobreviven a pesar de manejo médico intensivo y que la mayoría de los infantes nacidos a las 24 semanas o posterior a esta edad gestacional sobreviven con cuidados intensivos neonatales [1,2].

Por otra parte, los nacidos a las 22-23 semanas de gestación, la mayoría no sobrevive a pesar del manejo de resucitación. Por lo tanto, la edad gestacional al momento del nacimiento periviable es un factor importante para considerar durante la asesoría a los padres y la toma de decisiones médicas[1,2].

En casos de nacimiento antes de las 22 semanas de gestación se debe evitar si es posible la operación cesárea ya que incrementa la morbilidad materna. Debido a que la mayoría de los recién nacidos a las 24-25 semanas de gestación sobreviven con cuidados intensivos, se deben hacer esfuerzos en este grupo para prolongar el embarazo, efectuar intervenciones médicas intraparto que beneficien al feto como las expuestas en el apartado previo de manejo obstétrico, y se les debe brindar cuidados intensivos neonatales [1,2].

En el periodo de nacimiento de 22-23 semanas de gestación, las decisiones de manejo necesitan ser sustentadas en la posibilidad de que el feto se considere potencialmente viable basado en las circunstancias clínicas individuales y en que la familia solicite intervenciones médicas para mejorar el potencial de sobrevivencia del neonato.

En general los nacidos a las 23 semanas de gestación se les considera potencialmente viables ya que supervivencia neonatal después de la resucitación al nacimiento es del 26-28% o mayor. El nacimiento de un feto potencialmente viable debe de ser realizado en unidades hospitalarias de tercer nivel que cuenten con todos los recursos humanos e instalaciones apropiadas con el fin de incrementar la oportunidad de supervivencia y reducir la morbilidad neonatal.

Aquellos considerados no viables a las 22-23 semanas de gestación pueden ser tratados similarmente a los embarazos de 20-21 semanas [1,2].

En el cuadro I se pueden apreciar el resumen de las recomendaciones generales de las intervenciones médicas para el manejo del nacimiento periviable anticipado o inminente de acuerdo con la edad gestacional estimada.

La monitorización electrónica de la frecuencia cardiaca fetal no se considera como una intervención separada ya que la mayoría de los casos está vinculada en el plan de manejo en la vigilancia de fetos potencialmente viables y está asociada a nacimiento por cesárea por indicación fetal [2].

Es importante enfatizar que pueden existir variaciones locales de los protocolos de cuidado perinatal, y de resucitación neonatal, así como de las definiciones regionales de límites de viabilidad. Cada centro hospitalario o región de un país de acuerdo con su experiencia y capacidad instalada tienen establecidos sus límites de viabilidad neonatal.

CUADRO I. Guía de recomendaciones de intervenciones médicas para el manejo del nacimiento periviable anticipado o inminente de acuerdo con la edad gestacional estimada.

Intervención médica	**20 0/7 a 21 6/7 semanas de gestación**	**22 0/7 a 22 6/7 semanas de gestación**	**23 0/7 a 23 6/7 semanas de gestación**	**24 0/7 a 24 6/7 semanas de gestación**	**25 0/7 a 6/7 semanas de gestación**
Consejo prenatal y postnatal	Recomendado	Recomendado	Recomendado	Recomendado	Recomendado
Resucitación neonatal	No recomendado	Considerar	Considerar	Recomendado	Recomendado
Esteroides antenatales	No recomendado	No recomendado	Considerar	Recomendado	Recomendado

Terapia tocolítica	No recomendado	No recomendado	Considerar	Recomendado	Recomendado
Sulfato de magnesio para neuroprotección fetal	No recomendado	No recomendado	Considerar	Recomendado	Recomendado
Antibioticoterapia para prolongar latencia en RPMP*	Considerar	Considerar	Considerar	Recomendado	Recomendado
Antibioticoterapia para profilaxis del estreptococo del grupo B	No recomendado	No recomendado	Considerar	Recomendado	Recomendado
Operación cesárea por indicación fetal	No recomendado	No recomendado	Considerar	Considerar	Recomendado

* Ruptura prematura de membranas pretérmino

Modificado de Periviable Birth. Obstetric Care Consensus Number 6. Society for Maternal and Fetal Medicine and American College of Obstetricians and Gynecologists. Obstet Gynecol 2017; 130: e187–e199.

Los obstetras y neonatólogos deben reconocer también que el límite de viabilidad fetal continúa disminuyendo. Datos recientes sugieren la potencial supervivencia neonatal de aquellos nacidos a las 22 semanas de gestación. Con el desarrollo de las unidades de cuidados intensivos neonatales, tecnologías de ventilación, alimentación neonatal, y avances en la terapia con surfactante pulmonar han condicionado todo lo anterior un incremento progresivo en la supervivencia neonatal cerca del límite de la viabilidad. En la última década se han reportado supervivencias del 5 al 7% después del nacimiento a las 22 semanas de gestación. Sin embargo, en reportes recientes se ha reportado incrementos dramáticos de supervivencia del 25 a 35% a las 22 semanas [20].

CONSEJO A LOS PADRES

Cuando el nacimiento es anticipado u ocurre durante la etapa periviable, el equipo de salud y la paciente deben tomar decisiones en ocasiones complejas que incluyen aspectos éticos en un ambiente familiar de gran tensión emocional [1].

El objetivo del asesoramiento a los padres en esta etapa es brindar información objetiva de una manera clara y humana, para que se puedan tomar las decisiones en cada caso, así como proporcionar soporte a la familia.

Durante el asesoramiento a los padres por el equipo de salud, este debe ser bidireccional, colaborativo y ajustarse al estado médico en evolución.

Algunas familias desean que sean asistidas directamente en la toma de decisiones por el equipo de salud, mientras que otras asumen un rol activo y participativo en las decisiones.

Cuando se fórmula el plan de cuidado para los neonatos perivables, el equipo de salud debe comentar con los padres que el objetivo del manejo es optimizar la supervivencia y minimizar el daño o sufrimiento [1,2].

Es importante que el consejo a los padres se ajuste a las normas locales hospitalarias y disposiciones legales locales. Que sea personalizado de acuerdo con cada situación particular tomando en consideración la edad gestacional, informando en forma detallada la supervivencia y secuelas neonatales posibles, así como información del manejo médico específico otorgado, señalando riesgos y beneficios. No utilizar un lenguaje técnico médico que no sea entendible a los familiares y en caso de que las condiciones médicas cambien, brindar un nuevo asesoramiento de la nueva situación clínica. El asesoramiento a la familia debe ser provisto por un equipo multidisciplinario que incluye al obstetra, especialista en medicina materno-fetal, y el neonatólogo [1,2].

Por lo tanto, una recomendación importante es brindar a los padres consejo prenatal y postnatal sobre resultado neonatal anticipado a corto y largo plazo tomando en consideración la edad gestacional al nacimiento, así como otras variables que pueden influir en la supervivencia y resultado adverso neonatal como el sexo fetal, gestación múltiple, la presencia o sospecha de malformaciones fetales mayores, administración de esteroides antenatales, peso al nacer y respuesta la resucitación neonatal inicial.

Bajo estos lineamientos se efectúa en forma colaborativa e informada junto a los padres un plan de manejo previo al nacimiento, el cual puede ser modificado de acuerdo con las condiciones del neonato y su respuesta. Los cuidados médicos deben de ser reevaluados regular y potencialmente modificados basados en la evolución de la situación clínica.

El equipo médico juega una pieza clave en el auxilio de la familia en la toma de decisiones complejas en el nacimiento periviable y le dan la oportunidad a la paciente y su familia de expresar sus valores y preferencias.

Debido a la complejidad y aristas en la toma de decisiones de manejo en el periodo periviable, pueden ser necesario la participación multidisciplinaria de otros miembros del equipo de salud como bioética, trabajo social, psicología, cuidados paliativos, atención espiritual, y enfermería que pueden dar importantes contribuciones en el proceso de asesoramiento a la familia y dar soporte emocional y psicológico [1,2].

RESUMEN

Se puede definir al nacimiento periviable como el comprendido entre las 20 0/7 hasta las 25 6/7 semanas de gestación. Las tasas de supervivencia neonatal y secuelas en el neurodesarrollo a largo plazo varían ampliamente en las gestaciones periviables y están influenciadas significativamente por el manejo obstétrico como por ejemplo el uso de esteroides antenatales, administración de antibióticos, sulfato de magnesio para neuroprotección fetal, así como de los protocolos de cuidado perinatal y resucitación neonatal, los cuales están influenciados por variaciones locales y definiciones regionales de límites de viabilidad fetal. Debido a la complejidad en la toma de decisiones, el equipo médico debe proporcionar oportunamente a la familia información clara y objetiva, para que este asesoramiento sea bidireccional, colaborativo y ajustarse al estado médico en evolución. Cuando se formula el plan de manejo, el equipo de salud debe comentar con los padres que el objetivo es optimizar la supervivencia neonatal y minimizar el daño o sufrimiento.

REFERENCIAS BIBLIOGRÁFICAS

1. Raju TN, Mercer BM, Burchfield DJ, Joseph GF Jr. Periviable birth: executive summary of a joint workshop by the Eunice Kennedy Shriver National Institute of Child Health and Human Development, Society for Maternal Fetal Medicine, American Academy of Pediatrics, and American College of Obstetricians and Gynecologists. Obstet Gynecol 2014; 123:1083–96.
2. Periviable Birth. Obstetric Care Consensus Number 6. Society for Maternal and Fetal Medicine and American College of Obstetricians and Gynecologists. Obstet Gynecol 2017; 130: e187–e199.
3. Lau C, Ambalavanan N, Chakraborty H, Wingate MS, Carlo WA. Extremely low birth weight and infant mortality rates in the United States. Pediatrics 2013; 151:855–60.
4. Stoll BJ, Hansen NI, Bell EF, Shankaran S, Laptook AR, Walsh MC, et al. Neonatal outcomes of extremely preterm infants from the NICHD Neonatal Research Network. Pediatrics 2010; 126:443–56.
5. Younge N, Goldstein RF, Bann CM, Hintz SR, Patel RM, Smith PB, et al. Survival and neurodevelopmental outcomes among periviable infants. Eunice Kennedy Shriver National Institute of Child Health and Human Development Neonatal Research Network. N Engl J Med 2017; 376:617–28.
6. Moore GP, Lemyre B, Barrowman N, Daboval T. Neurodevelopmental outcomes at 4 to 8 years of children born at 22 to 25 weeks' gestational age. a meta-analysis. JAMA Pediatr 2013; 167:967–74.

7. Reinebrant HE, Pileggi-Castro C, Romero CL, dos Santos RA, Kumar S, Souza JP, et al. Cyclo-oxygenase (COX) inhibitors for treating preterm labour. Cochrane Database of Systematic Reviews 2015, Issue 6. Art. No.: CD001992. DOI: 10.1002/14651858.CD001992.pub3.
8. AlthuisiusSM,DekkerGA,HummelP,vanGeijnHP;Cervical Incompetence Prevention Randomized Cerclage Trial. Cervical incompetence prevention randomized cerclage trial: emergency cerclage with bed rest versus bed rest alone. Am J Obstet Gynecol 2003; 189:907–10.
9. Stupin JH, David M, Siedentopf JP, Dudenhausen JW. Emergency cerclage versus bed rest for amniotic sac prolapse before 27 gestational weeks. A retrospective, comparative study of 161 women. Eur J Obstet Gynecol Reprod Biol 2008; 139:32–7.
10. Carlo WA, McDonald SA, Fanaroff AA, Vohr BR, Stoll BJ, Ehrenkranz RA, et al. Association of antenatal corticosteroids with mortality and neurodevelopmental outcomes among infants born at 22 to 25 weeks' gestation. JAMA 2011;306: 2348–58.
11. Mori R, Kusuda S, Fujimura M; Neonatal Research Network Japan. Antenatal corticosteroids promote survival of extremely preterm infants born at 22 to 23 weeks of gestation. J Pediatr 2011; 159:110–14. e1
12. Costantine MM, Weiner SJ; Eunice Kennedy Shriver National Institute of Child Health and Human Development Maternal-Fetal Medicine Units Network. Effects of antenatal exposure to magnesium sulfate on neuroprotection and mortality in preterm infants: a meta-analysis. Obstet Gynecol 2009; 114:354–64.

13. Alfirevic Z, Milan SJ, Livio S. Caesarean section versus vaginal delivery for preterm birth in singletons. The Cochrane Database of Systematic Reviews 2013, Issue 9. Art. CD000078. doi: 10.1002/14651858.cd000078.pub3.

14. Wylie BJ, Davidson LL, Batra M, Reed SD. Method of delivery and neonatal outcome in very low-birthweight vertexpresenting fetuses. Am J Obstet Gynecol 2008; 198:640. e1–7.

15. Reddy UM, Zhang J, Sun L, Chen Z, Raju TN, Laughon SK. Neonatal mortality by attempted route of delivery in early preterm birth. Am J Obstet Gynecol 2012; 207:117. e1–8.

16. Tucker Edmonds B, McKenzie F, Macheras M, Srinivas SK, Lorch SA. Morbidity and mortality associated with mode of delivery for breech periviable deliveries. Am J Obstet Gynecol 2015; doi: 10.1016/j.ajog.2015.03.002.

17. Uterine Rupture Risk After Periviable Cesarean Delivery. Lannon S, Guthrie K, Vanderhoeven J, Gammill H. Obstet Gynecol 2015;125:1095–100.

18. Periviable births: epidemiology and obstetrical antecedents. Chauhan S, Ananth C. Semin Perinatol 2013;37:382-388.

19. Maternal Complications Associated With Periviable Birth. Rossi R, DeFranco E. Obstet Gynecol 2018;132:107–14.

20. Periviable birth and the shfting limit of viability. Mercer BM. Clin Perinatol 2017; Article in press.

CAPÍTULO 29

ANALGESIA Y ANESTESIA OBSTÉTRICA

Mauricio Vasco Ramírez

CONTENIDO

INTRODUCCIÓN

La anestesia y la analgesia obstétrica han experimentado cambios radicales en las últimas décadas, que tienen que ver con la participación más activa del anestesiólogo, como integrante de un grupo interprofesional no solo destinado a manejar la analgesia en el trabajo de parto y la anestesia para intervenciones obstétricas; sino que se extiende más allá del quirófano incluyendo la evaluación preoperatoria, optimización perioperatoria y cuidado crítico de la misma; así como el seguimiento posoperatorio ya sea en los servicios de hospitalización, Unidades de Cuidado Postanestésico, Unidades de Cuidados Especiales o Unidades de Cuidados Intensivos.

A lo largo de este capítulo revisaremos la Analgesia y Anestesia materna de forma integral iniciando con los cambios fisiológicos de la gestación relevantes para el anestesiólogo y el obstetra, el papel actual del anestesiólogo en el alivio del dolor en el trabajo de parto, anestesia para intervenciones obstétricas en especial la operación cesárea y sus implicaciones perioperatorias y se incluirá también el manejo de situaciones específicas de alto riesgo y de las complicaciones neuroaxiales.

ALIVIO DEL DOLOR EN EL TRABAJO DE PARTO

La analgesia durante el trabajo de parto fue la primera área obstétrica en la que los anestesiólogos hicieron parte del equipo perinatal, y continúa siendo día a día la forma de contacto más frecuente entre las gestantes y nosotros.

El dolor evocado por el trabajo de parto a pesar de tener entrenamiento psicoprofiláctico previo o no, puede llegar a ser severo y aun más, muy severo en casi el 54.4% de las nulíparas entrenadas y en el 46.3% de las multíparas entrenadas, siendo más interesante aun el hecho que el 0% de las nulíparas lo encuentran mínimo y el 6.7% de ellas intolerable. Al cuantificar el dolor del trabajo de parto, utilizando escalas validadas como lo es el cuestionario de dolor de McGill, solo el dolor de la causalgia y de la amputación digital lo superan. (1)

En este momento es imperdonable que a una paciente gestante no se le ofrezca alivio del dolor en su trabajo de parto estando bajo supervisión médica, y al respecto es clara la posición de cuerpos colegiados como el American College of Obstetricians and Gynecologists quienes categóricamente afirman: “El parto resulta en dolor severo en muchas mujeres...en la ausencia de una contraindicación médica, el pedido materno es suficiente indicación para su alivio durante el parto”.

El anterior enunciado ratifica que el solo pedido materno es suficiente justificación para intervenir (2).

El dolor en el trabajo de parto tiene una serie de características que lo hacen único, destacando el carácter dinámico en el tiempo no solo en intensidad sino también en el tipo de dolor experimentado. Esta característica de dinamismo se encuentra fundamentada en los mecanismos fisiopatológicos que enmarcan dicho dolor. Al respecto es fundamental tener en cuenta las vías de dolor involucradas porque en éstas es donde se podrá modular a la paciente (1).

Se encuentran presentes un componente visceral y uno somático relacionados cada uno con momentos específicos del trabajo de parto. Durante el primer estadio, la distensión del cérvix y del segmento uterino inferior resulta en dolor visceral; siendo el útero un órgano "visceral" no se producen respuestas al corte o a la punción, más sí a la distensión de los mecanoceptores. De igual forma las contracciones uterinas pueden producir cierto grado de isquemia miometrial produciendo liberación de potasio, bradiquininas y serotonina que magnifican la respuesta de los mecanoceptores (1).

Las fibras aferentes pasan a través de la región paracervical, y posteriormente de manera difusa ingresan a la pelvis vía plejos hipogástricos inferiores / medio y el plejo pélvico superior. Entran a la cadena simpática lumbar conectándose con fibras correspondientes a los segmentos T10, T11, T12 y L1, pero concentrándose en los dermatomas T10-L1 (1).

Hacia el final del primer estadio y durante el segundo estadio la distensión y la subsiguiente presión evocada por el descenso de la parte fetal genera un componente somático que viaja por ~~los~~ las raíces S2, S3 y S4 (1).

Idealmente el método elegido para cada paciente en cuestión debe ser capaz de bloquear todos los segmentos anteriormente enunciados.

Aunque existen diferencias interraciales y culturales, es notorio que la experiencia dolorosa tiende a ser mayor en las primíparas que en multíparas, y mucho más importante es la correlación existente entre las presentaciones anómalas (distocias) y el mayor requerimiento de analgesia comparado con gestaciones normales (2).

Antes de comenzar con los métodos disponibles para el alivio del dolor en el trabajo de parto es importante recordar que toda acción terapéutica tiene efectos secundarios y en este caso no solo están circunscritos a la madre, sino que se hacen extensivos al producto y a la dinámica del trabajo de parto. En este sentido nos debemos preguntar que constituye una adecuada analgesia para el trabajo de parto y si está disponible.

Un método analgésico ideal para el alivio del dolor en el trabajo de parto debe:

1. Proveer una excelente analgesia.
2. Ser inocuo para la madre y el feto.
3. Ser predecible y constante en su efecto.
4. Ser reversible.
5. Estar bajo el control materno.
6. No interferir con la dinámica del parto.
7. No producir bloqueo motor, náuseas ó vómito.
8. De fácil administración.
9. Económico y por tanto, disponible de forma masiva para su uso.

Si miramos con detenimiento las características anteriores vemos como tal método no existe en la actualidad, pero de igual manera las características anteriores nos enmarcan cuales son las metas a cumplir al utilizar alguna herramienta farmacológica y/o no farmacológica con el objeto de modular el dolor de la gestante.

Métodos analgésicos disponibles

Son dos las opciones analgésicas para la gestante en trabajo de parto, y ellas son:

1. Métodos no farmacológicos.
2. Métodos farmacológicos, estos a su vez se pueden subdividir en inhalados, sistémicos y neuroaxiales (Espinal epidural, combinada espinal epidural (CSE), espinal dosis única y espinal continua.)

Métodos no farmacológicos

Un número importante de mujeres desean evitar intervenciones durante su parto, especialmente las medidas farmacológicas; por esta razón el anestesiólogo responsable del cuidado de la gestante debe de estar familiarizado con estas medidas no farmacológicas y debe estar en capacidad de explicarle a la madre sus beneficios y sus limitaciones. Su uso se remonta a los años 30 por la creciente demanda del público relacionada con los efectos secundarios de los cócteles anestésicos-analgésicos de la época, pero probablemente fue en la década del 50 en la que experimentaron mayor auge (3,4). Usar métodos no farmacológicos no excluye la utilización de medidas farmacológicas, de hecho una de las mejores combinaciones posibles es una excelente preparación prenatal sumada a analgesia neuroaxial controlada por la paciente.

La herramienta más importante de este grupo de aproximaciones es la educación y la explicación clara y precisa de la naturaleza del dolor y de los métodos disponibles para aliviarlo, en este sentido idealmente esta educación debe ser dada en el período pre-natal y no en la sala de partos minutos antes de abordar la gestante; de igual forma acompañar a la gestante ya sea por parte de su compañero o familiar, en su defecto por el equipo perinatal no solo es benéfico sino que no implica ningún tipo de costo para el sistema de salud.

Aunque en esta categoría se encuentran situadas la aromaterapia, la reflexología, la hipnosis, la inyección de salino subcutáneo a nivel lumbar y la acupuntura; la hidroterapia, el TENS (terapia de estimulación nerviosa transcutánea) y el uso de las pelotas de goma son los métodos más utilizados(5,6).

Métodos farmacológicos

A este grupo pertenecen:

1. Analgesia inhalada.
2. Analgesia sistémica endovenosa.
3. Analgesia neuroaxial.

El uso de cualquiera de los tres métodos debe realizarse siempre en presencia de personal entrenado en Reanimación Cardiocerebropulmonar en la paciente obstétrica y Reanimación neonatal y por esto solo puede ser ofrecido en los centros que se dispongan de facilidades para su implementación.

Analgesia inhalada

Prácticamente todos los anestésicos inhalados han sido utilizados para aliviar el dolor durante el trabajo de parto, de todos ellos el más empleado es el óxido nitroso en mezclas de 50% con oxígeno conocido comercialmente como Entonox® y Nitronox®.

Las contraindicaciones para el uso del óxido nitroso en analgesia obstétrica son las mismas que en la contraparte no obstétrica y se debe advertir siempre la posibilidad de presentarse náuseas y mareo. En el momento el uso de sistemas continuos no es recomendado y por eso solo se referencia los sistemas intermitentes, que además producen una menor contaminación ambiental (7).

Esquema sugerido para el uso de Óxido Nitroso
1. Línea venosa de sostenimiento.
2. La inhalación debe ser iniciada 30 segundos antes de la contracción, si son regulares, y si son irregulares debe ser iniciada en el momento de comenzar a sentirlas.
3. Se deben tomar respiraciones profundas y siempre se mantendrá contacto verbal con la paciente.
4. Entre contracción y contracción se retirará la válvula de demanda ó la máscara facial en su defecto y se respirará normalmente.
5. Durante el segundo estadio del trabajo de parto se tomarán 2-3 respiraciones profundas antes de cada pujo.
6. Monitorización materna y fetal de acuerdo al protocolo institucional.

Analgesia sistémica endovenosa

A este grupo de agentes pertenecen:

1. Sedantes tranquilizantes.
2. Amnésicos disociativos.
3. Opiodes.

SEDANTES - TRANQUILIZANTES

La mayoría de las embarazadas experimentan alivio de la ansiedad al mejorar su dolor y al tener una preparación adecuada, pero algunas en ocasiones se pueden beneficiar de estos agentes principalmente en etapas iniciales del trabajo de parto. Se destacan la hidroxicina en dosis de 50 mg IM, la cual actúa en 30 minutos y persiste su efecto hasta por 4 horas, siendo además un buen antiemético. El más utilizado de este grupo es el midazolam, como ansiolítico (en dosis bajas) en la intervención cesárea. Todas las benzodiacepinas producen amnesia anterógrada lo cual casi nunca es deseable en el parto (8).

Disociativos

La ketamina es la representante de este grupo y es el ejemplo de la "anestesia disociativa" en la que se produce un estado profundo de analgesia con sueño superficial. Para inducir analgesia en el trabajo de parto se necesitan dosis de 10 a 15 mg produciendo analgesia efectiva en un período de tiempo tan corto como 30 segundos recuperándose a los 4 minutos. Las dos situaciones de máximo beneficio para utilizar este medicamento son el parto vaginal inminente ó suplementando la anestesia regional incompleta. Se debe recordar que aunque tiende a preservar deglución, a mayor dosis o al ser usada con otros fármacos depresores del sistema nervioso central puede producir compromiso de vía aérea y fenómenos aspirativos, siempre que se utiliza Ketamina asociarla a Benzodiacepinas para evitar las reacciones de emergencia (9).

Este agente está contraindicado en pre-eclampsia severa / eclampsia y en situaciones donde el tono uterino este incrementado (abrupcio de placenta sin amniotomía).

Opioides

Su efectividad es claramente inferior a las técnicas neuroaxiales, particularmente notoria en fases avanzados del primer estadio y durante el segundo estadio del trabajo de parto. Ellos tienden a producir un alivio del dolor de forma leve a moderada aumentando en cierta manera la tolerancia pero sin eliminarlo. Esto ha llevado a pensar que por las características del dolor en el trabajo de parto (dinamismo y aumento del mismo) la cantidad de opioide utilizado se incrementa y con este aumento también aparecen mayores efectos secundarios (10).

Son más eficaces en etapas tempranas del primer estadio y es generalmente donde se utilizan, salvo en las situaciones de contraindicación a técnicas neuroaxiales donde se emplean durante todo el trabajo de parto.

Todos cruzan la placenta y tienen efecto sobre el feto y el neonato desde cambios de la frecuencia cardiaca fetal consistentes en bradicardia y disminución de la variabilidad hasta depresión respiratoria neonatal y puntajes de adaptación neurológica neonatal inmediata inferiores.

Otros efectos secundarios son cambios en el patrón ventilatorio (hipo e hiperventilación), euforia, sedación, disminución en la motilidad gástrica y náuseas y vómito. La hipotensión ortostática, aunque es un efecto secundario tiende a disminuirse si la paciente esta hidratada y las dosis permanecen en el margen terapéutico.

Algunos agentes son:

· Fentanilo: Dosis de 25 a 50 mcg IV / 100 mcg IM tiene un período de latencia de 2-3 minutos IV / 10 minutos IM con una duración de hasta 30-60 minutos, ha sido utilizado con éxito en forma de PCA IV empleando incluso dosis tan bajas como 10 mcg hora de infusión basal más 10 mcg de bolo cada 12 minutos luego de una carga inicial de 50 mcg (11).

· Remifentanilo: Tiende a presentarse como el opioide que se acerca al ideal por su acción ultracorta, pico de acción alcanzado y el metabolismo espontáneo del mismo que no deja efectos residuales neonatales, siendo una alternativa útil para las parturientas con contraindicación de analgesia neuroaxial (12). Ha sido utilizado empleando una infusión basal de 0.05 mcg/kg/min con bolos de 0.05 mcg/kg con tope máximo de 1 mcg/kg con intervalo de 5 minutos, el bolo se debe administrar en el momento que la paciente perciba la contracción o si estas son regulares 20-30 segundos antes de la misma. Cuando se utilizan bombas de analgesia controlada por el paciente que permitan intervalos de bloqueo inferiores a 5 minutos, el esquema sugerido es bolos de 0.5 mcg/kg/min sin bloqueo (13).

Idealmente su uso requiere un cuidado estricto para la detección y tratamiento de efectos adversos.

Recomendaciones para el uso de opioides en PCA (patient controlled analgesia) en trabajo de parto

1. Línea venosa exclusiva para la utilización del opiode.
2. Suministrar oxígeno suplementario.
3. Profilaxis de Broncoaspiración (metoclopramida y ranitidina).
4. Mantener contacto verbal y evaluar frecuentemente el nivel de conciencia y la frecuencia respiratoria.
5. Equipo para reanimación cardiopulmonar disponible incluyendo Naloxona.
6. Comentar al neonatólogo que la paciente está recibiendo narcóticos parenterales.

Recientemente están apareciendo reportes de casos, utilizando dexmetomidina parenteral, este agente alfa 2 agonista central puede llevar a sedación materna sin afectar el neonato debido a que no cruza la barrera placentaria, su principal rol sería como coadyuvante de opiodes en pacientes que no alcanzan las metas de analgesia con estos agentes o para la sedación de pacientes gestantes críticamente enfermas que requieren sedación, ventilación mecánica y se quieren sedar con agentes que no afecten al feto y no alteren los parámetros de monitorización fetal (variabilidad, movimientos fetales).

Analgesia neuroaxial

No existe en el momento un método más efectivo para aliviar el dolor del trabajo de parto. Hasta hace muy poco al referirnos a técnicas neuroaxiales en analgesia obstétrica solo se hacía referencia a la técnica epidural, pero a finales de la década del 80 las alternativas han aumentado al entrar en uso las técnicas combinadas espinales-epidurales (CSE), las espinales dosis únicas y en menor grado la opción de espinal continua (14,15).

Entre las contraindicaciones se destacan:

1. Presión intra craneana aumentada (efecto de masa).
2. Trastornos de la hemostasia (por discrasia materna o por ingesta de fármacos anticoagulantes).
3. Infección en el sitio de la lesión o sepsis materna.
4. Hipovolemia materna no corregida.
5. Incapacidad para cooperar o rechazo materno (este último luego de explicación coherente y precisa de los beneficios y riesgos).
6. No conocimiento o inexperiencia con la técnica.

Analgesia epidural, combinada espinal epidural, punción dural seca y dosis por catéter epidural.

En ambas oportunidades la localización del espacio epidural tiende a efectuarse utilizando la técnica de la pérdida de la resistencia empleando para este fin aire o solución salina, de forma continua o intermitente; la forma intermitente es usada con el aire mientras que con la solución salina se puede emplear un mecanismo intermitente o uno continuo. Aunque existe controversia respecto a que técnica es mejor y esto depende mucho de la curva de aprendizaje de cada uno, si es evidente la asociación del ~~el~~ uso del aire para la localización del espacio epidural y la presencia de complicaciones menores (analgesia en parche, ~~mayor,~~ mayor posibilidad de ruptura no intencional de la duramadre) y complicaciones mayores (neumoencéfalo, compresión medular) (16).

Para aplicar la CSE las dos aproximaciones más empleadas son la aguja tras aguja, en la que se localiza el espacio epidural y mediante una aguja espinal (Whitacre, Sprotte 25-27) que se introduce vía Aguja de Thouhy o por medio de un sistema prediseñado se punciona la duramadre y se deposita el agente; la otra alternativa es la de ínter espacio, localizando primero el espacio epidural y luego en un espacio inferior se localiza el espacio subaracnoideo depositando el agente (17).

Dependiendo de la dosis utilizada en el espacio subaracnoideo y del uso o no del catéter epidural la CSE puede ser convencional (dosis total espinal y no uso del catéter epidural) y secuencial (cantidad parcial del agente subaracnoideo y uso posterior del catéter epidural) (18).

Durante la técnica analgésica de punción dural seca (DPE) y dosis por catéter epidural, la duramadre debe ser perforada con aguja espinal 25 punta de lápiz y a través de este defecto difundirá analgésico local más opioide aplicado en el espacio epidural, no se aplican medicamentos en el espacio subaracnoideo y esta técnica está asociada a menor incidencia de prurito materno y bradicardia fetal (19).

¿Qué inquietudes surgen entonces para el uso de estas técnicas?

1. ¿En qué momento se pueden aplicar y qué impacto se tiene sobre el trabajo de parto?

Las Guías para anestesia obstétrica de la Sociedad Americana de Anestesiología - ASA (20), concluyen que la dilatación cervical no es un mecanismo adecuado para definir aplicación o no de analgesia regional y debe ser administrada en bases individuales, el más importante "petición materna"(21,22).

2. ¿Qué diferencias existen entre la analgesia ofrecida por la CSE (Combinada Spinal Epidural), la epidural y la punción dural seca y dosis por catéter epidural y de esta manera cuándo usar una u otra?

Como recomendación general, la epidural tiende a ser la elección salvo en los casos donde existe más beneficio (19,23,24) de la CSE como serían: dilataciones tempranas y tardías, trabajo de parto acelerado, paciente cardiópata de alto riesgo y aquellas en las que se desee mínima posibilidad de falla, la técnica analgésica de punción dural seca y dosis por catéter epidural está asociada a menor incidencia de prurito materno y bradicardia fetal.

3. ¿Qué dosis utilizar, qué fármacos y cómo mantener la analgesia?

Las dosis deben estar enmarcadas dentro de la filosofía de dosis bajas de anestésico local por vía epidural (ropivacaína 0.08%-0.1%, bupivacaína 0.1%, levobupivacaína 0.125% más opioide fentanilo 2 mcg/ml) y el mantenimiento puede ser por bolos monitorizados, infusión continua o PCA; esta última es la más atractiva en el sentido de permitir un control dinámico del dolor, utilizar menos anestésico local y tener un menor bloqueo motor. Usar bolos intermitentes suministrados por el paciente es una estrategia bastante efectiva y satisfactoria (25,26,27).

4. ¿Qué problemas existen al usarlas?

Se presentan los mismos problemas como son la ruptura accidental de la duramadre, inyección intravenosa, intratecal, anestesia total espinal, infecciones y hematomas. Las dos técnicas son seguras en la práctica diaria (28) y no hay diferencias mayores. La única diferencia sería el vínculo muy discutido entre la aplicación de opioides intratecales y la presencia de bradicardia fetal. Esto no es evidenciado en trabajos prospectivos y generalmente se da en ~~maternas~~ gestantes que ya tenían algún tipo de factor de riesgo para esto (29).

5. ¿Qué hay de la dosis de prueba y de la precarga hídrica?

La mejor dosis de prueba es la aplicación juiciosa y fraccionada con aspiración previa para descartar inyección intravenosa o intratecal. Cada vez menos se emplea la dosis de prueba en analgesia obstétrica al utilizar concentraciones bajas porque se aumenta el bloqueo motor y los eventos hemodinámicos. Respecto a la prehidratación, usar grandes volúmenes de soluciones previas a un bloqueo analgésico puede atenuar la actividad del parto al tener un efecto con la oxitocina al ser esta un análogo de la ADH; la recomendación es no permitir la deshidratación (hidrate a esa gestante con ayuno prolongado, etc.) y no usar más de 300 ml a no ser que exista otra indicación especifica más no por la analgesia como tal.

6. ¿Qué debo evaluar?

En el tiempo se debe preguntar obviamente por el nivel de alivio del dolor y así mismo investigar signos de toxicidad, bloqueo motor, náuseas o vómito, prurito y evaluar la vitalidad fetal.

7. ¿Qué hacer en el segundo periodo y qué si se necesita parto vaginal intervenido?

En las técnicas de infusión continua epidural con o sin PCAE o CSE es poco probable que se requiera de más analgesia para el expulsivo, pero de ser así es importante rescatarlas con bolos de la misma mezcla, en volúmenes de 10 a 15 CC. Si se piensa en la ayuda con fórceps para el proceso expulsivo y se administran dosis en bolos, se pueden administrar 8 a 10 ml de Lidocaína al 2% más Fentanyl 1 mcg/kg vía epidural. Si la paciente llega a este punto sin ninguna clase de analgesia regional, es posible administrar para el periodo expulsivo 5 mg de bupivacaína isobárica al 0.5% más Fentanyl 25 mcg por vía espinal (30).

Esquemas empleados:

Epidural

1. Evaluación preanestésica materna.
2. Consentimiento informado.
3. Equipo de reanimación disponible.
4. Línea venosa.
5. Monitorización básica
6. Consignar frecuencia cardiaca fetal.

7. Asepsia con solución tipo clorhexidina (en su defecto solución yodada).

8. Localización del espacio L2-L3 o L3-L4 y paso del catéter +/- 5 cms, con aspiración del mismo.

9. Instauración de analgesia usando de 10 a 15 ml de solución analgésica para alcanzar un nivel analgésico T10 (bupivacaína al 0.0625-0.125% + 2 mcg de fentanilo por ml, Ropivacaína 0.08-0.1%, levobupivacaína al 0.1-0.125%).

10. Mantenimiento de la analgesia con PCAE 6 ml de infusión basal más bolos de 10 ml con intervalos de 10-15 minutos. Si emplea bolos intermitentes manuales, usar bolos de 15 ml por pedido materno cuando la escala de dolor este regresando a 4/10, si con un bolo no hay respuesta repetir en 20 minutos y si no hay respuesta revise el catéter epidural y tener un umbral muy bajo para reemplazarlo

11. Dejar la paciente en decúbito lateral.

12. No suspender el suministro de bolos ni de infusión analgésica en el expulsivo.

13. Dejar por escrito que hacer si hay vómito, náuseas o hipotensión (Ej., si la presión arterial sistólica (PAS)< 100 mm Hg, lateralice, administre 300 ml de solución isotónica y si no mejora aplique 0.12 mcg de fenilefrina, 5 mg de efedrina y llame al anestesiólogo).

Combinado espinal epidural. CSE

1. Iguales pasos que la epidural.

2. Decidir si emplea técnica aguja tras aguja o secuencial. Siempre utilizando agujas punta de lápiz para los abordajes subaracnoideos.

3. Aplique por vía subaracnoidea 25 mcg de fentanilo + bupivacaína isobárica 0.5% 1.25mg-2.5 mg. El uso de morfina intratecal en trabajo de parto se reserva para casos específicos de altísimo riesgo.

4. Mantenga analgesia de igual manera que para analgesia epidural y siga las mismas precauciones.

Punción dural seca más dosis por catéter epidural.

1. Iguales pasos que la epidural.
2. Decidir si emplea técnica aguja tras aguja o secuencial. Siempre utilizando agujas punta de lápiz 25 con esta técnica.
3. No se Aplican medicamentos por vía subaracnoidea.
4. Para analgesia epidural 15 ml de solución analgésica para alcanzar un nivel analgésico T10 (bupivacaína al 0.0625-0.125% + 2 mcg de fentanilo por ml, Ropivacaína 0.08-0.1%, levobupivacaína al 0.1-0.125%) siga las mismas precauciones que para todas las técnicas neuroaxiales.

Espinal única y espinal continua

La espinal única solo tiene papel en aquellas gestantes en etapas avanzadas del trabajo de parto o en el segundo estadio por ser una técnica de aplicación rápida y una sola dosis. Cuando existe ruptura accidental de duramadre con técnicas epidurales se puede avanzar el catéter epidural al espacio subaracnoideo y convertir la analgesia a espinal continua. Esta técnica tendría la ventaja de poder impactar el desarrollo de cefalea postpunción dural severa y evitar la necesidad de parche hemático epidural. Su papel adicional a estos casos de ruptura accidental de duramadre estaría justificado en gestantes de alto riesgo como cardiópatas, obesa mórbida y vías aéreas difíciles. El esquema recomendado sería iniciar con un bolo de 25 mcg de fentanilo + bupivacaína isobárica 0.5% 1.25mg-2.5 mg y continuar con una infusión continua de Bupivacaina 0.1% + Fentanilo 2 mcg/cc a 1 (uno) cc/hora.

ANESTESIA PARA CESÁREA

El cuidado anestésico dado durante la operación cesárea es la culminación de casi todos los principios de la anestesia obstétrica. Cuando se analiza la incidencia de cesárea en el mundo se aprecia que ésta se ha incrementado en los últimos años en un 10% desde 1993-1998. Existe un cambio dramático en la técnica anestésica de elección para la cesárea, es así como un estudio en el Reino Unido demuestra que en 1997 de 60000 cesáreas realizadas el 78% fueron por técnica conductiva, esto varía de uno a otro centro.

El cambio de técnica se ha fundamentado en varios estudios epidemiológicos que han demostrado la disminución de manera importante de la mortalidad relacionada con la anestesia al incrementar el uso de conductivas y al disminuir el uso de técnica general para cesárea (31-33).

En el 2000 la asociación de Anestesiólogos y Obstetras de Gran Bretaña e Irlanda clasificaron la urgencia de la cesárea (Tabla 1) y definieron el tiempo que debe transcurrir desde que se informa al anestesiólogo y comienza el parto operatorio, debería no ser mayor de 30 minutos. Este intervalo ha sido ampliamente aceptado a pesar de que carece de cualquier evidencia que 30 minutos son el umbral crítico para el desarrollo de hipoxia fetal (34).

Tabla 1. Clasificación de Urgencia de la Cesárea

URGENCIA	DEFINICION	CATEGORIA	TIEMPO DECISION -NACIMIENTO
Compromiso Materno o Fetal	Con amenaza Inmediata para la vida de la madre o el feto	1	Inmediato
	Sin amenaza Inmediata para la vida de la madre o el feto	2	15 - 75 min.
Sin compromiso materno o fetal	Requiere nacimiento rápido	3	Tan pronto como sea posible según disponibilidad de sala. Debe darse prioridad a categorías 1 y 2 y se antepone a categoría 4
	Programada en el momento que convenga a la madre y a la institución	4	-

La paciente siempre debe ser evaluada antes de la cirugía, tanto en los casos electivos como urgentes con el fin de optimizar todas las variables preoperatorias para obtener un adecuado resultado del procedimiento y cuando el tiempo lo permite solicitar inclusive exámenes aconsejables además de los esenciales si el caso lo amerita. Dentro de la evaluación de estas pacientes es importante anticipar la posibilidad de dificultad en la intubación, por lo que se debe evaluar cuidadosamente la vía aérea (35).

Cuando se habla de cesáreas electivas es importante que la paciente tenga el tiempo de ayuno apropiado antes de su intervención quirúrgica; que se establece como un intervalo de 8 horas de ayuno para comidas sólidas y lácteos, 2 horas para líquidos claros (te, café y jugos sin pulpa) los cuales son adecuados para la gestante programada para cesárea (1).

Técnicas anestésicas

De las técnicas anestésicas, el bloqueo del neuroeje por cualquiera de las vías (Epidural, espinal o por combinada epidural-espinal), es el más aconsejable en la paciente materna en la mayoría de las situaciones, debido a que han demostrado ser técnicas más seguras que la anestesia general y además ofrecen grandes ventajas para el feto. La elección de una técnica conductiva sobre otra esta dictada por las circunstancias, ya que el resultado materno y fetal es el mismo. Esto ha dejado a la anestesia general indicada solo en casos estrictamente necesarios como la cesárea emergente y a aquellas situaciones donde el bloqueo regional está absolutamente contraindicado (coagulopatía, hipertensión endocraneana e hipovolemia entre otros) o en aquellos casos en que la anestesia conductiva haya fallado. Sin embargo hay situaciones especiales como el sufrimiento fetal agudo donde es importante definir si se trata de un caso recuperable intrauterinamente y si la probabilidad de supervivencia depende de su rápida extracción, ya que muchas veces aun practicando en forma depurada la técnica escogida, la selección de la misma puede marcar definitivamente el éxito en el resultado final. Aun con pérdida del bienestar fetal una técnica raquídea o la extensión de una anestesia epidural puede ser lo más aconsejable (32).

Técnicas conductivas

Existe controversia sobre la técnica conductiva ideal para la operación cesárea, entre la epidural, espinal (raquídea) o técnica combinada, pero si se revisan las estadísticas desde 1981, se puede apreciar un incremento en utilización de la espinal de un 34 al 47%. Esto debido a que la calidad del bloqueo de la anestesia epidural es algunas veces limitado, lo que ha llevado a que cada vez se prefiera el bloqueo subaracnoideo; además cuando se analiza el porcentaje de conversión a anestesia general es 3 veces mayor para la epidural que para la espinal. Los principales aspectos que favorecen la utilización de la técnica epidural sería la flexibilidad con la posibilidad de analgesia postoperatoria más prolongada, y el establecimiento gradual del bloqueo simpático que es deseado para minimizar el riesgo de hipotensión.

La técnica espinal como se enunció antes es la técnica más popular, esto ha sido grandemente relacionado con la aparición de agujas de calibres más delgados y nuevas formas de aguja como la punta de lápiz, con lo cual se ha disminuido la incidencia de cefalea postpunción a menos del 0.5% (31).

Además de la mayor objetividad de la técnica, el más rápido establecimiento de la misma, la posibilidad de analgesia postoperatoria aun con dosis única y costos más favorables, así como una menor probabilidad de complicaciones, como inyección intravenosa inadvertida, o de raquídea total con altos volúmenes como los empleados en la anestesia epidural.

Anestesia epidural para cesárea

1. Consentimiento Informado.
2. Evaluación preoperatoria.
3. Metoclopramida 10 mg IV y ranitidina 50 mg IV aplicados antes de pasar cirugía.
4. No está indicada la precarga con cristaloides.
5. Monitorizar ASA básico.
6. Oxígeno suplementario en máscaras con bola reservorio a 10 l/min en todos los casos de cesárea urgente, en cesárea electiva no se necesita oxígeno suplementario de rutina si la madre satura más de 95% con aire ambiente.
7. Identificación del interespacio apropiado. (Idealmente L3-L4).
8. Identificar el espacio con el método de pérdida de la resistencia preferido. (con aire o solución salina).
9. Insertar el catéter dejando 3 a 5 cm en el espacio epidural.

10. Inyectar dosis de prueba por catéter epidural empleando Lidocaína al 2 % con epinefrina al 1:200.000 3 ml, evitando que la inyección coincida con una contracción, aspirando suavemente para descartar la salida de LCR o de sangre, y dando un lapso de 3 minutos para descartar la inyección intravenosa o raquídea inadvertida.

11. Dependiendo de la indicación de la cesárea y de la duración de ésta por factores técnicos o médicos se escoge el anestésico local, Lidocaína 2%, Levobupivacaina 0.75%, Ropivacaína 0.5% 1 ml por metámera con el objetivo de alcanzar nivel sensitivo T4 (16-20 ml) más 100 mcg de Fentanyl y Morfina 2-4 mg como coadyuvantes por vía epidural siempre la inyección debe ser titulada, nunca bolos por aguja epidural.

12. Acomodar la paciente desviando el útero a la izquierda.

13. Si hay hipotensión, presión arterial sistólica disminuye en más del 25% con relación a las cifras básales, o alcanza niveles inferiores a 100 mmHg, administrar efedrina IV 5-10 mg, fenilefrina 50-100 mcg o norepinefrina 8 mcg IV en bolos y aumentar la administración de líquidos intravenosos y el desplazamiento uterino a la izquierda.

14. Después del nacimiento, aplicar oxitocina, nunca en bolos mayores de 3 U IV seguidos por una infusión parenteral por 4 horas postcesárea. También se puede considerar la administración de Carbetocina o administrar si es necesario Mertiergonovina 0.2 mg IM teniendo cuidado que no exista hipertensión arterial.

(El uso de uterotónicos profilácticos y terapéuticos debe ajustarse a un protocolo institucional de manejo.

Anestesia raquídea para operación cesárea

1. Realizar los mismos pasos del 1 al 7 para anestesia por vía epidural.

2. Utilizar siempre agujas punta de lápiz (Whitacre) No 25 o 27 por aproximación medial o paramedial.

3. Observar salida de líquido cefalorraquídeo claro.

4. Inyectar el anestésico local, bupivacaína hiperbárica 10 mg + fentanyl 12.5 - 25 mcg + Morfina 100 mcg en 1 minuto, al terminar la inyección, confirmar la posición de la aguja, aspirando hasta 0.5 ml de LCR y reinyectándolo nuevamente. Colocar la guía de la aguja antes de retirarla.

5. Para prevención de hipotensión se recomienda la cocarga hídrica y la administración profilácticas de vasopresores idealmente alga agonistas tipo fenilefrina 25 – 50 mcg /min o equivalente en norepinefrina, Si persiste la hipotensión materna definida como presión arterial sistólica que disminuye en más del 25% con relación a las cifras básales, o alcanza niveles inferiores a 100 mmHg, administrar efedrina IV 5-10 mg, fenilefrina 50-100 mcg o norepinefrina 8 mcg IV en bolos y aumentar la administración de líquidos intravenosos y el desplazamiento uterino a la izquierda.

TÉCNICA COMBINADA ESPINAL – EPIDURAL

Esta técnica ha surgido como una alternativa en los últimos 15 años mostrando ser superior a la epidural, siendo en muchas instituciones adoptada como la técnica de elección para cesárea a pesar de que faltan estudios que aclaren su superioridad con respecto a la espinal, frente a las siguientes variables: 1. Rapidez en el establecimiento de la anestesia. 2. Incidencia de hipotensión. 3. Incidencia de náuseas, vómito y escalofrío. 4. Conversión a anestesia general. 5. Calidad de la relajación muscular. 6. Incidencia de bloqueo alto que requiera manejo de vía aérea de emergencia. 7. Incidencia de cefalea post-punción, neuropatía e infección (31,32).

Para esta técnica existen dos tipos de abordaje:

Aguja Espinal a través de Aguja Tuohy.: Consiste en localizar el espacio epidural con la técnica previamente descrita y a través de la aguja Tuohy 16-18 avanzar una aguja espinal No 25-27 aproximadamente 1-3 mm hasta tener acceso al espacio subaracnoideo, aplicamos dosis espinal sugerida de anestésico local más opioides y procedemos a colocar el catéter epidural y fijarlo.

Otra forma de hacerlo es a través de dos punciones independientes una de otra colocando primero la epidural y posteriormente la espinal un espacio más abajo.

Las ventajas de esta técnica son que además de proveer un rápido comienzo acción, también posee la flexibilidad de extender el bloqueo a través del catéter epidural, brindar analgesia postoperatoria.

Anestesia general para cesárea (35,36).

1. Realizar los mismos pasos del 1 al 5 para anestesia por vía epidural.
2. Énfasis en evaluación de la vía aérea.
3. ASA Básico mas Capnografía, estimulador nervio periférico y temperatura.
4. Revisar facilidad de posiciones de la mesa de cirugía y aspirador.
5. Desplazar el útero a la izquierda.
6. Preoxigenar a la paciente durante 5 minutos, con un flujo de 5 lt de oxígeno y la máscara sobre la cara de la paciente, explicándole bien antes la importancia de esta parte para obtener la máxima colaboración. Si por alguna circunstancia no es posible lo anterior se le puede pedir a la paciente que efectúe cuatro inspiraciones

profundas de oxígeno al 100% teniendo la máscara firme sobre la cara de la paciente.

7. Presión cricoidea 40 Newton (equivalente a la fuerza ejercida para provocar dolor presionando el puente nasal) , discutida.

8. Inductores: Tiopental 6 mg/kg IV, Propofol 2 mg/kg, Coadyuvantes: Ketamina 1 mg/ Kg , Relajante neuromuscular: Succinilcolina 1-2 mg/kg IV, otra alternativa si no se anticipa una vía aérea difícil es el rocuronio 1 mg/kg especialmente si el uso de succinilcolina está contraindicado (35,36).

9. Se administra óxido nitroso en oxígeno al 50% y un agente halogenado a 0.8 MAC los que mejor resultado han mostrado han sido el sevoflurane y el desfluorane, luego del nacimiento y al pinzar el cordón se profundiza la anestesia con Narcóticos (Fentanyl) y Benzodiacepinas (midazolam), se disminuye la concentración del agente halogenado, o en algunos casos se cierra completamente, para evitar atonía uterina.

10. Uterotónicos, reversión del relajante neuromuscular y analgésicos según protocolo institucional.

11. Extubación despierta.

Manejo de las complicaciones inmediatas de la técnica epidural (32).

1. Si hay anestesia raquídea total:

· Evite el pánico.

· Solicite ayuda.

· Asegurar la vía aérea si existe dificultad respiratoria, se sugiere el uso de ketamina 0.5 a 1 mg/kg IV en caso de que aun la paciente no haya perdido la conciencia.

· Garantizar la desviación uterina.

· Administrar líquidos endovenosos.

· Soporte vasopresor idealmente con adrenalina iniciar con 0.04 mcg/kg/min IV y titular a una presión arterial sistólica de al menos 100 mmHg.

· Terminación del embarazo por vía abdominal para facilitar la reanimación materna.

2. Si hay evidencia de toxicidad por inyección vascular del anestésico local:

· Evite el pánico.

· Solicite ayuda.

· Asegure la permeabilidad de la vía aérea.

· Utilizar barbitúricos y benzodiacepinas para detener convulsiones.

· Ante evidencia de toxicidad cardiaca, arritmias ventriculares, bradiasistolia, prepararse para reanimación cardio-cerebro-pulmonar teniendo en cuenta que estos pacientes con toxicidad por anestésicos locales son refractarios a medidas de RCCP avanzadas convencionales y se debe considerar en su orden cesárea perimorten, reanimación prolongada y marcapaso transvenoso.

RESUMEN

Las técnicas de analgesia obstétrica actualmente recomendadas se denominan técnicas móviles (dosis bajas con volúmenes altos de anestésico local más opioide, combinado espinal epidural y la utilización de punción dural seca más analgesia epidural), estas técnicas con los niveles de evidencia vigentes no alteran desenlaces adversos obstétricos (prolongación del segundo estadio del trabajo de parto, parto instrumentado y operación cesárea) ni llevan a desenlaces adversos neonatales.

Adicionalmente el inicio temprano de estas técnicas (antes de 4 cm de dilatación) acortan la duración del trabajo de parto.

Cuando existan contraindicaciones a las técnicas neuroaxiales las opciones sistémicas con opioides (fentanilo en feto muerto y remifentanilo en feto vivo) son las más utilizadas.

La técnica de elección para cesárea electiva y en pacientes sin un catéter epidural instalado para analgesia de parto es la técnica espinal, la tendencia actual es la utilización de anestésico local hiperbárico (Bupivacaina 0.5%) con coadyuvantes fentanilo y morfina, evitando el desarrollo de hipotensión materna con cocarga hídrica de cristaloides más vasopresores profilácticos alfa agonistas (fenilefrina) o norepinefrina parenteral.

La operación Cesárea es el procedimiento quirúrgico más realizado en el mundo y en América Latina y debe ser realizada bajo un protocolo institucional de técnicas de recuperación acelerada ERAS (Enhanced Recovery After Surgery Society) promoviendo los mejores desenlaces asociados a menor estancia hospitalaria.

REFERENCIAS BIBLIOGRÁFICAS

1. Chestnut, D.H. Wong, C.A. and Tsen, L.C, et al. Chestnut's Obstetric Anesthesia: Principles and Practice, 6th Edition, Elsevier 2019.
2. ACOG practice bulletin. Obstetric analgesia and anesthesia. Int Journal Gynecol Obst. 2002; 78:321-335
3. Capogna G, Alahuta S, Celleno D. Maternal expectations and experiences of labour pain and analgesia. Int J Obstet Anesth. 1996; 5: 229-235

4. Findley I, Chamberlain G. Relief of pain, ABC of labour care. BMJ. 1999; 318: 927-930
5. Aird IA, Luckas MJ, Buckett WM, Bousfield P. Effects of intrapartum hydrotherapy on labour and related parameters. Aust NZ J Obstet Gynaecol. 1997; 37: 137-142
6. Carroll D, Tramer M, McQuay H, Nye B, Moore A. TENS in labour pain: a systematic review. Br J Obstet Gynaecol. 1997; 104: 169-175
7. Yentis SM, Cohen SE. Inhalation analgesia for labor and delivery. In Shnider and Levinson's Anesthesia for Obstetrics, SC Hughes ed, Lippincot Williams & Wilkins, 2001; 189-197
8. Ranta P, Jouppila P, Spalding M, Kangas-Saarela T, Hollmen A, Jouppila R. Parturients' assessment of water blocks, pethidine, nitrous oxide, paracervical and epidural blocks. Int J Obstet Anesth. 1994; 4: 193-198
9. Kohrs R, Durieux ME. Ketamine: Teaching an old drug new tricks. Anesth Analg. 1998; 87; 1186-1193
10. Olofsson Ch, Ekblom A, Ekman.Ordeberg G, Hjelm A, Irestedt L. Lack of analgesic effect of systemically administered morphine or pethidine on labour pain. Br J Obstet Gynaecol. 1996; 103: 968-972
11. Rayburn WF, Smith CV, Parriot JE, Leuschen MP. Comparison of patient-controlled analgesia using intravenous fentanyl during labor. Anesth Rev. 1991; 18: 31-36
12. Roelants F, De Franceschi E, Veyckemans F, Lavand'homme P. Patient-controlled intravenous analgesia using remifentanil in the parturient. Can J Anesth. 2001; 175-178

13. Arango-Arango MF, Restrepo-Garcés. Remifentanil and pain relief in labour. Br J Anesth. 2002, 88;3: 455

14. Khor LJH, Jeskins G, Cooper G, Paterson-Brown S. National obstetric anaesthetic practice in the UK 1007/1998. Anaesthesia. 2000; 55:12: 1168-1172

15. Confidential Enquiries into Maternal Deaths. HMSO; 2001, London.

16. Arango G, Arango MF, Restrepo CE. Se Justifica seguir enseñado pérdida de resistencia utilizando el aire en lugar de suero salino para identificar el espacio epidural? A propósito de un neumoencéfalo. Rev Soc Esp Dolor. 2002; 9: 405-408

17. Comparative Obstetric Mobile Epidural Trial (COMET) Study Group. Effect of low-dose mobile versus traditional epidural techniques on mode of delivery: a randomized controlled trial. Lancet. 2001; 358: 19-23

18. Comparative Obstetric Mobile Epidural Trial (COMET) Study Group. Randomized controlled trial traditional with two "mobile" epidural techniques. Anesthesiology. 2002; 97: 1567-1575

19. Chau A, Bibbo C, Huang CC, et al. Dural Puncture Epidural Technique Improves Labor Analgesia Quality with Fewer Side Effects Compared With Epidural and Combined Spinal Epidural Techniques: A Randomized Clinical Trial. Anesth Analg. 2017 Feb;124(2):560-569

20. Practice Guidelines for Obstetric Anesthesia. Anesthesiology. 1999; 90:600-611

21. Thorp JA, Hu DH, Albin RM, McNitt J, Meyer BA, Cohen GR, Yeast JD. The effect of intrapartum epidural on nulliparous labor: A Randomized, controlled prospective trial. Am J Obstet Gynecol. 1993; 169: 851-858

22. Chestnut DH, Vincent RD, McGrath, Choi WW, Bates JJ. Does early administration of epidural analgesia affect obstetric outcome in nulliparous women who are receiving intravenous oxytocin?. Anesthesiology. 1994; 80: 1193-1194

23. Beilin Y, Leibowitz AB, Bernstein HJ, Abramovitz SE. Controversies in Labor epidural analgesia. Anesth Analg. 1999; 89: 969-978

24. Tsen L et al. Is combined spinal-epidural analgesia associated with more rapid cervical dilatation in nulliparous patients compared when compared with conventional epidural analgesia? Anesthesiology. 1999; 91: 921-923

25. Eisenach J. Combined Spinal-Epidural technique in obstetrics. Anesthesiology. 1999. 91: 299-302

26. Sng BL, Sia ATH. Maintenance of epidural labour analgesia: The old, the new and the future.Best Pract Res Clin Anaesthesiol. 2017 Mar;31(1):15-22

27. Collis RE, Platt FS, Morgan BM. Comparison of midwives' top-ups, continuous infusion and patient-controlled epidural analgesia for maintaining mobility after a low dose combined spinal-epidural. Br J Anaesth. 1998; 82: 233-236

28. Norris MC, Fogel ST, Conway-Long C. Combined Spinal-Epidural versus Epidural labor Analgesia. Anesthesiology. 2001; 95: 913-920

29. Norris MC. Intrathecal opioids and fetal bradicardia: is there a link? Int J Obstet Anesth. 2000: 264-269

30. Marucci M, Cinnella G, Perchiazzi G, Brienza N, Fiore T. Patient-requested neuraxial analgesia for labor: impact on rates of cesarean and instrumental vaginal delivery. Anesthesiology. 2007 May; 106(5):1035-45.
31. Levy DM. Anaesthesia for Caesarean Section. Br J Anaesthesia 2001;I:6.
32. Focus Group, Obstetric Anaesthesia, Delays and Complications. In: Confidential Enquiry into Stillbirths and Deaths in Infancy. 7 Report annual. London: Maternal and Child Health Research Consortium, 2000; 41 – 52
33. Shibli KU, Russell IF. Survey of Anaesthetic Techniques Used for Caesarean Section in the UK in 1997. Int J Obstetric Anaesthesia 2000; 9: 160-7
34. Lucas DN, Yentis SM and SM Kisella. Urgency of Caesarean Section; A New Classification. J R Soc Med 2000; 93: 346 – 50
35. Morris S. Management of Difficult and Failed Intubation in Obstetrics. Br J Anaesthesia CEPD Rev 2001; I; 117 – 21
36. Aboluleish E, Abboud T and Lechevaill T. Rocuronio for Caesarean section. Br J Anaesthesia 1994; 73: 336-441
37. Wilson RD, Caughey AB, Wood SL, Macones GA, Wrench IJ, et al. Guidelines for Antenatal and Preoperative care in Cesarean Delivery: Enhanced Recovery After Surgery Society Recommendations (Part 1). Am J Obstet Gynecol. 2018 Dec;219(6):523.e1-523.e15
38. Wilson RD, Caughey AB, Wood SL, Macones GA, Wrench IJ, et al. Guidelines for Antenatal and Preoperative care in Cesarean Delivery: Enhanced Recovery After Surgery Society Recommendations (Part 2). Am J Obstet Gynecol. 2018 Dec; 219(6):533-544.

39. Wilson RD, Caughey AB, Wood SL, Macones GA, Wrench IJ, et al. Guidelines for Antenatal and Preoperative care in Cesarean Delivery: Enhanced Recovery After Surgery Society Recommendations (Part 3). Am J Obstet Gynecol. 2019 Sep; 221(3):247.e1-247.e9

CAPÍTULO 30

MORTALIDAD MATERNA

Dra. Alicia Lapidus
Dra. Mónica González Alcántara

CONTENIDO

INTRODUCCIÓN

La mortalidad materna junto con la mortalidad infantil son dos indicadores muy importantes de la calidad del sistema de salud de un país o región. En los últimos años, se han implementado en distintas regiones múltiples estrategias tendientes a reducir las tasas de mortalidad materna. Este esfuerzo mundial ha logrado una reducción en la tasa global del orden del 44% [1]. Sin embargo, la mortalidad materna continúa siendo inaceptablemente elevada en muchas áreas. Según datos de la Organización Mundial de la Salud fallecen aproximadamente 810 mujeres por día alrededor del mundo por causas relacionadas al embarazo y/o parto [2]. Cada una de estas muertes es un evento trágico, no sólo para la embarazada y su entorno familiar, sino para el sistema de salud y para la sociedad en su conjunto.

Por otra parte, las diferencias en las tasas de mortalidad materna entre países desarrollados y subdesarrollados y dentro de un mismo país entre mujeres de nivel socioeconómico alto y mujeres de bajos ingresos, son una clara muestra de inequidad en cuestiones de salud. De acuerdo al Reporte de Desarrollo Humano de las Naciones Unidas del 2014 la tasa de mortalidad materna en países de bajos y medianos ingresos es 14 veces más elevada que en países de altos ingresos [2].

El objetivo de este capítulo es analizar las causas de mortalidad materna, la evolución temporal y distribución de sus tasas y particularmente analizar las estrategias para su reducción.

DEFINICIONES Y TENDENCIAS MUNDIALES EN MORTALIDAD MATERNA

Si bien se han propuesto distintas definiciones de mortalidad materna, la más aceptada y utilizada a nivel mundial fue la propuesta por la OMS en 1992. La mortalidad materna es la defunción de una mujer durante el embarazo o dentro de los 42 días de finalizado el mismo, independientemente de la duración o ubicación del embarazo, por causas relacionadas o agravadas por el embarazo y/o su manejo, pero no por causas accidentales o incidentales. La OMS también definió la mortalidad materna tardía como la muerte de una mujer por causas obstétricas directas o indirectas entre los 42 días y el primer año de terminado el embarazo.[3] La mortalidad materna se divide de acuerdo a la OMS en dos grupos: directa e indirecta. La mortalidad materna directa es la resultante de una complicación obstétrica propia del embarazo, parto o puerperio o de su atención (de las intervenciones realizadas, de las omisiones o de tratamientos incorrectos) o bien como consecuencia de una cadena de eventos resultante de alguna de las situaciones mencionadas. La mortalidad materna indirecta es la resultante de una patología preexistente o que surgió durante el embarazo, no por causas obstétricas pero agravada por las modificaciones fisiológicas gravídicas.[3] La tasa de mortalidad materna se expresa en número de muertes maternas en un determinado periodo cada 100000 nacidos vivos. Otro indicador muy utilizado es el riesgo de mortalidad materna de una mujer en edad reproductiva, número que registra la proporción de embarazadas en riesgo de morir durante el embarazo, parto y posparto. Este riesgo es de 1/36 en África Subsahariana contrastando duramente con un riesgo aproximado de 1/4900 en países desarrollados del primer mundo. La media mundial de este riesgo es de en una muerte por cada 180 embarazos. [1]

En el 2000, los Estados Miembros de las Naciones Unidas se comprometieron a trabajar para lograr una serie de Objetivos de Desarrollo del Milenio (ODM), entre los que estaba la meta de reducir en un 75%, para el 2015, la razón de mortalidad materna respecto de los valores de 1990. Dadas las dificultades para la obtención de medidas exactas y estandarizadas de mortalidad materna, el Grupo Interinstitucional para la Estimación de la Mortalidad Materna (MMEIG), integrado por la Organización Mundial de la Salud (OMS), el Fondo de las Naciones Unidas para la Infancia (UNICEF), el Fondo de Población de las Naciones Unidas (UNFPA), el Grupo del Banco Mundial y la División de Población de las Naciones Unidas, se asoció con distintos equipos de tres universidades en EEUU y Singapur para generar estimaciones de la razón de mortalidad materna (RMM) que fueran comparables internacionalmente. [1]

En el período 1990 - 2015 la RMM mundial se redujo en alrededor del 44% (RMM de 385 por 100000 nacidos vivos en 1990 a una RMM de 216 por 100000 nacidos vivos en 2015). El número anual de muertes maternas disminuyó en un 43%, de aproximadamente 532000 en 1990 a una cifra estimada de 303000 en 2015. El riesgo mundial aproximado de muerte materna a lo largo de la vida disminuyó considerablemente: de 1 muerte cada 73 mujeres a 1 cada 180. Las principales razones citadas para la reducción de la mortalidad observada en los últimos 25 años fueron la reducción de la tasa de fertilidad total, un mejor nivel de educación materna y una mayor accesibilidad a la atención del parto por personal especializado, entre otras.[4] Aproximadamente el 99% de las muertes maternas registradas en el mundo en 2015 se produjeron en regiones en desarrollo; destaca el África Subsahariana con cerca del 66% (201000), seguida de Asia Meridional (66000). La RMM estimada disminuyó en todas las regiones entre 1990 y 2015, aunque la magnitud de esa disminución fue considerablemente diferente de una región para otra. La mayor reducción en ese periodo se observó en Asia Oriental (72%). La región de Latinoamérica y el Caribe registró comparativamente menores porcentajes de descenso de la RMM en relación a otras regiones. Para el año 2015, las dos regiones con mayor RMM eran el África subsahariana (546) y Oceanía (187).[1] Ver Figura 1.

Si el análisis se realiza por países, más de un tercio de las muertes maternas mundiales del 2015 se produjeron en Nigeria y la India: 58000 (19%) y 45000 (15%), respectivamente. Sierra Leona tiene la mayor RMM estimada: 1360.

Solo 9 países a nivel mundial alcanzaron la meta de un descenso del 75% en la RMM: Bhután, Cabo Verde, Camboya, República Islámica de Irán, Maldivas, Mongolia, República Democrática Popular Lao, Rwanda y Timor-este. [1]

También debemos mencionar que 13 países tuvieron un incremento en las tasas de mortalidad en el lapso analizado: Bahamas, Georgia, Guyana, Jamaica, Corea del Norte, St. Lucia, Serbia, Sudáfrica, Surinam, Tonga, Estados Unidos, Venezuela y Zimbabwe. [5] Estados Unidos fue el único país desarrollado con un incremento en la tasa, de hecho la tasa de mortalidad materna actual en EEUU duplica la del Reino Unido y Canadá. [6]

Los Objetivos de Desarrollo Sostenible (ODS) establecen una nueva agenda para la salud materna, destinada a terminar con la mortalidad materna prevenible, consiste en reducir la RMM mundial a menos de 70 por 100000 nacidos vivos para el 2030. La consecución de esta meta necesitará una reducción media de la RMM mundial del orden del 7,5% anual entre 2016 y 2030. Para ello será necesario que la tasa anual de reducción observada entre 1990 y 2015, del 2,3%, se multiplique por más de tres [1,5]. La meta propuesta es ambiciosa y alcanzarla no será sencillo. Será necesaria la convergencia de esfuerzos tanto financieros como políticos a nivel mundial para reducir las desigualdades que actualmente observamos en las tasas de mortalidad materna y reducir las tasas muy elevadas que se registran en algunas regiones a los niveles de los países con mejor desarrollo económico. [7]

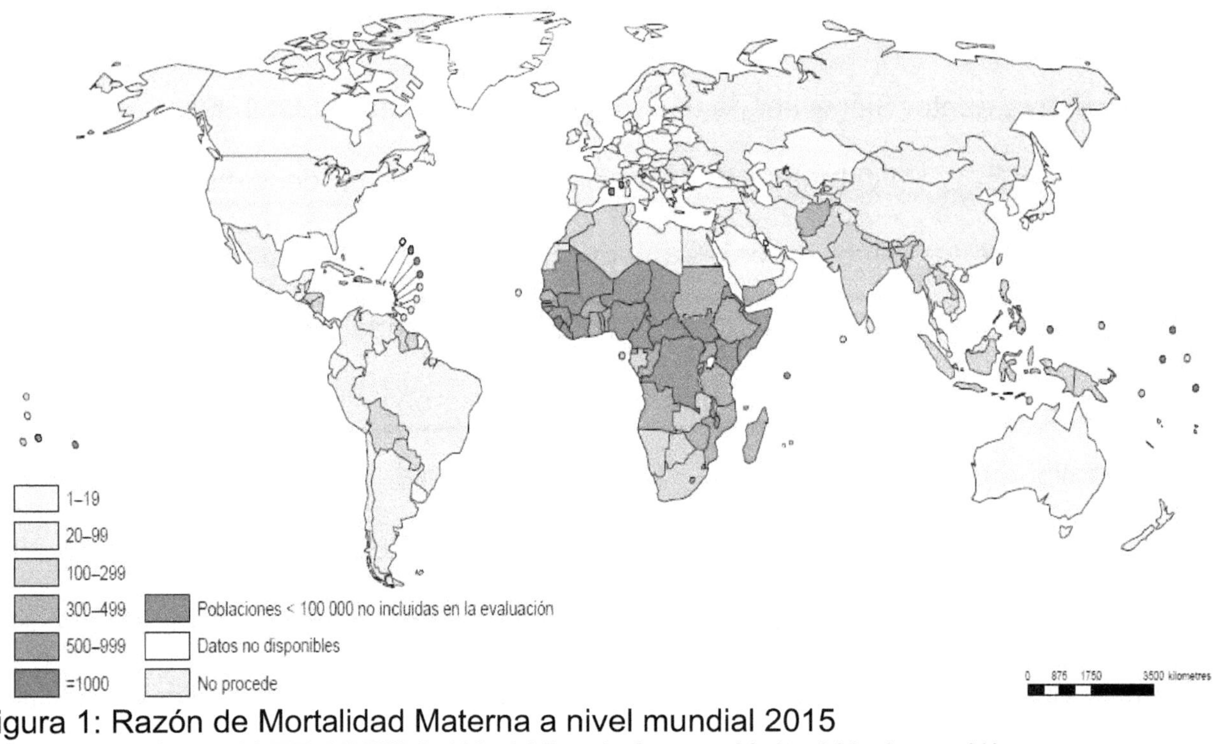

Figura 1: Razón de Mortalidad Materna a nivel mundial 2015
Fuente: WHO, UNICEF, UNFPA, World Bank Group, United Nations. (1)

ANÁLISIS DE LAS CAUSAS A NIVEL MUNDIAL

Es importante disponer de información confiable relacionada a las causas de mortalidad materna para poder planificar estrategias dirigidas a su prevención. Según los resultados publicados recientemente de un estudio que incluyó 60799 muertes maternas en base a datos de 115 países entre los años 2003 y 2009, el 73 % de las muertes se debieron a causas obstétricas directas y el 27,5 % a causas indirectas.[4] La causa directa de muerte materna a nivel mundial más importante fue la hemorragia, representando un 27,1 % del total.

Aproximadamente dos terceras partes de las hemorragias reportadas fueron clasificadas como post parto. La segunda causa directa en frecuencia fue la hipertensión con un 14%, en tercer lugar, sepsis con un 10,7% y en cuarto lugar aborto con 7,9%. Los eventos tromboembólicos y otras causas directas fueron responsables del restante 12,8 %. Dentro de las causas indirectas el 70% estuvieron relacionadas con patologías preexistentes, incluyendo HIV. La infección por HIV en este estudio fue responsable del 5,5% del total de las muertes maternas. [8] Ver figura 2.

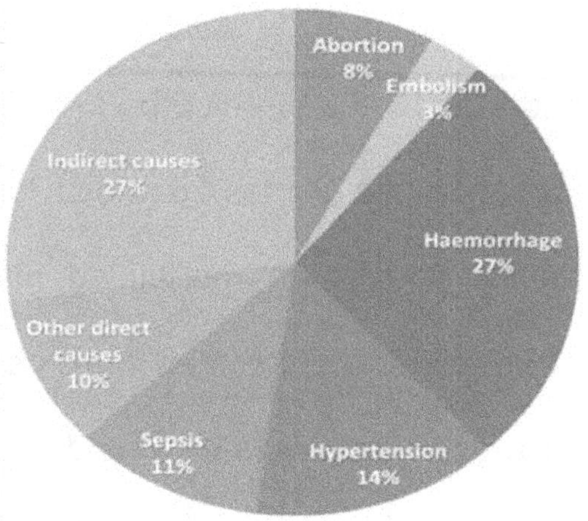

Figura 2 Causas de Mortalidad Materna Global (2003-2009) [9]

La distribución mundial de las causas de mortalidad se ve afectada por dos regiones, el África Subsahariana y el Sudeste Asiático que concentraron el 83,8% de las muertes incluidas en el análisis. A pesar de que las estimaciones de la distribución regional de las causas de mortalidad materna presentan ciertas dificultades, es posible establecer diferencias bastante claras entre regiones. Las hemorragias fueron responsables del 36,9% de las muertes en el Norte de África pero sólo del 16% en los países desarrollados. Los trastornos hipertensivos del embarazo son una causa significativa de muerte materna en Latinoamérica y Caribe, representando un 22,1% del total de esas regiones. Prácticamente todas las muertes por sepsis se registraron en países en vías de desarrollo y el Sur de Asia registró el porcentaje más elevado por esta causa, 13,7%. Sólo una pequeña proporción de muertes estuvo relacionada con complicaciones de abortos en Asia Oriental donde el acceso al aborto legal y seguro es más amplio. Las regiones de Latinoamérica y Caribe y África Subsahariana tuvieron porcentajes de mortalidad por complicaciones de abortos superiores a la media mundial: 9,9 y 9,6% respectivamente. [8]

Como ya hemos comentado EEUU fue el único país desarrollado que incrementó su tasa de mortalidad materna en los últimos 25 años. Por este motivo nos resultó de interés el análisis de las causas de mortalidad materna en este país en comparación con el análisis global recientemente expuesto, en el cual una alta proporción de los datos provienen de países en vías de desarrollo. En este país la RMM descendió hasta 1987 en que llegó a su nadir de 6,6/100.000 nacidos vivos. A partir de 1999 comenzó a aumentar para llegar a 14/100000 nacidos vivos en el año 2015.[5] Las causas para explicar este incremento incluyen mejoras en el registro de mortalidad asociada a embarazo y parto así como también la aplicación de cambios en la clasificación de las muertes maternas. Otros factores analizados incluyen el incremento en la edad materna, en el índice de masa corporal materno y en la incidencia de comorbilidades o patologías preexistentes asociadas al embarazo.[10,11]

Un extenso estudio poblacional que analizó datos del Centers for Disease Control and Prevention, demostró una correlación significativa entre mortalidad y proporción de mujeres de raza negra no hispanas, ilustrando las ya conocidas disparidades raciales en los resultados perinatales en EEUU.[12]

Pero en relación específicamente a las causas de mortalidad el patrón en este país se ha modificado con el tiempo, difiriendo del observable en otras regiones en vías de desarrollo. Las tres principales causas de mortalidad materna en Estados Unidos fueron hemorragias, trastornos hipertensivos y trombosis. Sin embargo esto fue modificándose con el tiempo y para el 2010 se incrementó el número de muertes asociadas a patología cardiovascular e infectológica.[13] Datos recientes del CDC corroboran que en el periodo 2011-2013 las tres principales causas de mortalidad materna fueron trastornos cardiovasculares (15,5%), otras patologías no cardiovasculares (14,5%) y en tercer lugar infecciones (12,7%). Las hemorragias ocuparon en este periodo el cuarto lugar en frecuencia con un 11,4%.[6] Esta tendencia se mantuvo en el periodo 2011 al 2016, incluyendo un pequeño porcentaje (6,4% para este periodo) de muertes de causa desconocida. [14]Ver Figura 3.

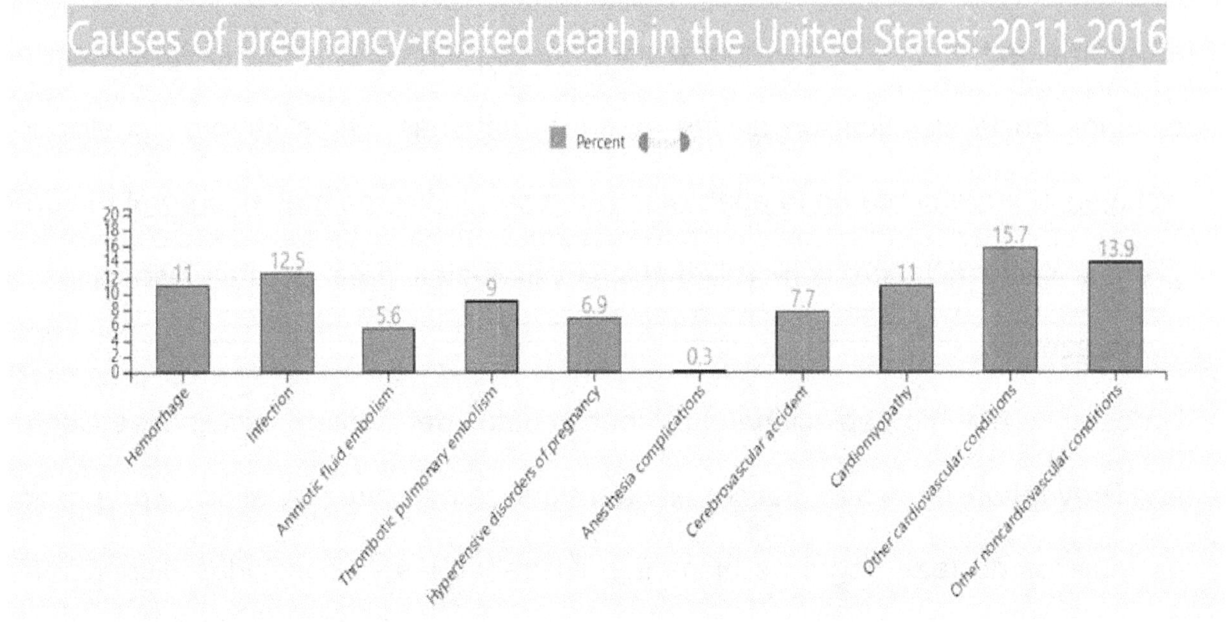

Figura 3 Causas de Mortalidad Materna en EEUU entre 2011 y 2016. [14]

El análisis de las causas de mortalidad materna resulta una herramienta fundamental para direccionar las estrategias tendientes a reducirla. Es necesario conocer no sólo las variaciones y características regionales en relación a causas de mortalidad materna, sino también la variación de estas causas en función del tiempo en una misma región. Esto permitirá, en base a este conocimiento elaborar políticas de salud y planificación adaptadas y orientadas al control de las causas más prevalentes en cada región o país en un periodo determinado.

ESTRATEGIAS PARA REDUCIR LA MORTALIDAD MATERNA PREVENIBLE

La reducción de la mortalidad materna prevenible de acuerdo a la propuesta de la OMS para el 2030 requiere una ampliación de los esfuerzos y los progresos logrados hasta la actualidad. Uno de los principales desafíos es desarrollar, promover y aplicar estrategias para la medición exacta y estandarizada de las tasas de mortalidad materna a nivel mundial. En muchas regiones del mundo el registro es sub-óptimo ya que muchas muertes maternas no se contabilizan. En condiciones ideales, los sistemas de registro civil y estadísticas vitales deberían registrar el número total de nacimientos, defunciones y la causa de estas defunciones dentro de un país. Esto debería permitir conocer el número exacto de muertes maternas en una determinada región. Es por este motivo que estos registros suelen ser la fuente primaria de información sobre mortalidad materna. Sin embargo, en algunos países, algunas muertes no son correctamente registradas o la causa de muerte es mal registrada, todo lo que conduce a un registro poco exacto del número de muertes maternas. Inclusive hay países que carecen de estos sistemas de registro civil o que cuentan con algún tipo de registro pero no a nivel nacional. Otras fuentes de datos que pueden utilizarse para analizar las cifras de mortalidad materna son las encuestas poblacionales, los sistemas de vigilancia poblacional y los censos. Los estudios especializados indican que también existe un sub-registro del número de muertes maternas estimadas a partir de estas fuentes.

En los países que siguen teniendo numerosas muertes maternas habrá que incrementar los esfuerzos por salvar vidas y acoplarlos con los esfuerzos por registrar con exactitud los nacimientos y las muertes, y las causas de éstas. El fortalecimiento de los registros civiles y las estadísticas vitales contribuirán a los esfuerzos por obtener mediciones válidas y ayudarán a seguir los progresos hacia la consecución de la meta. En los países con una baja mortalidad materna general, el próximo reto consiste en medir y corregir las inequidades entre diferentes grupos de población. [1]

Esto se articula con el concepto de “transición obstétrica”. En teoría conforme un país o región progresa disminuyen sus tasas de fertilidad y de mortalidad materna y las causas de la mortalidad materna se modifican, en lugar de prevalecer las causas directas se registra una proporción cada vez mayor de causas indirectas y patologías crónica preexistentes.[15] Los distintos estadios descriptos en esta transición sirven de orientación para establecer las prioridades más urgentes y los puntos más críticos en relación a la reducción de la mortalidad materna. Un importante resultado de este modelo es la necesidad de una planificación dinámica que tenga en cuenta tanto las prioridades inmediatas como las necesidades futuras a medida que los países avanzan en sus esfuerzos por poner fin a la mortalidad materna prevenible. Los países con tasas muy elevadas de mortalidad deben focalizar sus esfuerzos en la planificación familiar, la reducción de las causas directas y el mejoramiento de la infraestructura del sistema de salud para garantizar estándares mínimos de atención. Los países con tasas intermedias deben orientar sus esfuerzos al control de patologías infecciosas y no transmisibles que tienen impacto en su tasa de mortalidad. Los países con tasas más bajas deben focalizar sus esfuerzos en el control de las causas indirectas y de los determinantes sociales de la falta de atención sanitaria adecuada, humanizando el cuidado y reduciendo la sobre utilización de recursos. La equidad en salud debe ser un objetivo fundamental en todos los niveles pero conforme descienden las tasas de mortalidad deben incrementarse los esfuerzos para reducir las desigualdades en los grupos más vulnerables. [7]

OBJETIVOS DE LA OMS

La OMS ha propuesto cinco objetivos estratégicos para poner fin a la mortalidad materna prevenible: [7]

1. Abordar las desigualdades en el acceso a los servicios de atención de la salud reproductiva, materna y neonatal y en la calidad de los mismos.
2. Garantizar una cobertura sanitaria universal para una atención integral de la salud reproductiva, materna y neonatal.
3. Reducir todas las causas de mortalidad materna, morbilidad reproductiva y materna y discapacidad conexa.
4. Fortalecer los sistemas de salud para responder a las necesidades y las prioridades de las mujeres y las niñas.
5. Asegurar la rendición de cuentas para mejorar la calidad de la atención y la equidad.

El objetivo final de la estrategia consiste en poner fin a todas las muertes maternas prevenibles. La estrategia para alcanzar este objetivo se basa en un enfoque de la salud sexual, reproductiva, materna y neonatal basado en los derechos humanos y en la eficacia de la aplicación, que es específica del contexto y está orientada hacia los sistemas y centrada en las personas. Las intervenciones transversales para alcanzar el objetivo son la mejora de los métodos y sistemas de medición y de la calidad de los datos, así como la priorización de recursos suficientes y de una financiación eficaz de la atención sanitaria.

CONCLUSIONES

A pesar de los logros alcanzados, las tasas de mortalidad materna continúan siendo inaceptablemente elevadas en muchas regiones. La meta mundial propuesta por la OMS para el 2030 es una razón de mortalidad materna menor a 70/100000 nacidos vivos y la meta nacional complementaria es que ningún país tenga una razón de mortalidad materna mayor al doble de la mundial (140/10000 nacidos vivos). Estas metas son difíciles de alcanzar, pero no imposibles. Las estrategias para poner fin a la mortalidad materna prevenible deben constituir un marco que sea suficientemente específico para ofrecer orientaciones reales sobre planificación estratégica a los formuladores de políticas y programas y, al mismo tiempo, suficientemente flexible para ser interpretado y adaptado con el fin de que tenga máxima eficacia en los diversos contextos nacionales en que haya de aplicarse. Los países necesitan herramientas para determinar las prioridades programáticas actuales sobre la base de las causas directas y los determinantes más frecuentes de la mortalidad materna en sus respectivos contextos. Es preciso planificar a corto, medio y largo plazo para prever la infraestructura, los productos básicos y el personal de atención de la salud materna que necesita el sistema de salud para satisfacer estas necesidades cambiantes. Una única estrategia de salud materna no será adecuada para todos los países, ni dentro de un mismo país a lo largo del tiempo y para todas las subpoblaciones. Las estrategias para continuar con la reducción de la mortalidad materna global, de acuerdo a los lineamientos de la OMS, deberán incluir un enfoque de la salud materno-fetal basada en los derechos humanos que incluya la eliminación de las inequidades que conducen a desigualdades en la accesibilidad, la calidad y los resultados de la atención prenatal y posnatal dentro y entre de los países.[7]

REFERENCIAS BIBLIOGRÁFICAS

1 World Health Organization, UNICEF, UNFPA, World Bank Group, United Nations. Trends in maternal mortality: 1990 to 2015. Estimates by WHO, UNICEF, UNFPA, World Bank Group and the United Nations Population Division. Geneva:WHO;2015. Disponible en http://apps.who.int/iris/bitstream/10665/194254/1/9789241565141_eng.pdf. Consultado en diciembre del 2019.

2 World Health Organization. Maternal Mortality. Fact sheet N°348. http://www.who.int/mediacentre/factsheets/fs348/en/.November,2015. Consultado en diciembre del 2019.

3 World Health Organization (WHO). International Statistical Classification of Diseases and Related Health Problems. 10th Revision. Geneva, Switzerland: WHO;1992. https://www.who.int/classifications/icd/ICD10Volume2_en_2010.pdf. Consultado en enero del 2020.

4 Hogan MC, Foreman KJ, Naghavi M, et al. Maternal mortality for 181 countries,1980-2008: a systematic analysis of progress towards Millennium Development Goal 5. Lancet 2010; 375(9726):1609–23.

5 Alkema L, Chou D, Hogan D, et al, United Nations Maternal Mortality Estimation Inter-Agency Group Collaborators and Technical Advisory Group. Global, regional, and national levels and trends in maternal mortality between 1990 and 2015, with scenario-based projections to 2030: a systematic analysis by the UN Maternal Mortality Estimation Inter-Agency Group. Lancet 2016; 387(10017):462–74.

6 Ozimek JA, Kilpatrick SJ. Maternal Mortality in the Twenty-First Century. Obstet Gynecol Clin N Am 2018;45:175–186.

7 World Health Organization (WHO). Strategies toward ending preventable maternal mortality (EPMM). Geneva (Switzerland); 2015. Disponible en https://apps.who.int/iris/bitstream/handle/10665/153544/9789241508483_eng.pdf?sequence=1. Consultado en enero del 2020.

8 Say L, Chou D, Gemmill A, Tunçalp Ö, Moller AB, Daniels JD, Gülmezoglu M, Temmerman M, Alkema L. Global causes of maternal death: a WHO systematic analysis. The Lancet Global Health 2014; 2 (6): e323-e333.

9 EWEC Technical Content Workstream working Group on ending preventable maternal and newborn mortality and stillbirths . Ending Preventable Maternal and Newborn Mortality and Stillbirths Effective interventions and strategies.Technical paper to inform an updated Global Strategy for Women and Children's Health. 2015. Disponible en https://www.everywomaneverychild.org/images/07__Ending_Preventable_Maternal_andNewborn_Mortality_and_Stillbirths.pdf. Consultado en enreo del 2020.

10 Kassebaum NJ, Bertozzi-Villa A, Coggeshall MS, et al. Global, regional, and national levels and causes of maternal mortality during 1990-2013: a systematic analysis for the Global Burden of Disease Study 2013. Lancet 2014; 384(9947): 980–1004.

11 MacKAy AP, Berg CJ, Liu X, et al. Changes in pregnancy mortality ascertainment: United States, 1999-2005. Obstet Gynecol 2011; 118(1):104–10.

12 Moaddab A, Dildy GA, Brown HL, et al. Health care disparity and state-specific pregnancy-related mortality in the United States, 2005-2014. Obstet Gynecol 2016;128(4):869–75.

13 Creanga AA, Berg CJ, Syverson C, et al. Pregnancy-related mortality in the

United States, 2006-2010. Obstet Gynecol 2015;125(1):5–12.

14 Centers for Disease Control and prevention, Pregnancy Mortality System. Disponible en https://www.cdc.gov/reproductivehealth/maternalinfanthealth/pmss.html. Consultado en enero del 2020.

15 Souza JP, Tunçalp Ö, Vogel JP, Bohren M, Widmer M,Oladapo OT, et al. Obstetric transition: the pathway towards ending preventable maternal deaths. BJOG: An International Journal of Obstetrics & Gynaecology 2014;121(Suppl. 1):1–4.

www.ingramcontent.com/pod-product-compliance
Lightning Source LLC
LaVergne TN
LVHW082025051026
849532LV00011B/3272
* 9 7 9 8 2 0 1 1 7 8 9 2 5 *